康复治疗师临床工作指南

——吞咽障碍康复治疗技术

主　编　万桂芳　张庆苏

副主编　张　健　杨海芳　周惠嫦

主　审　窦祖林

顾　问　丘卫红　孙启良　陈卓铭　张　婧
　　　　万　萍

人民卫生出版社

图书在版编目（CIP）数据

康复治疗师临床工作指南. 吞咽障碍康复治疗技术/
万桂芳，张庆苏主编. —北京：人民卫生出版社，2019

ISBN 978-7-117-28835-4

Ⅰ.①康… Ⅱ.①万…②张… Ⅲ.①吞咽障碍-康
复 Ⅳ.①R49②R745.109

中国版本图书馆 CIP 数据核字（2019）第 201689 号

人卫智网	www.ipmph.com	医学教育、学术、考试、健康，
		购书智慧智能综合服务平台
人卫官网	www.pmph.com	人卫官方资讯发布平台

康复治疗师临床工作指南——吞咽障碍康复治疗技术

主　　编：万桂芳　　张庆苏
出版发行：人民卫生出版社（中继线 010-59780011）
地　　址：北京市朝阳区潘家园南里 19 号
邮　　编：100021
E - mail：pmph @ pmph.com
购书热线：010-59787592　010-59787584　010-65264830
印　　刷：三河市宏达印刷有限公司
经　　销：新华书店
开　　本：787×1092　1/16　印张：15
字　　数：374 千字
版　　次：2019 年 10 月第 1 版　2025 年 4 月第 1 版第 4 次印刷
标准书号：ISBN 978-7-117-28835-4
定　　价：115.00 元

打击盗版举报电话：010-59787491　E-mail：WQ @ pmph.com
（凡属印装质量问题请与本社市场营销中心联系退换）

编者（以姓氏笔画为序）

万桂芳（中山大学附属第三医院）

王　婷（澳门镜湖医院）

田　伟（首都医科大学附属北京中医医院）

刘丽容（广东三九脑科医院）

安德连（中山大学附属第三医院）

杨海芳（广东省中医院）

张　健（天津中医药大学）

张庆苏（中国康复研究中心）

陈丽珊（中山大学附属佛山医院）

周惠嫦（中山大学附属佛山医院）

敖纯利（中日友好医院）

袁永学（中国康复研究中心）

董仁卫（天津中医药大学）

曾友华（杭州市中医院）

温　箫（中国康复研究中心）

谢纯青（中山大学附属第三医院）

谭　洁（湖南中医药大学）

秘书

谢纯青（中山大学附属第三医院）

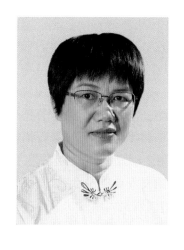

　　万桂芳,副主任言语治疗师,中山大学附属第三医院康复科语言治疗部部长。广东省康复医学会言语语言治疗师专业委员会副主任委员、广东省医学会物理医学与康复学分会语言治疗学组副组长、广东省康复医学会吞咽障碍康复分会常务委员、中国康复医学会吞咽障碍康复专业委员会常务委员、中国康复医学会康复治疗专业委员会言语治疗学组委员。

　　从事临床医疗、教学和科研 27 年。擅长脑损伤后所致吞咽障碍、构音障碍、失语症、儿童语言发育的康复。特别在神经性吞咽障碍领域的诊治方面积累了丰富临床经验,吸引大量全国各地慕名而来诊治的此类患者。曾先后到日本、我国台湾地区等地访学交流。参与多项国家级和省级科研课题,发表过论文 40 余篇;担任《吞咽障碍评估与治疗》(第 1 版、第 2 版)副主编;现正在牵头主编专著 2 本,参与编写著作 4 本;参编原卫生部规划教材《语言治疗学》《言语治疗技术》及《语言治疗学实训指导》等高等本科及专科教材;获得专利 4 项,省科技奖 1 项;担任《中国吞咽障碍康复评估与治疗专家共识(2013 年/2017 年版)》制订专家组成员。

主编简介

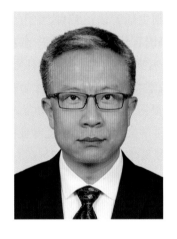

张庆苏,中国康复研究中心北京博爱医院听力语言科及耳鼻喉科主任,首都医科大学康复医学院康复治疗学专业言语康复教研室主任,副主任医师,兼职教授。现任 2016 年亚洲太平洋听力语言协会教育委员会主任委员,中华医学会物理医学与康复学分会第十二届委员会委员,兼任语言学组副组长,中国医师协会康复医师分会委员,中国康复医学会吞咽障碍康复专业委员会、康复医学教育专业委员会委员,中国残疾人康复协会孤独症康复专业委员会常务理事,中国保健医学研究会老年康复分会常务委员,第十二届北京医学会物理医学与康复学分会常务委员,北京康复医学会理事以及北京康复医学会言语听力分会副主任委员。

迄今为止在国内核心期刊发表第一作者文章 20 篇,作为编委参编著作 5 部。担任人民卫生出版社《康复治疗师临床工作指南》专家评审委员会委员,《失语的认知神经心理学评估与治疗:临床指南》的副主译,人民卫生出版社康复治疗专业本科规划教材《语言治疗学》第 1 版、第 2 版编委,第 3 版副主编,《语言治疗学实训手册》第 1 版和第 2 版主编。目前担任《中国听力语言康复科学杂志》编委以及《中国康复理论与实践》杂志的特约审稿人。

副主编简介

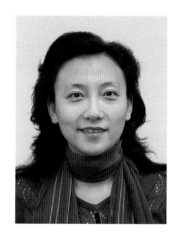

张健，副教授，现任天津中医药大学针灸推拿学院康复基础教研室主任，天津市康复医学会理事，天津市康复医学会康复治疗专业委员会委员，天津市康复医学会脑损伤与脑卒中康复专业委员会委员，北京市康复医学会言语听力分会委员等。

主要讲授言语治疗学、人体运动学、康复评定学、临床康复学、康复医学等专业课程。参编《言语治疗学》等规划教材10部、专著2部。主要研究领域：针灸治疗脑病的机制研究。主持省部级课题2项，参与各级各类课题8项，以第一作者和通讯作者身份发表论文9篇。2017年获"全国首届康复治疗相关专业青年教师课堂教学比赛"一等奖，2010年获"第十届天津市高校青年教师教学基本功竞赛"二等奖。

副主编简介

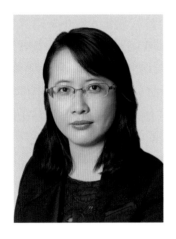

杨海芳,医学博士、副主任医师,广东省中医院康复科主任、言语吞咽诊疗中心主任,中华医学会物理医学与康复学分会神经康复学组委员,中国康复医学会吞咽障碍康复专业委员会委员,中国康复医学会康复治疗专业委员会神经调控学组副组长,中国康复医学会康复治疗专业委员会言语治疗学组委员,广东省医学会物理医学与康复学分会语言治疗学组副组长,广东省医学会物理医学与康复学分会神经康复学组委员,广东省中医药学会脑病专业委员会常务委员,广东省康复医学会吞咽障碍康复分会常务委员。

主攻方向为基于脑机制探讨成人与儿童功能康复评估及治疗。现承担中山大学新华学院、广州中医药大学的言语治疗学教学及临床实习带教工作;为《中国康复》审稿专家;参编《语言康复学》等多部教材;参编《特殊儿童的语言康复》《吞咽障碍评估与治疗》等多部康复医学书籍。

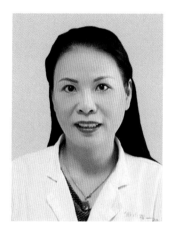

周惠嫦，佛山市第一人民医院康复医学科主任技师、主任助理、教学秘书；佛山市第一人民医院同济康复医院康复部主任、科教科科长；任中国康复医学会吞咽障碍康复专业委员会副主任委员、中国残疾人康复协会语言障碍康复专业委员会副主任委员、中国康复医学会康复治疗专业委员会言语治疗学组副主任委员、广东省康复医学会言语语言治疗师分会会长。

研究成人和儿童的吞咽、语言、认知及构音障碍。获发明专利 1 项、实用新型专利 5 项；以第一完成人获市科技进步奖一等奖、区科技进步奖三等奖、中国康复医学会科学技术奖三等奖。主持省、市级课题 10 余项。在核心期刊发表论文 10 余篇；参编专著共 7 本。2017 年获"广东省优秀治疗师""佛山市最美科技工作者"荣誉称号，2018 年获中国康复医学会"优秀康复治疗师""佛山市医学骨干人才"荣誉称号。

出版说明

2016 年 10 月发布的《"健康中国 2030"规划纲要》将"强化早诊断、早治疗、早康复"作为实现全面健康的路径,在康复相关领域提出了"加强康复医疗机构建设、健全治疗—康复—长期护理服务链"等一系列举措。

康复医疗水平的提升离不开高素质的康复团队,其中,康复治疗师在整个康复环节起着十分关键的作用,而我国康复治疗的专业化教育起步晚,从业人员普遍年轻、缺少经验,水平参差不齐。为了规范、提升康复治疗师的临床工作水平,进而助推康复医疗学科发展,人民卫生出版社与中国康复医学会康复治疗专业委员会及康复专科医院联盟的主要专家一起,在全面调研、深入论证的基础上,组织国内顶尖的康复治疗师、康复医师编写了这套康复治疗师临床工作指南。

该套丛书包括 16 个分册,在编写委员会的统一部署下,由相关领域的 300 多位国内权威康复治疗师与康复医师执笔完成,为了进一步保障内容的权威性,在编写过程中还特邀了一大批业界资深专家担任主审及顾问。

该套丛书强调理论与实践相结合,注重吸纳最新的康复实用技术,突出实践操作以解决临床实际问题。具体编写过程中以临床工作为核心,对操作要点、临床常见问题、治疗注意事项进行重点讲述,特别是对治疗中容易发生的错误进行了详细的阐述,同时通过案例分析,给出相应科学的、安全的治疗方案,以促进康复治疗师对康复治疗技术有更好的认识和临床运用的能力。

本套丛书有助于满足康复治疗师、康复医师的需求,对康复相关从业人员也有重要的指导意义。

康复治疗师临床工作指南编委会

主任委员

燕铁斌　席家宁

委　　员（以姓氏笔画为序）

万　勤	万桂芳	卫冬洁	王于领	公维军	朱　毅	朱利月	刘巧云
刘晓丹	刘惠林	米立新	闫彦宁	江钟立	肖　农	沈　滢	张庆苏
张志强	陈文华	武继祥	赵正全	胡昔权	姜志梅	贾　杰	候　梅
徐　文	徐开寿	高晓平	席艳玲	黄　杰	黄昭鸣	黄俊民	梁　崎

编委会秘书

吴　伟　郄淑燕

特邀审稿专家及顾问（以姓氏笔画为序）

丁绍青	丁荣晶	于　萍	万　萍	马　明	马丙祥	王　刚	王　彤
王　琳	王　磊	王人卫	王乐民	王宁华	王丽萍	王伯忠	王国祥
王惠芳	卞卫国	亢世勇	方　新	叶红华	丘卫红	冯　珍	冯晓东
朱　庆	朱登纳	任爱华	华桂茹	刘　浩	刘　慧	闫　燕	闫彦宁
关雄熹	许光旭	孙启良	孙喜斌	麦坚凝	严　静	杜　青	杜晓新
李　奎	李奎成	李胜利	李晓捷	杨亚丽	励建安	吴　毅	吴卫红
何成奇	何兆邦	沈玉芹	宋为群	宋宗帅	张　通	张　婧	张　锐
张长杰	张玉梅	张晓玉	陆　晓	陈　翔	陈丽霞	陈卓铭	陈艳妮
陈福建	林　坚	林国徽	欧阳财金	岳寿伟	周　涛	周士枋	周贤丽
周惠嫦	郑宏良	单春雷	赵　澍	赵振彪	郝会芳	胡大一	胡继红
姜志梅	敖丽娟	贾　杰	贾子善	顾　新	徐　静	徐洁洁	高　颖
郭　兰	郭凤宜	郭红生	郭险峰	唐久来	黄昭鸣	黄晓琳	黄锦文
常冬梅	梁　兵	梁兆麟	韩在柱	韩丽艳	韩德民	喻传兵	喻洪流
谢　青	谢欲晓	窦祖林	褚立希	蔡永裕	燕铁斌	魏　全	魏国荣

康复治疗师临床工作指南目录

1	运动治疗技术	主 编	黄 杰 公维军
		副主编	南海鸥 杨 霖 张志杰 常有军
2	手法治疗技术	主 编	王于领 高晓平
		副主编	万 里 叶祥明 马全胜
3	物理因子治疗技术	主 编	沈 滢 张志强
		副主编	刘朝晖 谭同才 张伟明
4	贴扎治疗技术	主 编	黄俊民 陈文华
		副主编	高 强 王 刚 卞 荣
5	矫形器与假肢治疗技术	主 编	赵正全 武继祥
		副主编	何建华 刘夕东
6	作业治疗技术	主 编	闫彦宁 贾 杰
		副主编	陈作兵 李奎成 尹 昱
7	神经疾患康复治疗技术	主 编	刘惠林 胡昔权
		副主编	朱玉连 姜永梅 陈慧娟
8	肌骨疾患康复治疗技术	主 编	朱 毅 米立新
		副主编	马 超 胡文清
9	心肺疾患康复治疗技术	主 编	朱利月 梁 崎
		副主编	王 俊 王 翔
10	构音障碍康复治疗技术	主 编	席艳玲 黄昭鸣
		副主编	尹 恒 万 萍
11	嗓音障碍康复治疗技术	主 编	万 勤 徐 文
12	吞咽障碍康复治疗技术	主 编	万桂芳 张庆苏
		副主编	张 健 杨海芳 周惠嫦
13	儿童疾患物理治疗技术	主 编	徐开寿 肖 农
		副主编	黄 真 范艳萍 林秋兰
14	儿童语言康复治疗技术	主 编	刘巧云 候 梅
		副主编	王丽燕 马冬梅
15	儿童发育障碍作业治疗技术	主 编	刘晓丹 姜志梅
		副主编	曹建国 许梦雅
16	失语症康复治疗技术	主 编	卫冬洁 江钟立
		副主编	董继革 常静玲

前　言

民以食为天，食以安为先。进食与吞咽是人类生存的必需，也是味觉美感享受的基础。然而，由于脑卒中、颅脑外伤、脑肿瘤及头颈颌面肿瘤术后等多种原因所致吞咽困难的患者，不仅不能愉悦地享用食物，而且容易出现误吸，罹患吸入性肺炎，甚至因大食团噎呛致死等。近年来，国内对吞咽障碍的治疗日益重视，但未建立吞咽治疗技术操作相关指南，临床工作中缺乏规范性、系统性的吞咽障碍治疗技术专著，影响了临床吞咽障碍治疗工作的开展及普及。因此，我们从临床、教学、科研三方面考量，召集了国内从事吞咽康复工作的资深人员，以多年的临床、教学及研究为基础，并参考国内外的相关专著及文献，编写了《康复治疗师临床工作指南——吞咽障碍康复治疗技术》一书，期望它为从事吞咽障碍康复的治疗师及相关人员提供相关指导，进而推动吞咽障碍治疗工作的发展。

我们在编写过程以吞咽障碍患者的康复为目标，以从事吞咽障碍康复的治疗师的需求为导向，始终遵循科学性、实用性、系统化和规范化的原则。全书条理清晰、层次分明，介绍了吞咽障碍的常用治疗技术理论基础及操作要点，详细阐述了临床常见问题、治疗注意事项；此外，也简要介绍了吞咽相关的解剖知识、评估技术，以及近年新兴的治疗技术及研究进展。

本书在编写过程得到了主审窦祖林教授的大力支持。窦祖林教授不仅亲自审阅了本书的编写大纲，更是在定稿前审阅了全书，提出了许多宝贵的修改意见。值此书正式出版之际，衷心感谢窦祖林教授对我在吞咽障碍康复事业上的帮助与鞭策，更要感谢他在中国吞咽障碍康复领域的开创与指引。

同时，我还要感谢本书的另一位主编张庆苏教授，张庆苏教授与我虽然各在北京与广州，但是除了见面商讨，我们还常常通过电话及网络进行交流、沟通，共同牵头完成本书的编写。本书的出版，更是离不开张健副主编、杨海芳副主编、周惠嫦副主编及谢纯青、王婷、田伟、安德连、刘丽容、陈丽珊、敖纯利、袁永学、曾友华、董仁卫、温箫、谭洁编者的努力，在此一并致谢。

　　由于吞咽障碍康复领域博大精深,治疗技术不断发展进步,编者的知识及积累有限,本书如有疏漏之处,敬请读者见谅并提供宝贵意见,不胜感激。

2019 年 7 月

目　录

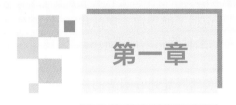

第一章

导　　论

一、基本概念

（一）吞咽

吞咽（swallowing）是人类重要的生理功能之一，是人类进行营养摄取和吸收的必要过程，也是人在社会沟通交往时常用的形式之一。完整的吞咽过程包括了摄食（ingestion）、咀嚼（mastication）和下咽（swallowing）的三个内容，分别指的是食物经口摄入，经口腔内咀嚼器官的处理直至咽下进入食管，最后进入胃的过程，但临床习惯上仍以"吞咽"这个名词概括上述全部内容。

人的吞咽功能在一出生即已获得，刚出生的婴幼儿能够通过原始的吸吮反射将母亲的乳汁吸入口内并进行下咽，完成进食过程，但完整的吞咽动作则需要随着大脑皮层的发展、口腔器官的发育以及牙齿的生成而逐渐发育成熟，3岁以后的幼儿就已经可以灵活使用吞咽器官进行各种摄食体验并得到摄食吞咽带来的愉悦感。

（二）吞咽的生理分期

人的吞咽动作是一个连续的过程，往往在数秒内即可完成，为了便于认识和研究吞咽的过程，将吞咽的生理过程模式化是一个基本的方法。针对吞咽生理的不同观察角度，模式化的内容也有所不同，一般来讲，按照吞咽动作发生的次序，可以将吞咽的过程分为5个阶段，分述如下：

第一阶段　预备期（anticipatory stage）：指食物进入口内之前的过程，包括个体对食物产生的进食欲望、选择和操作食器的方式、进食的习惯以及决定进食的时间和内容等一系列由进食者自身所决定的自主行为，这一过程影响了进食的前期内容，决定了个体是否启动进食行为和吞咽的过程，因此在有些文献中又称为先行期。

第二阶段　准备期（preparatory stage）：指食物进入口腔后，由口腔内器官和肌肉组织（如双唇、颊、舌、齿、咀嚼肌、唾液腺等）根据食物的性状（味道、体积、温度、黏度等）做出一系列的运动，实现对食物进行切割、研磨、混合和搅拌等动作，使食物由初始形态形成易于递送和下咽的食团，进入吞咽前的递送状态的过程。

第三阶段　口腔期(oral stage):食团经过舌和腭的相对运动后被集中在舌体的中央,经过舌尖、舌面和舌根的顺序运动将食团向咽峡部推送,准备触发吞咽反射进入下一时期的过程。

第四阶段　咽期(pharyngeal stage):本阶段主要是吞咽反射的启动、进行和完成的过程,此阶段的进行主要是由不自主的吞咽反射来完成的,主要包括了喉部向上向前运动、软腭对鼻咽腔的封闭、声门的关闭、会厌的后倾、咽缩肌群的收缩、上食管括约肌群的松弛使食管入口开放食团进入食管的系列过程。

第五阶段　食管期(esophageal stage):本阶段发生后喉部恢复到吞咽前的位置,食管入口重新关闭,食物在食管中由于重力和食管的蠕动作用向下递送进入胃的过程。

此外,根据吞咽功能检查中常用的电视荧光吞咽造影检查(video fluoroscopic swallowing study,VFSS)所见,也有作者对于吞咽的生理过程进行了重新划分,在此也进行简单介绍,该过程主要包括以下内容。摄取(ingestion)指食物进入口内并保持的状态;第一期运送(stage I transport):舌将食物放置于齿间的过程;食物的加工(food processing):对食物的咬碎、咀嚼并利用唾液混合搅拌的过程;第2期运送(stage II transport):经过加工完成的食物具有食团的特征,并被舌运动后向深部咽峡部运送并进入咽腔;下咽传输期(hypopharyngeal transmit):出现吞咽反射之后,食团被运送进入食管的过程。

(三)吞咽障碍

吞咽障碍指的是在吞咽的各个生理分期中出现的异常状态,它不是一个临床意义上的疾病诊断,而是一个综合征,它可以出现在多种疾病的进程之中或本身就是某种疾病的一种症状表现。

吞咽障碍目前尚无明确的定义,不同的学者对于吞咽障碍的定义略有差别,窦祖林教授在《吞咽障碍评估与治疗》一书中定义狭义的吞咽障碍是由于下颌、双唇、舌、软腭、咽喉、食管等器官结构或(和)功能受损,不能安全有效地把食物由口送入胃内的一种临床表现。广义的吞咽障碍则包括认知精神心理等方面的问题引起的行为和行动异常导致的吞咽和进食问题,即摄食吞咽障碍。

美国言语及听力协会(American Speech-Language-Hearing Association,ASHA)在《言语病理学家的临床服务指南》中对于吞咽障碍的定义描述为:吞咽障碍(dysphagia,swallowing disorder),又称为吞咽困难、下咽困难或摄食吞咽障碍,主要指摄食下咽过程异常导致出现了呛咳、肺部问题、营养不良、脱水以及体重下降等后果的一种障碍表现。

吞咽障碍在新生儿期、婴幼儿期和成人期都可以存在,而且不仅仅存在于病理状态下,也可以存在于生理功能的发展过程中,是严重危害人的生活质量和生命健康的常见障碍,为目前国内外从事相关医疗工作的专业技术人员所重视,也是言语语言治疗工作中的重点和核心内容之一。

二、流行病学、病因与分类

(一)流行病学及病因

吞咽障碍是一种常见的障碍表现,存在于不同的人群中,根据统计的对象不同,数据差异较大,在此简单列举一些数据,国内学者李超等人在 2017 年展开对国内 14 个省、市、地区进行了一项《中国特定人群吞咽功能障碍的流行病学调查报告》,统计有效调查人数 6 102 例中吞咽障碍的患病率为 38.7%,各种疾病吞咽障碍的患病率分别为脑卒中(急性期46.3%、恢复期56.9%)、神经退行性疾病(阿尔茨海默病40.8%、帕金森病46.2%、多发性硬化

12.5%、肌萎缩侧索硬化 50.0%)、头颈肿瘤(鼻咽癌 36.6%、喉癌 58.4%)。老年人群的吞咽障碍患病率分别为一般社区 13.9%、养护机构 26.4%。三大经济地区吞咽障碍患病率分别为中部地区最高 55.0%、东部沿海地区次之 38.6%、西部地区最低 32.5%,且差异有统计学意义。

美国学者 Micheal E. Groher 在他经典的 *Dysphagia* 一书中所引用的数据为在综合医院住院的急性疾病(急症)患者中约有 13%~30% 的患者存在口咽期的吞咽障碍,在康复机构住院患者中约有 30% 的患者伴有吞咽困难,其中一半以上是由于卒中所引起,而在家庭护理机构中吞咽障碍患者比例会高达 60%。在急性脑卒中的患者中,吞咽障碍的发生率为 30%~65%,并且在首次发病后的患者中 6 个月后仍会有 50% 的患者存在吞咽功能的异常。进一步调查表明,康复机构中除了脑卒中患者之外,脑外伤患者中 20% 的患者存在吞咽障碍,颈椎损伤和脑肿瘤中吞咽障碍的发生率为 7%,进行性运动神经元疾病的患者中 5% 会合并吞咽障碍,帕金森病患者中 50% 以上的有进行性加重的吞咽困难。此外,吞咽障碍也是其他神经系统变性和退行性疾病(如肌萎缩侧索硬化、多发性硬化、阿尔茨海默病)、心血管疾病、各种手术(如颈部和喉部外科手术)、肿瘤放化疗后(头颈部放射治疗)的常见并发障碍。吞咽障碍也存在于健康老年人当中。老年人随着年龄增长出现的牙齿问题、肌肉萎缩、肌力减退、感觉能力衰退、唾液分泌减弱以及消化功能下降和认知能力下降等也会导致吞咽障碍的发生。据统计居住在社区的健康老年人吞咽障碍的发生率约在 16%~22%。

（二）分类

吞咽障碍的分类方法较多,按照发生的年龄可以分为新生儿吞咽障碍、儿童吞咽障碍以及成人吞咽障碍;按照发生机制可以分为生理性吞咽障碍和病理性吞咽障碍;按照病理机制可以分为神经性吞咽障碍和器质性吞咽障碍。其中器质性吞咽障碍指的是由于肿瘤、外伤、手术、放射性或化学性损伤以及局部组织增生压迫导致的吞咽通道狭窄、结构缺失、闭塞以及邻近支持组织结构异常导致的吞咽困难。神经性吞咽障碍又可以按照发生机制分为周围神经损伤性吞咽障碍和中枢神经损伤性吞咽障碍。周围性神经损伤指的是支配与吞咽相关肌肉组织的周围神经损伤,导致所支配的肌肉组织(舌肌群、咽缩肌群、喉内肌群、舌骨上下肌群以及颈部支持带肌)麻痹、肌力减弱、协调障碍所导致的吞咽困难等。中枢神经损伤性吞咽障碍按照发生的位置又可分为单侧上运动神经元性吞咽障碍、假性延髓麻痹性吞咽障碍和真性延髓麻痹性吞咽障碍。按照吞咽的发生模式又可以分为预备期(先行期)吞咽障碍、准备期吞咽障碍、口腔期吞咽障碍、咽期吞咽障碍和食管期吞咽障碍。具体分类如图 1-1 所示。

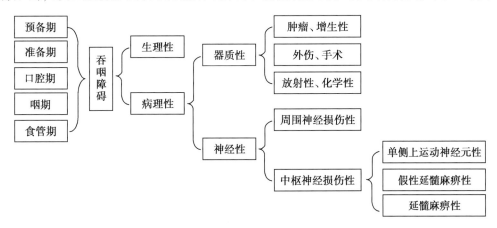

图 1-1　吞咽障碍的分类

三、常见表现与并发症

（一）障碍表现

1. **进食姿势异常**　正常进食姿势为头部正中直立位，下颌内收，从而使喉部处于向前靠近舌根下侧，更利于吞咽时会厌对喉部的保护以及食管的开放；吞咽障碍的患者常不能维持正常的头位姿势，使下咽腔道变形，喉部后移，更容易导致患者出现进食的误吸和下咽后食物的残留。

2. **拒食**　临床可见到某些吞咽障碍的患者在进食时采用拒绝进食的行为，主要表现为摇头不吃、紧闭口唇、食物长时间含于口腔内不下咽以及吐出食物的行为，这些现象常发生于认知和情感障碍的患者中。

3. **流涎**　是指患者唾液外溢于唇外的现象，吞咽障碍的患者由于唾液不能及时下咽，或是口内唾液不能及时向咽部运送以及双侧唇闭合运动的异常而出现唾液沿口侧或口唇流下的现象，该表现会明显影响患者的外观，造成患者的羞愧心理。

4. **遗撒**　主要是由于口唇闭合力量的不足，下咽时口腔压力增加造成食物向外侧流出的现象。

5. **食物残留**　由于口腔器官以及肌肉组织运动的麻痹和不协调，造成食物在下咽后仍有部分存留在口内或下咽的现象，常见残留部位为舌面、双侧颊和牙齿的潜在空隙、舌根和会厌谷、咽后壁挂壁以及双侧梨状隐窝，在患者咳嗽和清嗓无力的情况下，食物和唾液也会残留在声门上方，造成患者在发音时的特殊表现，称为口含物感和咽部湿音的现象，是临床中判断残留的间接体征之一。

6. **咽下动作异常**　生理情况下食物进入咽腔并触发吞咽反射，形成下咽部相关组织结构的一系列运动，这些活动称为咽下动作，由于该运动发生的部位不能进行直视观察，所以临床中主要通过喉部的外在运动来进行观察。正常咽下时，以"喉结"作为标志，运动幅度为上升、下降一横指的距离，吞咽障碍的患者常可观察到咽下动作延迟出现、运动不完整或没有出现明显运动的现象，导致不能顺利将食物下咽的结果。

7. **清嗓和呛咳**　指进食过程出现的咳嗽现象，主要与食物的喉头渗透有关，喉部的神经感觉非常敏感，食物在吞咽时向前溢入喉前庭，会引起患者的清嗓动作来清除异物，但当食物进一步侵入喉腔，就会触发咳嗽反射进行气道的反射性保护，患者会出现剧烈咳嗽直至将异物咳出的现象称为呛咳。

8. **误吸**　指的是食物随着患者的吸气动作被吸入气道的过程，该征象往往会伴发呛咳存在，但有部分患者因周围神经受损、体质虚弱而导致咳嗽反射减弱或消失时，就会出现食物进入气道而没有明显的呛咳现象，称为隐性误吸，这种现象在体外无法直接观察，只能通过设备检查来明确，而这种现象正是对吞咽障碍患者影响最大的问题之一。

9. **反流**　指的是吞咽过程中食物发生的逆向流动现象，根据反流的部位，一般可以分为鼻腔反流，指下咽时食物沿鼻咽部进入鼻腔；口腔反流，下咽时食物重新返回口腔，一般多见于食管上括约肌群功能障碍的患者；食管反流，多发生在保留鼻饲的患者中，食物从胃逆流入食管直至进入咽部的现象，可发生咽喉反流。

10. **梗阻**　指的是患者诉说食物卡在咽喉处不能下咽的主观感觉，多出现在食管上括约肌群功能障碍的患者中，也是下咽无力患者的常见主诉之一，该表现有时也是咽喉部发炎或心脏病的主诉之一，因此需要进行临床鉴别。

（二）常见并发症

1. 喉咽部肿胀　吞咽障碍的患者由于唾液和食物不能完整下咽,造成喉咽部经常存留食物,容易对喉咽部黏膜进行刺激,此外,又是长时间保留鼻饲,鼻胃管使得咽部与食管和胃相通,从而造成胃部酸性环境的逆行反流,使喉咽部黏膜被化学物质所灼伤,这两种因素都会造成喉咽部黏膜充血、肿胀,反过来进一步影响气道保护功能和吞咽功能。

2. 肺炎　主要发生在吞咽障碍患者出现误吸之后,当食物被吸入气道后,患者不能及时咳出就会导致食物残渣坠积在肺部,当出现细菌感染时就会发生肺炎,除了食物进食误吸这一主要因素之外,污浊唾液的流入,鼻饲时内容物的反流也会加重误吸肺部感染的机会。由于解剖上的特点,右侧支气管较左侧支气管更为陡直,因此右侧肺部感染更为常见,此外,也会与患者卧床体位有关,双侧肺底的感染也很常见。临床常称为吸入性肺炎,较其他类型肺炎相比,吸入性肺炎会更加严重,控制炎症往往更困难,此外,由于不能去除患者误吸的因素,吸入性肺炎复发率很高,常常会规律发作,这时候更需要引起治疗师的重视。

3. 窒息　吞咽障碍的患者常存在对于食物的加工处理障碍,尤其对于黏性、大团以及成块膨胀的食物,多种内容形状混合的食物不能及时将其分割和咀嚼形成易于下咽的食团,这类食物当患者努力下咽时,极易造成食物容积过大不能咽下而卡在喉咽部,严重时造成呼吸困难而出现窒息,是吞咽障碍出现的急性并发症,后果严重。

4. 营养不良　是指由于患者存在吞咽障碍造成的进食热量不够,营养素和电解质缺乏,出现体重减轻、消瘦和低蛋白血症的表现,营养不良的患者容易乏力,机体的痊愈能力下降,严重影响患者的生活质量和康复效果。

5. 脱水　是指吞咽障碍患者由于饮水呛咳、饮水缓慢以及饮水恐惧的表现导致的液体摄入量不足,体液容量下降,出现的皮肤干燥、尿少、淡漠的现象,严重的会加重患者的原有病情,是吞咽障碍患者常见的并发症之一。

四、预后

吞咽障碍的康复治疗预后与下列因素有关,可能会影响吞咽障碍的治疗效果。

1. 年龄　高龄老人由于慢性疾病、身体功能的减退以及对于治疗中代偿功能的受限等原因会影响康复治疗效果,尤其对于80岁以上的高龄老人,积极的进食训练带来的高风险需要治疗师根据实际情况进行判断,调整合理治疗方式和进食方式,保证患者的健康。

2. 意识状态　一般来讲,清醒的患者在相当程度上是保留了基本吞咽功能的,但当患者处在意识障碍时,其实际吞咽功能状态会变得复杂起来,因为吞咽过程中对于食物的辨别和气道的主动保护是需要警醒能力的存在才可以实现,而意识不清的患者由于意识障碍而丧失了对于进食的辨别能力,使喉部主动保护能力下降,这就为机会性误吸、误吸和窒息创造了机会,因此针对意识障碍患者进行的吞咽康复需要评估患者的警醒状态并进行综合判断来进行。

3. 认知障碍　严重认知障碍的患者对于进食的定向障碍会造成拒绝进食行为的发生,由于进食在食物进入口腔并加工处理和递送的过程是意识过程,因此,不能主动配合进食的患者治疗效果是不好的,也会延长治疗时间。

4. 原发病　原发病的性质也会影响治疗效果,以神经性吞咽障碍为例,单侧上运动神经元性吞咽障碍预后最好,80%以上的患者可以随着病情好转而逐渐恢复吞咽功能,假性延髓麻痹的预后要好于延髓麻痹的患者,在咽期吞咽障碍中,环咽肌功能障碍导致吞咽障碍的患者预后也非常好,文献报道治愈率可以达到90%以上。而帕金森病患者由于吞咽障碍在晚期仍会进展,因此预后不好,与此类似的还有肌萎缩侧索硬化、阿尔茨海默病的患者远期预后均差。

5. 合并症   合并呼吸功能障碍、心功能障碍以及消化系统疾病的患者对于康复治疗预后会有消极影响,具体表现为康复治疗时间的延长、治疗的被迫中断和治疗效果不佳的表现。

第二节   吞咽障碍的治疗管理

一、就诊流程

吞咽障碍是一个多种疾病导致出现的障碍综合征,但常见于神经系统疾病中,在不同的

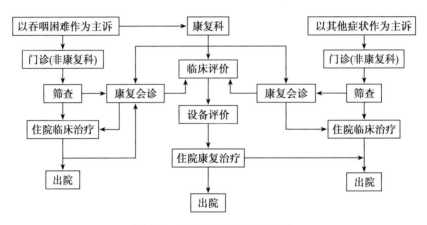

图1-2   综合医院接诊流程示意

机构中患者就诊的主要科室不同,综合医院中一般多首先就诊于神经内科、耳鼻喉科或康复科,或在其他专科病房中被筛查发现再进入转诊治疗流程;在康复机构中则多就诊于神经康复科、语言康复科和耳鼻喉科,或在其他专科病房中被筛查发现再进入转诊治疗流程中。图1-2、图1-3是吞咽障碍患者的就诊治疗流程示意,分别以综合医院和康复医院为例。

二、治疗人员及分工

吞咽障碍的康复治疗涉及多学科的合作,本质上的工作是一种小组工作(team working),在这个治疗小组中,言语治疗师是工作的主体,是主要实施康复治疗的技术人员。除此之外,其他各个专业的加入,可以保证吞咽障碍的各个治疗方向不会遗

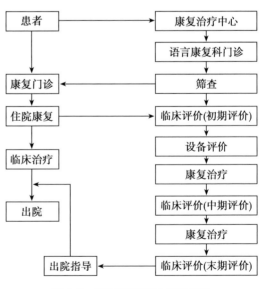

图1-3   康复医院就诊流程示意

漏,同时保证治疗的安全进行并获得最大效果。图 1-4 所示为吞咽障碍治疗小组的执业组成。

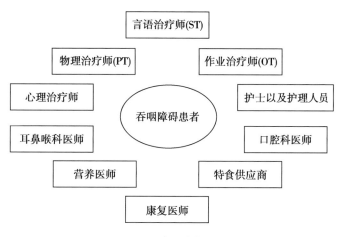

图 1-4　吞咽障碍康复治疗小组

1. 康复医师　康复医师是吞咽障碍治疗小组的组长,在患者的全程治疗中发挥着领导者的作用,康复医师需要管理患者,了解患者的需求,根据患者的原发病进行对言语治疗师的训练提出建议,并需要进行康复风险的评估和预防,并及时发现和处理患者的病情变化。但由于康复治疗的患者众多以及各专业上的局限性,因此康复医师作为整个治疗小组的协调人的作用也是非常重要的。

2. 耳鼻喉科医师　耳鼻喉科医师具有熟悉头颈部解剖的职业优势,并可以进行各项内镜的操作,因此在治疗小组中可以对患者进行内镜下的吞咽功能评估和电视透视下的吞咽能力评估,同时对于头颈部肿瘤放化疗后的吞咽障碍患者,耳鼻喉科医师也是康复治疗的主要力量。

3. 口腔科医师　口腔科医师在患者的口腔管理方面是不能缺少的专业人士,患者口内牙列的异常、牙齿的缺失、口内环境的清洁以及口内假体的制作都需要口腔科医师的参与,早期吞咽障碍的治疗经常是口腔科医师先发现并参与,因此这个专业在吞咽障碍的康复治疗中也是很重要的。

4. 作业治疗师　作业治疗师关注吞咽障碍患者的上肢和手在吞咽过程中的能力以及患者对于食物的知觉功能,作业治疗师可以通过食器的设计、进食时上肢的功能辅助以及指导患者使用辅助进食工具的方式来提高患者进食的自主能力,从而改善患者的日常生活活动(ADL)能力,同时和言语治疗师一起致力于改善患者的进食环境和监管水平。

5. 物理治疗师　吞咽过程中患者的进食体位包括头的控制是安全进食的基础,此外,呼吸功能的改善也可以帮助患者在进食过程中能够自主控制呼吸动作,提高咳嗽的深度和力度,达到良好的咽下保护作用,物理治疗师在此方面所起的作用不容小视,和言语治疗师一起参与的工作,可以使物理治疗师更有目地地进行相关的康复治疗,加快患者经口进食能力的恢复。

6. 心理治疗师　吞咽障碍的患者常因为误吸引起剧烈呛咳,造成对进食和饮水的恐惧感,同时由于患者因吞咽障碍不能和家人一同进食造成的社会角色缺失感也会导致患者出现心理相关的疾患,因此,心理治疗师以进食行为和患者进食状态为目的的心理疏导及心理治疗对于患者坚持接受吞咽的康复治疗可以起到积极的作用,并能鼓励患者在康复中逐步改善自己的进食行为,融入进食环境中去。

7. 护士和护理人员　护士和护理人员对于患者在日常进食中问题的了解要超过小组中的任何一个专业技术人员,同时护士和护理人员也能做好对于患者和家属的安全进食宣教、安全进食演练以及进食的监管,从事吞咽康复治疗的护士也能进行专业的口腔护理、吞咽功能筛查以及气道管理,是吞咽康复治疗工作中的组成成员之一。

8. 营养医师　患者在吞咽障碍状态的营养支持以及在经过吞咽康复治疗后开始进食时的食物调配,评价患者进食的营养摄入状态和营养结构,可以为患者在调整进食方式和内容上提供积极的选择,有助于患者早期拔管经口进食。

9. 特食供应商　这个职业在中国才刚刚兴起,需要进一步发展。吞咽障碍的患者在食物调整阶段需要对日常食物进行调配,在发达国家里,广泛应用了吞咽特殊饮食这一概念,即利用增稠剂对食物和水的形状进行调配以达到满足患者实际进食能力的要求,从而可以使患者早期经口进食。特食供应商根据言语治疗师对患者治疗阶段的不同,提供增稠方案或成品吞咽食品,从而能协助言语治疗师更安全地完成康复治疗中的直接进食训练,并使患者在进食中获取安全的吞咽食品和食物方案。

言语治疗师在吞咽障碍治疗小组中应该与上述各职业及时沟通,共同讨论和制定患者的治疗方案,可以更为有效地开展治疗工作。不可将吞咽障碍的康复治疗独立于小组治疗之外,增加吞咽治疗风险,也会对患者的康复产生不利的影响。

三、家属参与

吞咽障碍的康复治疗核心是运动康复和 ADL 能力康复,而在这个过程中家属的配合非常重要,一般来讲家属的参与包括以下几个方面:

1. 对于患者康复治疗量的配合作用　吞咽障碍的运动训练需要训练量的积累和坚持方有作用,言语治疗师在治疗室内有限的时间内进行有针对性的康复治疗需要适当的重复和积累,因此,家属在康复治疗阶段的参加,共同制定患者的有效训练次数,监督患者在离开治疗室内病房中或家中进行持续的训练非常重要。

2. 调整进食方式和环境　吞咽障碍患者的进食过程和方式由于障碍的原因变得艰难缓慢,需要家属根据患者的实际情况作出对患者进食环境的调整。比如进食器具的改变,使环境变得安静更易于患者集中注意力进食,协助和帮助患者进食甚至对患者进行喂咽等。

3. 安全进食监督和调整、制备吞咽食物　家属是陪伴患者最长时间的人,因此也是患者安全进食最重要的保障因素,选择制备安全、易于吞咽的食物,进食时关注患者的进食状态和能力,患者进食出现呛咳时及时拍背,督促患者进食完整,检查口内残留并清理进食后的口腔,帮助患者做好进食后的体位调整等,均是家属在日常照料中需要进行的工作,也是对于言语治疗师康复治疗工作的最好补充。

4. 鼓励患者坚持康复训练　家属是患者能够坚持进行康复训练最重要的支柱和力量,家属在训练中起到的支持作用不容忽视,家属应鼓励患者度过康复训练的枯燥艰苦阶段,在患者进食后,坚持陪同患者进食,不去催促和指责患者的进食行为和方式,让患者体会到参与进食过程的乐趣,增加患者进食的欲望。

总之,由于吞咽障碍康复治疗的特殊性,言语治疗师在对患者进行康复训练的同时做好对家属的指导和帮助,这体现在训练过程中指导家属共同参与治疗,提醒家属在训练中的风险预防,进食过程中指导家属监督患者进食,做好进食的安全宣教,同时,要训练家属做好治疗的风险防范和急救处理,与患者家属及时沟通,使患者的康复训练能够顺利完成。

第三节 吞咽障碍的治疗对策

一、吞咽障碍的治疗原则

言语治疗师在进行吞咽障碍的康复治疗实践过程中必须遵循以下原则,确保康复治疗的顺利进行:

1. 评价原则 客观准确的评价是康复治疗有效的前提,吞咽障碍往往是多因素造成的后果,并不是简单的不能进食所能概括,言语治疗师必须熟练掌握吞咽的生理机制和解剖机制,熟练掌握吞咽的临床标准评价方法,能够准确地评估患者的吞咽障碍问题,从而设计训练计划。同时言语治疗师应该能够进行客观评价操作并阅读分析评价结果,弥补临床吞咽能力检查的不足,更全面地评估患者的吞咽功能。

2. 安全原则 吞咽障碍的康复治疗工作在言语治疗工作中属于风险最大的工作内容,不慎重的处理会影响患者的生活质量、延长康复时间、增加医疗费用甚至危及患者的生命健康。安全原则应该贯穿在患者的评价和治疗,直至出院回家进食的全过程中。

（1）言语治疗师必须掌握安全评价患者吞咽能力的方法,评价结果要真实客观,就需要患者的进食实际操作,但患者在进食评价中必须要以安全作为前提,言语治疗师应掌握评价的禁忌而适时终止检查,避免检查对患者造成二次损害。

（2）治疗期间,言语治疗师在实施治疗的过程中必须要了解治疗手段的适应证、有无对患者的风险,要做到在治疗中控制风险,举例来讲,进行实际进食训练时,要根据患者的进食状态确定每次训练的进食内容、方式和进食速度,同时在使用设备进行训练时,要了解患者的潜在风险,例如高血压、心脏病以及起搏器、支架等潜在受设备治疗影响的因素,避免意外的发生。

（3）在患者进食阶段,做好安全进食的监管和宣传,及时发现患者的异常状态,及时就医对症治疗,使患者的进食功能以安全的形式持续存在。

3. 沟通原则 言语治疗师要注意在康复治疗中的沟通原则,这主要包括三方面的内容。

（1）首先是同患者的沟通,言语治疗师要消除患者对进食的恐惧,使患者在障碍的状态下掌握进食技术,及时了解患者对于进食的需求,同时,良好的沟通也会使患者增加进食的欲望和乐趣,使言语治疗师的训练意图和计划更好地被患者执行。

其次是与家属的沟通,言语治疗师要对家属进行支持和指导,使家属做好患者进食状态和内容变化的准备,同时,指导家属监管患者进食也是非常重要的内容,有时家属的期望值高于患者的实际康复水平,会造成患者进食风险的明显增加,言语治疗师要做好解释和劝导工作,使家属获得一个适合的康复预期,提高患者的生活水平。

（3）最后,言语治疗师必须与治疗小组其他相关部门的成员沟通好,及时了解患者的身体状况,尤其是患者即将经口进食时,要和临床康复医生一起观察患者在进食过程中的变化,从而能更真实地评价患者进食的实际能力能否满足经口摄取食物的要求,为患者的预后提供依据。

4. 尊重原则 言语治疗师在实施治疗时需要了解患者的文化背景、风俗和进食习惯,此外,对于糖尿病患者、高脂血症、高尿酸血症等代谢类疾病的患者,也要对于治疗中进食的内容作出合理调整,避免加重患者的病情。

5. 合作原则   言语治疗师要注意与其他专业的合作,包括临床、护理和相关康复治疗专业,吞咽障碍的康复是一个整体的康复过程,康复治疗从来都不是孤立存在的,言语治疗师应该善于同小组其他成员针对患者的障碍变化及时讨论,作出治疗计划的调整,使得治疗更符合患者的自身利益。

6. 应用原则   吞咽障碍的各种康复训练都不能和实际下咽相比,因此言语治疗师要建立起实际进食过程便是对患者最好和有效的吞咽康复训练,一旦患者有实际进食的能力,就应在安全的条件下鼓励患者进行实际进食,即便在保留胃管鼻饲的条件下也可以进行,缩短治疗康复时间,提高患者实际进食应用能力。患者拥有实际进食的体验和能力是康复治疗的最终目的,这一点需要言语治疗师在治疗中时刻牢记。

7. 个体化原则   个体化是康复治疗工作的特色之一,尤其体现在言语语言康复治疗之中,个体化指的是言语治疗师需要根据吞咽障碍患者吞咽存在的主要问题,同时兼顾患者的生活背景、性格习惯、沟通交流方式以及饮食习惯作出的有针对性的康复治疗计划,个体化的治疗因为兼顾了患者作为个体在社会的角色,因此治疗内容容易使患者接受并执行,从而缩短康复时间,提高训练效果。

二、吞咽障碍的治疗对策

本书将向读者详细介绍各种针对吞咽障碍的治疗技术和方法,因此具体的实施将不在此处赘述,在这里,主要将对吞咽障碍康复治疗中的常见对策做一简单介绍,便于读者在进行治疗计划的设计时更加灵活。

根据吞咽康复治疗的内涵,常见的康复治疗方法主要包括:基础能力的训练、间接训练、直接训练、吞咽的策略实施、辅助康复治疗技术、饮食的调整和加工技术,以及代偿和改换进食方式等。

1. 基础能力的训练   主要包括患者的体位控制和姿势控制训练、呼吸功能训练、发声发语训练、沟通训练、对于食器的选择和改造、进食环境的设计和改造、提高患者进食欲望和需求等训练方法,基础训练的目的是建立起患者在进食的预备阶段所需要具备的能力,这些能力可以提高患者进食的代偿储备,提高进食的安全保护以及增加患者在进食中的角色位置,提高进食乐趣的目的。

2. 间接训练   间接训练的内容很多,其中主要包括了口腔器官的运动、感觉训练、吞咽反射的刺激和诱发、下咽动作的实际演练等,这部分的训练主要是增强患者在吞咽的准备期和口腔期阶段口腔器官的主动控制食物和加工食团的能力,为实际进食进行准备。

3. 直接训练   主要针对实际进食过程的训练,包括进食姿势的调整、喂食技术、一口量的调整、食物的选择、建立进食方式、增加进食的保护等方面,直接进食训练是患者经口进食前的模拟训练,是关键的一步。

4. 吞咽的策略实施   主要是对于直接训练的补充,由于患者的障碍状态不能保持一个正常的进食过程,因此必须针对患者的进食问题作出策略技术的调整,从而让患者能在身体障碍的状态下最大限度地利用残余功能达到经口进食的目的,有的学者也将这部分内容归于直接训练内容之中,但由于这项技术内涵较多,专门分离出来似乎更利于言语治疗师应用选择。与吞咽相关的策略技术包括调整姿势下咽、门德尔松吞咽法、声门上吞咽、侧方吞咽以及球囊扩张治疗等,不再一一介绍,本书均有详细叙述。

5. 辅助吞咽治疗技术 辅助吞咽治疗技术主要是依靠设备进行,也是目前研究和开发的重点,辅助吞咽治疗可以最大限度地解放出言语治疗师的双手,并且不依赖环境,可以满足患者在重症期和急性期床旁治疗的需要,目前国内相关的治疗技术包括低频肌电刺激技术、非侵袭性脑刺激技术等,这类技术的发展将是对于传统吞咽障碍康复治疗的挑战,使康复治疗更快的和临床治疗相融合,具有良好的前景。

6. 饮食的调整和加工技术 主要是指通过改变吞咽障碍患者的饮食形态、内容以及合理组成达到使吞咽障碍患者在早期虽然不能进食普通食物的情况下,但可以经口进食吞咽特殊食品,减少患者对于鼻饲的依赖。目前比较成熟的技术有增稠剂的添加使用以及吞咽饮食的制备和提供等。

7. 代偿和改换进食方式 严重的吞咽障碍患者即便经过长时间的康复治疗依然无效的情况下,需要进行代偿吞咽方式和改换进食方式的处理,例如经过手术建立下咽通道、胃造瘘、间歇置管喂食等,言语治疗师应对患者进行合理评估为患者选择一种更为适宜的进食方式。

三、神经性吞咽障碍常见治疗流程举例

图 1-5 是一个神经性吞咽障碍患者在院内为期 6 周的康复治疗流程。

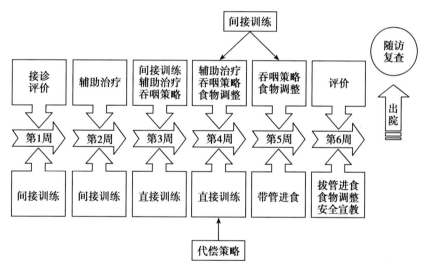

图 1-5 神经性吞咽障碍的治疗流程(6 周疗程)举例

第四节 有关吞咽障碍康复的循证依据和共识

随着医学研究对于大数据的重视,也促使康复治疗从传统的经验治疗向循证医学转变,包括对于吞咽障碍的评估、治疗介入的时机、治疗团队建设以及治疗方法的选择、预后的评估等各个方面,循证医学提供了坚实的数据基础,是我们言语治疗师从事这项工作的依据。本节将对于国内外相关研究机构正式出版的共识和循证依据进行回顾,从而为言语治疗师所开展的治疗工作提供证据基础。需要说明的是,尽管与此相关的文献较多,但主要还是集

中在神经系统病变导致吞咽障碍的康复问题上,此外,由于吞咽障碍涉及的专业众多,因此这些指南和共识所提供的建议仍需要言语治疗师在工作中根据实际情况来进行选择。

一、关于吞咽障碍的评价

2016 年美国心脏协会(American Heart Association, AHA)/美国卒中协会(American Stroke Association, ASA)指南、2011 年国内版指南、2016 年国内版共识对脑卒中后吞咽功能障碍评定与治疗的推荐意见中均建议对于脑卒中患者进行早期筛查,因为吞咽障碍是卒中的常见并发症,会显著增加卒中患者的不良预后。在澳大利亚、新西兰、加拿大和英国的指南中建议筛查应在入院后 24h 之内进行,应在给予药物和食物之前进行。国内外指南中均指出筛查可以选择饮水试验进行,因为饮水试验预测误吸的敏感度>70%,特异度在 22%~66%,符合筛查的要求。

吞咽障碍的筛查结果可疑或阳性需要言语治疗师进行吞咽功能的综合评价。吞咽功能的综合评价首选临床吞咽能力检查,因为临床吞咽能力检查可以使言语治疗师整合从问诊、病史、医疗记录、标准化的方案、物理检查中得到的结果;观察和评价上气道和消化道相连续结构的完整性和功能;证实基于临床症状和表现的吞咽障碍的特征性观察和存在;确定食管性吞咽障碍和胃食管反流的临床症状与表现;建议正确的营养管理路径;建议临床的干预措施(如姿势、食物和液体的稠度调整、进食通路的变更)和其他针对扩大吞咽效率和安全的临床策略;对于患者、保健工作者和看护者提供咨询、宣传教育和训练。多个指南中均指出进一步检查可以酌情选择纤维内镜下吞咽功能检查和吞咽造影检查,而吞咽造影检查是确诊吞咽障碍的金标准。

二、关于吞咽障碍康复的介入时机

吞咽障碍的康复治疗应在早期开展,优先处理有潜在呼吸困难和误吸风险的初诊患者;脑卒中急性期患者或儿科吞咽或喂养障碍患者;无肠内或静脉营养补液支持的禁食患者;发育障碍或体重减轻的婴儿;多疾病并存病情复杂患者;因病情波动需饮食管理者;病情影响经口服药的患者;吞咽障碍的治疗会影响出院计划的患者。吞咽障碍的治疗不仅能改善个体的进食状况,也能改善营养,预防并发症例如肺炎等。

三、关于吞咽障碍的康复治疗

不同的指南对于吞咽障碍的康复治疗推荐意见有所不同,2016 年版的 AHA/ASA 指南中推荐将行为干预作为治疗方法;针灸可作为辅助治疗方法;不推荐药物治疗、神经肌肉电刺激疗法和经颅磁刺激等方法。国内 2013 年版卒中患者吞咽障碍专家共识中推荐吞咽障碍的治疗包括食物质量与性状的改进、改变体位与姿势的代偿性方法以及吞咽障碍的康复治疗技术等。提出了针灸治疗可能会对吞咽障碍有效。对于冷刺激、口内电刺激以及生物反馈治疗等内容仍属于证据证实阶段。2016 年版共识则进一步提出进行口腔感觉刺激训练,运动能力训练,低频电刺激、表面肌电生物反馈、针刺治疗等是必要的。2013 年版的国内吞咽障碍评估与治疗专家共识中强调联合治疗比单一治疗和干预有效。此外,在加拿大和英国的指南中均强调了对吞咽障碍患者进行有效的口腔护理确保其口腔卫生有利于吞咽功能的改善。

四、关于吞咽障碍的治疗团队

多个指南强调了吞咽障碍康复的团队模式,吞咽障碍的评估与治疗需要一个多专业人员参与并密切合作的团队。这个团队的组成人员包括患者本人及康复、神经内外科、营养科等临床相关科室的医师、言语治疗师、作业治疗师、物理治疗师、放射科技师、耳鼻喉科技师、护士、社会工作者、陪护、家属等。所有参与吞咽障碍的识别和治疗的团队成员都应该接受相关专业的培训,护理人员、照护者和患者都应该接受喂养技术上的培训,团队成员都应该接受口腔护理专业知识的培训,临床相关的专业需要接受有效测量和监测吞咽困难的方法及知识培训。

五、关于吞咽障碍患者的营养支持

对于卒中后吞咽障碍的患者需要早期和定期进行营养筛查,以便于进行适当的营养干预。营养筛选方法应该侧重于卒中对营养状况的影响,例如是否存在吞咽困难、进食能力等,而不是侧重于以往的营养状况。营养不良危险性在入院后48h内必须建立起来。营养不良筛选结果可指导适当的会诊,如营养师可对患者进行评估和处理。2016年版的AHA/ASA指南中在营养支持方面提出7天内建议鼻饲;鼻胃管可留置2~3周;如需长期肠内营养,应进行经皮胃造瘘。《卒中患者吞咽障碍和营养管理的中国专家共识(2013版)》中不推荐对于吞咽障碍的卒中患者早期使用经皮胃造瘘营养,强调在超过4周的需要长期肠内营养的患者酌情考虑经皮胃造瘘的处理。

(张庆苏)

参 考 文 献

[1] 李胜利.语言治疗学[M].2版.北京:人民卫生出版社,2013.
[2] 张庆苏.语言治疗学实训手册[M].北京:人民卫生出版社,2013.
[3] 窦祖林.吞咽障碍的评估与治疗[M].2版.北京:人民卫生出版社,2017.
[4] [日]熊仓勇美,椎名英贵.摄食吞咽障碍学[M].苏佩珍,译.台北:合记书局有限公司,2016.
[5] 中国吞咽障碍康复评估与治疗专家共识组.中国吞咽障碍康复评估与治疗专家共识(2013年版)[J].中华物理医学与康复杂志,2013,35(12):916-929.
[6] 张婧.卒中后吞咽障碍的识别与管理指南[J].中国卒中杂志,2007,2(3):242-255.
[7] 卒中患者吞咽障碍和营养管理中国专家组.卒中患者吞咽障碍和营养管理的中国专家共识(2013版)[J].中国卒中杂志,2013,8(12):973-983.
[8] 高尚谦,王芳.卒中后吞咽困难识别与管理循证指南的系统评价[J].中国护理管理,2016,16(5):596-601.
[9] 詹青,王丽晶.2016 AHA/ASA成人脑卒中康复治疗指南解读[J].神经病学与神经康复学杂志,2017,13(10):1-9.
[10] 李超,张梦清.中国特定人群吞咽功能障碍的流行病学调查报告[J].中华物理医学与康复杂志,2017,39(12):937-943.
[11] Groher ME,Crary MA. Dysphagia:Clinical Management in Adult and Children[M]. New York:Mosby,Inc.,2010.

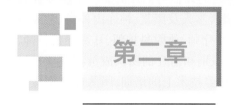

第二章

吞咽的解剖、生理与病理

第一节　正常吞咽的解剖

吞咽(swallowing)是人类最复杂的行为之一,是食物经咀嚼形成的食团由口腔经咽和食管入胃的过程。正常吞咽过程的口腔期、咽期和食管期的划分与食团在吞咽时所经过的解剖部位有关。与吞咽有关的解剖结构包括:①器官,如口腔、咽、喉和食管;②骨骼系统,如上颌骨、下颌骨、舌骨、喉软骨;③肌肉系统,如咀嚼肌群、舌骨上肌群、舌骨下肌群、面部肌、舌肌和软腭肌。

一、口腔

口腔(oral cavity)是吞咽器官的起始部分,由唇、上颌、下颌、牙、舌、口底、颊、硬腭、软腭、腭垂、腭舌弓等组成(图 2-1)。口腔的这些结构与相邻部位借助肌肉、黏膜形成袋或侧

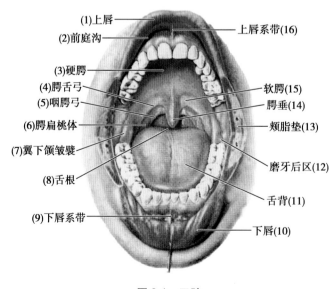

图 2-1　口腔

沟,如牙槽和上、下颌与唇部肌肉所组成的前沟,牙槽和上、下颌与颊部肌肉组织所形成的侧沟。这些侧沟对吞咽来说很有意义,可以在反复咀嚼时包纳食物并起到暂时留存的作用,随后在咀嚼形成食团后基本清理干净,但当出现口颜面瘫痪时,这些食物就会容易滞留在侧沟中而无法清除。

口腔部分,以下牙列和牙龈为界分为前外侧的口腔前庭和后内侧的固有口腔两部,口腔前庭是唇、颊与上、下牙弓和牙龈之间狭窄的间隙,固有口腔为上、下颌牙及牙龈后内侧部的空间。当上、下颌牙列咬合时,口腔前庭可使最后一个磨牙后方的间隙与固有口腔相通。因此,当牙关紧闭不能进食时,可经此间隙插入胃管,注入营养物质等。

（一）骨骼

由上颌骨、腭骨及下颌骨围成。顶为腭骨,前壁及外侧壁由上下颌骨的牙槽突及牙齿围成。

1. 上颌骨（maxilla） 位于颜面的中央部,构成鼻腔的侧壁、口腔的顶及眶下壁的大部。

2. 下颌骨（mandible） 上缘构成牙槽弓,容纳有下颌牙的牙槽。体外面的正中有凸向前的颏隆凸,为人类所特有,靠外侧约正对第二前磨牙根的下方有颏孔。下颌支的上端有两个向上的突起,前方的称冠突,后方的称髁突。髁突上端膨大为下颌头,与颞骨下颌窝组成颞下颌关节（TMJ 关节）,当此关节受累时,张口困难,影响正常进食。

3. 腭骨（palatine bone） 位于上颌骨的后方,呈 L 形,构成骨腭和鼻腔外侧壁的后部（图 2-2）。

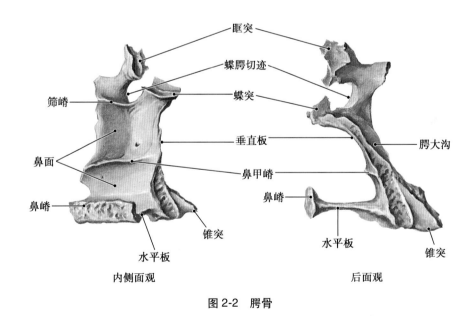

图 2-2 腭骨

（二）肌肉

与吞咽有关的面部及口腔内肌肉有颞肌、颊肌、咬肌、口轮匝肌、翼内外肌、腭肌、舌肌、舌骨肌等。食团在舌面上和牙齿间咀嚼时,面部肌肉也起着重要的作用。部分肌肉的作用及神经支配见表 2-1。

1. 咀嚼肌 吞咽功能首先需要口唇肌（口轮匝肌）的关闭与颊肌的张力,以使舌肌运动并移动食物至腭咽弓。食团的咀嚼涉及咀嚼肌（咬肌 masseter、颞肌 temporalis、翼内肌 medial

表2-1   与吞咽有关的面部及口部肌肉解剖、功能及神经支配

肌肉	起点	止点	功能	神经支配
咬肌	颧弓	下颌骨外侧面	抬高下颌骨而发挥闭颌作用	三叉神经(CN-V5)
颞肌	颞窝及筋膜	冠状突及下颌骨支前缘	抬高下颌骨而发挥闭颌作用	三叉神经(CN-V3)
翼内肌	蝶骨、腭骨及上颌骨	下颌骨支及下颌角内侧面	抬高下颌骨而发挥闭颌作用	三叉神经(CN-V3)
翼外肌	蝶骨及翼突外侧板外面	下颌骨髁突,TMJ关节盘前缘	辅助开口;向前牵拉髁突及关节盘(研磨动作)	三叉神经(CN-V3)
口轮匝肌	无骨附着;环状肌	口角	闭唇及缩拢唇	面神经(CN-Ⅶ)
颧肌	颧骨	口角	使嘴角上下运动,例如笑	面神经(CN-Ⅶ)
颊肌	上颌骨及下颌骨的牙槽突	口角	与面颊共同保存食物,由唇间排出空气(例如吹喇叭)	面神经(CN-Ⅶ)
颏肌	下颌骨	颏部皮肤	抬高或皱起皮肤,降低和伸下唇	面神经(CN-Ⅶ)
唇下方肌	下颌骨斜线	下唇皮肤	向下及向侧方降下唇,如表达讥讽表情	面神经(CN-Ⅶ)
口三角肌	下颌骨斜线	口角	降口角(颧肌拮抗肌)	面神经(CN-Ⅶ)

pterygoid、翼外肌 lateral pterygoid 和颊肌 buccinator),三叉神经(V)发出运动纤维支配这些肌肉(图 2-3、图 2-4)。颊肌收缩可防止食团在齿龈颊槽沟内集中,并送至磨牙下咀嚼。当口腔咀嚼功能完成时,吞咽反射才能开始。此外,维持食团在舌面上和牙齿间咀嚼时,面部肌

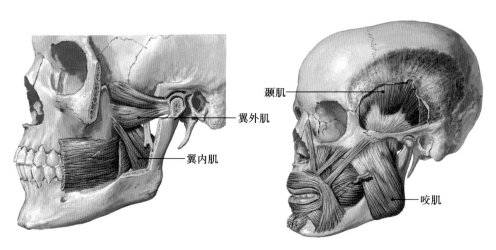

图 2-3   面部(咀嚼肌)肌肉(侧面观)

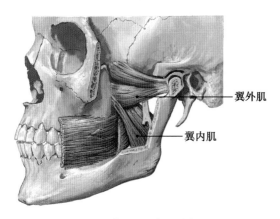

图 2-4　翼内肌、翼外肌(侧面观)

肉起重要作用。如果口腔的解剖结构受到破坏,口腔吞咽功能障碍就必然影响到吞咽功能的进行,尤其是口轮匝肌(orbicularis oris)和唇周的环形肌保持口腔开闭功能,并认为是吞咽系统的第一处括约肌。

2. 腭肌　口腔的顶部由硬腭、软腭及腭垂所构成,位于腭舌弓的腭舌肌收缩时可将硬腭往下及往前拉,使软腭下降与舌根接触,可以阻挡正在咀嚼的食物掉进咽。位于腭咽的腭咽肌、腭帆提肌及咽上缩肌的纤维所构成的肌肉群(图 2-5),其收缩时可将硬腭往上拉及往回缩,腭舌肌收缩接近腭和舌后部,有效关闭口腔后部。吞咽系统中,腭肌是第二处括约肌。

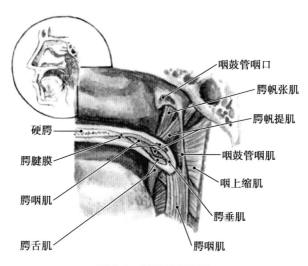

图 2-5　腭肌(侧面观)

（三）舌

舌(tongue)分为上、下两面。舌的上面又称舌背,借 V 形的界沟可将舌分为前 2/3 的舌尖、舌体和后 1/3 的舌根。界沟的尖端有一小凹,称舌盲孔,为胚胎时期甲状舌管的遗迹。舌体的前端为舌尖。舌下面正中线上有一条纵行的黏膜皱襞,连于口腔底的前部,称舌系带。舌系带根部的两侧各有一个小的圆形隆起,称舌下阜,其上有小孔,为下颌下腺及舌下腺大管的开口。在舌下阜的两侧有向外侧延续的舌下襞,舌下腺小管散在地开口于此。舌的主要功能是将食物搅拌形成食团,并由舌前部输送到舌根部。大多数食团的位置和运动由舌肌来完成。除 4 对舌内肌位于舌内(上纵肌、下纵肌、横肌和垂直肌)外,还有 4 对舌外肌(颏舌肌、舌骨舌肌、茎突舌肌和腭舌肌),与相关的颈部肌共同组成舌外肌群(图 2-6、图 2-7)。

按吞咽功能状况,以轮状乳头为界,舌可分为口腔部分和咽腔两部分,舌的前 2/3 受舌

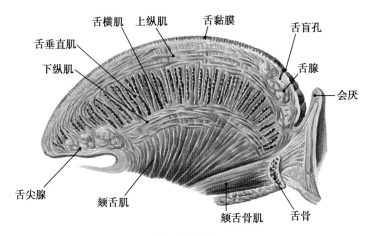

图 2-6　舌内肌

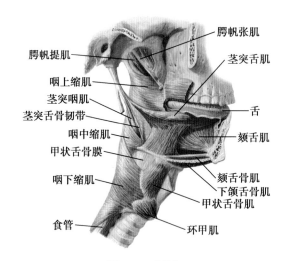

图 2-7　舌外肌

神经支配,在吞咽口腔期很活跃。舌的后 1/3 为咽腔部,也就是舌根,受舌咽神经支配,在舌咽的咽期较为活跃。舌内、外肌群起止点、功能和神经支配见表 2-2、表 2-3。

（四）腺体

吞咽活动的准备期除食团的咀嚼外,尚包括食物与唾液的混合。食物食团由口腔进入食管前需要与唾液充分混合,唾液润滑和稀释食团以利于吞咽,这些唾液来自口腔的腺体,

表 2-2　舌内肌群

肌肉	起点	止点	功能	神经支配
上纵肌	舌底	舌尖	水平方向和纵向走行;使舌缩短	舌下神经(CN-XII)
下纵肌	舌底,舌两侧	舌尖	水平方向和纵向走行;使舌缩短,舌尖向下旋转	舌下神经(CN-XII)
横肌	舌正中部	舌侧缘黏膜下组织	舌侧向走行;使舌变窄	舌下神经(CN-XII)
垂直肌	舌侧	舌侧及舌底	垂直向下走行,使舌展平	舌下神经(CN-XII)

表 2-3　舌外肌群

肌肉	起点	止点	功能	神经支配
颏舌肌	下颌骨颏棘	上肌肉纤维插入舌部,由舌根至舌尖。中间纤维附着于咽侧壁,下肌肉纤维附着于舌骨体	向后呈放射状走行,根据其走行,具有伸舌和降舌作用,或上抬舌骨	舌下神经(CN-XII)
舌骨舌肌	舌骨体及舌骨大角	舌侧	垂直放射走行;在舌固定和抬高时,升高舌骨	舌下神经(CN-XII)
茎突舌肌	颞骨茎突	舌侧	下前走行,使舌抬高和缩回	舌咽神经(CN-IX)咽丛
腭舌肌	前软腭	舌侧及舌背部	形成前腭弓、上抬舌	迷走神经(CN-X)
二腹肌前腹			提高舌骨、口腔底。舌骨固定时降低下颌	三叉神经(CN-V5)
二腹肌后腹			提高舌骨和舌根部	面神经(CN-VII)

口腔的腺体主要由腮腺(parotid gland)、下颌下腺(submandibular gland)和舌下腺(sublingual gland)3大唾液腺组成,它们分别位于脸颊沟和唇沟中(图2-8),其解剖位置及功能见表2-4。除此之外,有许多小腺体在舌、唇、脸颊及口腔顶部的黏膜中。来自脑干内上、下泌涎核的副交感神经纤维调控唾液腺的分泌。

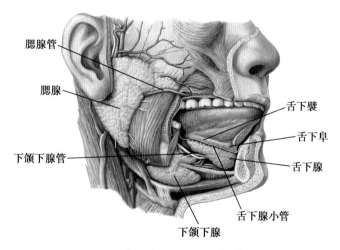

图 2-8　腮腺、下颌下腺、舌下腺(外侧面)

表 2-4　口腔三大腺体解剖位置及分泌物

名称	解剖位置	功能
腮腺	位于耳廓前下方的腮腺床,导管出口平对上颌第二磨牙的颊黏膜处	分泌水状液体
下颌下腺	位于下颌下三角内	分泌较稀的水状液体
舌下腺	位于口底舌下襞深面,大管开口于舌下阜,小管开口于舌下襞表面	分泌黏稠液体

二、咽

咽(pharynx)为消化与呼吸的必经通道,与吞咽、呼吸、发声关系密切相关。咽是肌性管道,上宽下窄,前后壁紧邻,略呈扁的漏斗形,但其前壁敞开,自上而下向前通于鼻腔、口腔、喉腔,向下连于食管。所以,咽实际上几乎没有前壁,只有在喉口以下的喉后壁,可视为咽的前壁。咽上起颅底,下达第6颈椎下缘高度,成人咽长11.0~14.0cm。咽腔在靠近颅底处,宽可达3.5cm,而在与食管相接处,宽仅1.5cm。

(一)咽的分部和结构

咽可分为鼻咽、口咽和喉咽三部分,与吞咽关系密切的是口咽和喉咽两个部分。

1. **鼻咽** 鼻咽(nasopharynx)介于颅底与腭肌(第2颈椎体下缘高度)之间。腭肌后缘与咽后壁之间的通道称鼻咽峡,是鼻咽与口咽的分界,鼻咽向前经鼻后孔与鼻腔相通,鼻咽由顶、后壁及两侧壁围成。

2. **口咽** 口咽(oropharynx)介于腭帆与会厌之间,相当于第3~4颈椎高度。向前经咽峡通口腔,向前下通喉腔,向上经鼻咽峡通鼻腔。舌根的舌扁桃体面向口腔,可视为口腔的前壁。咽下两侧的腭舌弓、腭咽弓以及两弓之间的腭扁桃体可视为侧壁,腭舌弓为侧壁的前缘。舌扁桃体和腭扁桃体都是淋巴组织,是经口入咽的第一道免疫防御结构,位于舌根与会厌之间的黏膜,形成三条矢状位的皱襞,分别是舌会厌正中襞和两侧的舌会厌外侧襞,三襞之间的凹陷称为会厌谷(epiglottis vallecular spaces)。通常会厌谷的容积约8~10ml,在正常吞咽过程中,食物与水也可滞留于此。

3. **喉咽** 喉咽(laryngopharynx)位于喉的背侧,介于会厌软骨上缘与环状软骨下缘之间(图2-9)。相当于第4~6颈椎高度,上宽下窄,其下段是咽腔最窄处,宽约1.5cm。喉口由杓状会厌襞围成,前高后低,将喉咙上段分隔为左右,喉口与咽侧壁间呈凹窝状下陷,称梨状隐窝(piriform fossa),俗称梨状窦(piriform sinuses),在吞咽时食物可滞留于此凹陷中(图2-9)。在梨状隐窝底,可见一条横向的黏膜襞,称喉神经襞,是喉上神经的内侧支自外上向内下入喉的途径,临床可用此处做神经阻滞麻醉。在喉口前缘,会厌软骨上缘两侧,还有一横向皱襞,自会厌呈弧形绕至咽侧壁,称咽会厌壁,由茎突咽肌的部分纤维经过黏膜的深面构

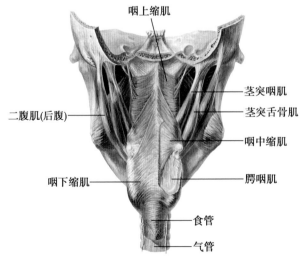

图2-9 咽肌后面观

成,可视为口咽与喉咽的分界。

（二）咽肌

咽是肌性器官,由斜行的咽缩肌和纵行的咽提肌构成(图 2-7、图 2-9)。

1. 咽缩肌群　由上、中、下三层咽缩肌组成,自上而下覆盖,呈叠瓦状。

（1）咽上缩肌（superior pharyngeal constrictor）:肌纤维略呈水平,自上而下依次为蝶骨翼突内板（后缘下 1/3）、蝶突下颌缝（位于翼突与下颌小舌间的纤维索,也是向前行的颊肌的起点）、下颌舌骨线（后段）和舌根侧缘（可视为舌横肌的延续）,肌纤维经两侧向后,会合于咽缝。

（2）咽中缩肌（middle pharyngeal constrictor）:起自舌骨小角、大角和茎突舌骨韧带下部。肌纤维呈辐射状,两侧肌会合于咽缝,全肌呈菱形。其上部肌纤维覆盖咽上缩肌。

（3）咽下缩肌（inferior pharyngeal constrictor）:起自甲状软骨的斜线和环状软骨外侧面,肌纤维由两侧绕向背侧,会合于咽缝。其上部肌纤维向内上,覆盖咽中缩肌的下部。在咽与食管交界处,有横行肌纤维,两端向前附着于环状软骨,称环咽肌（cricopharyngeus）。咽下缩肌纤维向前连接甲状软骨的两侧,这些纤维与甲状软骨之间形成间隙,这些间隙就是梨状隐窝,其末端止于环咽肌下方,这是咽底层的结构。吞咽时食物由此通过。

传统上认为环咽肌是食管上括约肌（upper esophageal sphincter,UES）的主要肌肉成分,环咽肌插入左、右环状软骨板下侧缘。因此,括约肌和喉部必须运动一致。此轴向活动与脂肪组织平行的喉部组织裂隙辅助进行,受同侧咽丛及喉返神经支配,也有学者将环咽肌纤维视为咽下缩肌的一部分。环咽肌起到括约肌作用,此肌肉在食管上方充当双向阀门作用,使食团进入食管,也可以使呕吐物和气体进入咽。此肌纤维在休息状态下呈收缩状态,维持一定的紧张性收缩,以避免呼吸时空气进入食管。咽下缩肌远侧部、环咽肌和食管近端肌肉共同构成上食管括约肌,其为长 3~5cm 的环状高压带,能抵挡食管内 11cm 水柱的压力,在造影时可清楚显示,与腔内测压术的颈段食管高压区相对应,也是咽与食管的"枢纽"。环咽肌在吞咽前瞬间吸气时的压力最大。吸气时,压力的增加是为了确保空气不能吸进食管。在吞咽适当时刻,环咽括约肌打开,持续约 2s,让食团通过食管后,继之以强力收缩,即刻关闭,防止食管内食物反流到咽。

2. 咽提肌群　为纵行肌束,贴近纤维膜,共计 3 束。

（1）茎突咽肌（stylopharyngeus）:起自茎突根部,肌束扁而细长,下行于咽上缩肌和咽中缩肌之间,末梢分散于咽壁中,部分肌纤维与腭咽肌混合,止于甲状软骨板后缘。收缩时,提咽向上,缩短咽腔,同时将咽腔向外上提面而使咽腔扩展。

（2）腭咽肌（palatopharyngeus）:肌长而扁阔,位于腭舌弓内。起自甲状软骨板后缘及咽纤维膜,肌纤维向内上行,止于腭腱膜上、下面。此肌收缩,可缩小咽峡,同时牵软腭向后,分割鼻咽和口咽,即所谓"腭咽闭合"（palato-pharyngeal closure）,这对吞咽和发音都至关重要。

（3）咽鼓管咽肌（salpingopharyngeus）:可视为腭咽肌的一部分,介于咽鼓管软骨部与甲状软骨上角之间。收缩时,牵喉向上。

综观咽肌在吞咽时,咽缩肌自上而下依次收缩,迫使食团向下运行。咽提肌群收缩,上提咽、喉,在咽肌配合下,关闭喉口,腭帆后移,封闭鼻咽峡。从而使食团自舌根与会厌之间,分别流经喉口两侧进入梨状隐窝,而后汇合经喉咽进入食管。

三、喉

喉(larynx)位于颈前正中线,相当于第3~6颈椎高度。在舌骨下方,上通咽喉,下接气管,它是一个开放的腔道。喉不仅是呼吸通道,也是发音器官。它以软骨为支架,并通过关节、韧带、纤维膜、肌群以及黏膜,构成一个比较复杂而且精巧的空气通道器官(图2-10)。

喉的上界为会厌软骨上缘,相当于第3颈椎体上缘水平,下界为环状软骨下缘,会厌软骨是会厌的基础,借舌骨会厌韧带与舌骨连接,会厌软骨基部由韧带与甲状切迹连接;会厌与舌根之间形成楔形间隙为会厌谷。会厌谷和梨状隐窝合称为咽隐窝,食物在咽期吞咽起始前或之后可进入或停留在此处。进入喉部的入口为喉前庭(图2-11)。此部位

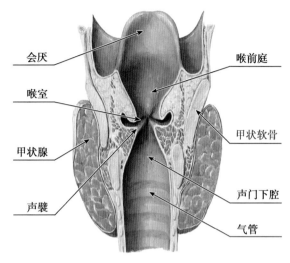

图 2-10　喉

由会厌软骨、杓状会厌襞与杓状软骨围成,其下端是假声带。吞咽食物时,喉会随咽上抬且稍向前移。舌根向后方压迫会厌向下封闭喉口,使食团进入咽。避免食物在吞咽时进入呼吸道。

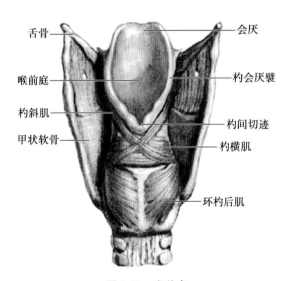

图 2-11　喉前庭

中线两侧。由会厌压肌、四方肌与楔形软骨共同构成杓状会厌襞,此部位与会厌软骨边缘接触,由侧方、后方及下方包围杓状软骨,杓状会厌皱襞形成喉前庭的侧壁。两个杓状软骨位于环状软骨后方边缘上。肌肉收缩拉动杓状软骨,控制声带的运动。环杓后肌位于后环状软骨板的表面,连接杓状软骨的肌突,可控制杓状软骨与真声带的外展运动,协调呼吸。连接环状软骨的上缘以及同侧杓状软骨的侧环杓肌和连接两个杓状软骨间的杓内肌控制杓状

(一)喉软骨

1. 软骨

(1) 喉软骨(laryngeal cartilages):构成喉的支架。主要有9块,其中3块较大,不成对,即甲状软骨、环状软骨和会厌软骨。其余6块成对,即杓状软骨、小角软骨和楔状软骨(图2-12)。这6块成对的软骨,特别是杓状软骨,在吞咽时为防止误吸发挥了重要作用。

(2) 杓状软骨(arytenoid cartilages):口外侧角呈钝圆突出,称肌突(muscular process),有环杓侧肌、环杓后肌以及斜肌、杓横肌、甲杓肌的外侧部等附着。杓状软骨尖弯向后内,顶端有小角软骨相接。杓状软骨左、右各一个,位于环状软骨板上方

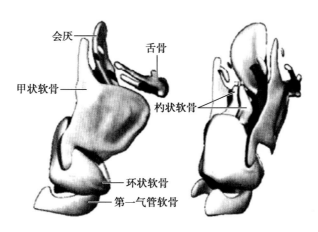

图 2-12　喉的软骨结构

软骨的闭合运动,以及关闭横跨于呼吸道上方的声带。由于甲杓肌肌肉纤维收缩牵拉,使杓状软骨在吞咽时向前倾斜,以致呼吸道关闭。

2. 声带

(1) 假声带:即前庭襞,或称室襞。位于真声带的上方,与真声带平行,杓状会厌襞终止于假声带(图 2-13)。

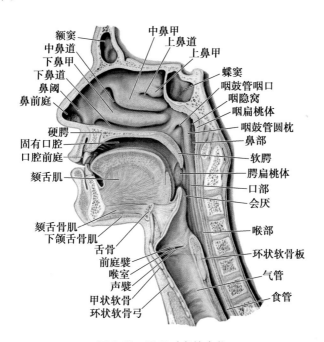

图 2-13　吞咽时喉的变化

(2) 真声带:由声带肌和甲杓肌构成,连接杓状软骨的声带突,侧方连接甲状软骨板的内表面,并往前连接甲状切迹。当真声带闭合时,将两个突出于呼吸道的软骨板并拢,以有效闭合喉部。因此,当食物进入气管前,真声带是保护呼吸道的最后一道防线。会厌软骨和杓状会厌襞、杓状软骨、会厌软骨基部和假声带,与真声带形成喉部的三层括约肌,从咽开始,使喉部完全关闭,防止吞咽时食团或液体呛入气管(图 2-13)。

（3）喉室:真声带和假声带都是由软组织形成的隔板,由前往后凸出于喉的两侧;两侧真声带和假声带之间形成的空间为喉室。

（二）喉关节

喉关节主要有两对关节,即环甲关节(一对)和环杓关节(一对)。

1. 环甲关节　由甲状软骨下角内侧面的关节面与环状软骨相连接处外侧的关节面构成,是车轴关节,能够产生旋转运动。环甲肌收缩时,环状软骨的前部拉向上方与甲状软骨靠近,环状软骨的后部则带动杓状软骨一起向下移动,从而使声带张力增加,配合声门闭合。

2. 环杓关节　由环状软骨板上部的关节面与杓状软骨底部的关节面构成,是鞍形关节,能够进行摇摆运动和轻微的滑动运动。关节外展时,杓状软骨的运动使声突向外上方翻转;内收时,使声突向内下方翻转,开闭声门。

（三）喉肌

喉肌可以分为两组。一组是喉与周围结构相连的肌组织,如舌骨上、下肌群、咽下缩肌及茎突咽肌等,见前述;另一组是喉的固有肌群,起止于喉软骨之间,用以调控喉的发音。固有肌群以甲状软骨板为界,又可分喉外肌和喉内肌两组,喉外肌只有一对,即环甲肌,其余都属于喉内肌(图 2-14)。

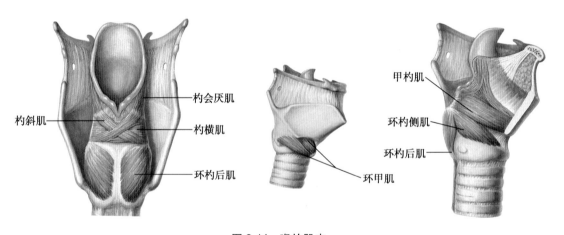

图 2-14　喉的肌肉

1. 环甲肌(cricothyroid)　位于环状软骨弓与甲状软骨板的表面,呈三角形。肌纤维起自环状软骨弓的前外面,向后上走行,一部分止于甲状软骨板下缘的后部,称直部;其余的部分止于甲状软骨下角的前缘,称斜部。环甲肌多与咽下缩肌相连(75.8%)。此肌收缩,使甲状软骨前倾前移;若甲状软骨固定,则使环状软骨及其上方的杓状软骨后倾。两种情况都是拉长声带,使之紧张。

2. 环杓侧肌(lateral cricoarytenoid)　呈不等边三角形,肌纤维起自环状软骨弓上缘,斜向后上,止于杓状软骨肌突的前部。此肌收缩时,使杓状软骨内旋,两侧声带靠拢且稍松弛。

3. 环杓后肌(posterior cricoarytenoid)　呈三角形。起自环状软骨板背侧的板凹,肌纤维斜向外上,止于杓状软骨肌突的后部。此肌收缩时,使杓状软骨外旋,从而声门开大,声带紧张。

4. 杓横肌(transverse arytenoid)　肌纤维横行。位于两侧杓状软骨背侧面,附着于杓状软骨的外侧缘和肌突。此肌收缩,使杓状软骨向中线靠拢,声门裂软骨间部(呼吸部)变窄,声带稍紧张。

5. 杓斜肌与杓会厌肌　杓斜肌(oblique arytenoid)是一对肌束,位于杓横肌的浅层,相互交叉呈 X 形,起于一侧软骨的肌突,止于对侧软骨尖。此肌延续入杓状会厌襞内,则称杓会厌肌(aryepiglotticus)。两肌收缩,不仅协助杓横肌使声门变窄,更主要的是使喉口缩小,甚至关闭。

6. 甲杓肌(thyroarytenoid)　是介于甲状软骨前角与杓状软骨之间矢状位肌纤维的总称。甲杓肌较厚,可分内侧和外侧两部。内侧部有少数肌纤维位于前庭襞内,称前庭肌(vestibularis)或室肌(ventricularis)。收缩时,使两襞缩短并靠近。另一部分肌束附着于杓状软骨向前,声带变松;外侧部的肌纤维主要止于杓状软骨的椭圆凹,并有纤维与杓横肌相续,收缩时,可使声带松弛,声门裂软骨间部靠拢,乃至关闭。另有部分肌纤维自甲状软骨背侧斜后向上,止于会厌软骨侧缘和前面,称甲状会厌肌(thyroepiglotticus),收缩时,牵拉会厌软骨向前下,使喉口及喉前庭扩大。

综观喉肌,其主要作用是使声带运动,在吞咽时,协助声带关闭,避免食物误吸入肺。

四、食管

食管是胃肠道上部一个富有伸缩性、近乎塌陷的肌性管道,长 23～25cm。食管分为颈段、胸段和腹段。在颈段,食管位于气管的后方,与气管的膜性腔壁由疏松结缔组织相连。因此,气管的后壁也是食管的前壁(图 2-15)。当食管异物较大时,推移气管膜性腔壁可压迫气管,引起呼吸困难;气管外伤时也常伴有食管损伤,可引起吞咽困难。

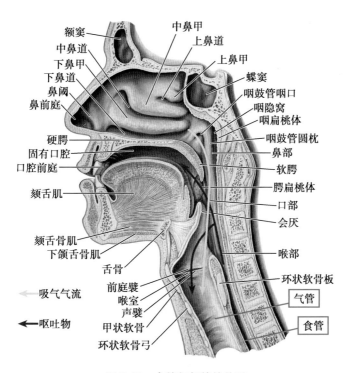

图 2-15　食管与气管的关系

（一）食管的生理性狭窄

食管的三个生理性狭窄指人体食管的三个狭窄部位。食管的第一个狭窄位于食管的起端,即咽与食管的交界处,相当于环状软骨和第 6 颈椎体下缘,由环咽肌和环状软骨所围成,距中切牙约 15cm;食管的第二个狭窄在食管入口以下 7cm 处,位于左支气管跨越食管的部位,相当于胸骨角或第 4~5 胸椎之间的水平,由主动脉弓从其左侧穿过和左支气管从食管前方越过而形成,该部位是食管内异物易存留处,距中切牙约 25cm;食管的第三个狭窄是食管通过膈肌的裂孔处,该裂孔由右向左呈向上斜位。在行食管钡餐造影时,可见到食管的这三个压迹。当左心房出现病理性扩大时,第三个压迹更为显著,距中切牙约 40cm(图 2-16)。

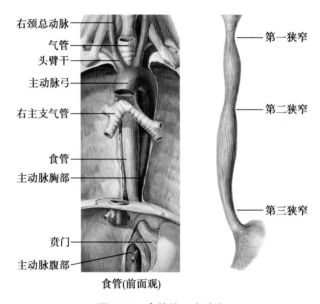

右颈总动脉
气管
头臂干
主动脉弓
右主支气管
食管
主动脉胸部
贲门
主动脉腹部

食管(前面观)

第一狭窄
第二狭窄
第三狭窄

图 2-16　食管的三个狭窄

（二）食管的肌层和括约肌

食管由两层肌肉组成,内层为环状,外层为纵向,每层上 1/3 为横纹肌,下 1/3 为平滑肌,中层为横纹肌和平滑肌,通过节律性蠕动,推挤食物入胃。食管上、下两端各有一个括约肌,上端为食管上括约肌(upper esophageal sphincter,UES),与咽相连;下端为食管下括约肌(lower esophageal sphincter,LES),即贲门,连接于胃,可防止胃内容物反流。

1. 食管上括约肌　至少由 3 组横纹肌组成,咽下缩肌远侧部、环咽肌和食管近端肌肉。UES 能使咽与食管分隔,在呼吸时防止气体进入消化道,通过防止物质由食管反流进入咽,保护呼吸道。

UES 也称为周围食管段(peripheral esophagus segment),是涉及口咽期吞咽的第三处也是最后一处括约肌所在的位置。休息时,环咽肌收缩使其关闭,抑制紧张性收缩,使其松弛和括约肌开放,开始口咽期的吞咽并持续到环咽肌紧张性收缩,从而使食团进入食管。喉的升高(使环状软骨板离开咽后壁)和环咽松弛对正常的咽食管段的开放是必要的,有利于食团通过。压力研究显示成功的吞咽依赖于舌的驱动力和在周围食管段产生的负压,而不是括约肌蠕动的压力。

2. 食管下括约肌　未吞咽时平滑肌紧张性收缩,在食管和胃的交界处压力升高,形成 LES。括约肌处升高的压力可阻止胃内容物反流入食管。吞咽时,LES 的张力被抑制,LES

松弛,食团进入胃。

在食管和胃之间,虽然在解剖上并不存在括约肌,但用测压法可观察到,在食管至胃贲门连接处以上,有一段长 4 ~ 6cm 的高压区,其内压一般比胃高 0.67 ~ 1.33kPa（5 ~ 10mmHg），因此是正常情况下阻止胃内容物逆流入食管的屏障,起到了类似生理性括约肌的作用,通常将这一食管称为食管-胃括约肌。当食物经过食管时,刺激食管壁上的机械感受器,可反射性地引起食管-胃括约肌舒张,食物便能进入胃内。食物入胃后引起的胃泌素释放,则可加强该括约肌的收缩,这对于防止胃内容物逆流入食管可能具有一定作用。

第二节　正常吞咽的生理

一、口腔准备期

口腔准备期（oral preparatory phase）是指摄入食物到完成咀嚼的阶段,发生在口腔,主要是摄入食物、对食物进行加工处理,这一时期可以随意控制,在任何时候都可以停止。

（一）基本生理过程

在口腔准备期,食物被放置在舌上,舌的活动能力及有力的咀嚼肌配合,通过咀嚼改变食物性状,同时刺激唾液分泌。然后把通过"加工"后的食物放在适当的位置,通过强有力运动推入咽。这一时期,咽与喉处于静止状态,呼吸道开放且鼻呼吸持续存在（图 2-17）。口腔准备期和口腔期的持续时间不一致。假如口部的控制和协调能力差,将导致一部分食物在吞咽开始之前就过早滑入了咽,引起误吸。

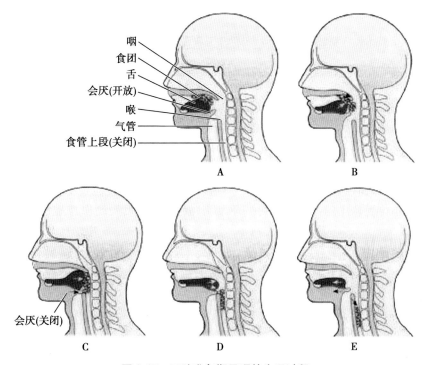

图 2-17　口腔准备期吞咽的生理过程

（二）口面部肌肉的作用

在口腔准备期这一阶段,口轮匝肌是吞咽系统维持口腔功能的第一道括约肌,唇会维持闭合状态以防止食物由口漏出;颊肌收缩避免食物滞留于齿龈与面颊之间,起到了保持食团在舌面上和牙齿之间以便咀嚼的作用。周围的其他肌肉如颞肌、咬肌、翼内肌、翼外肌负责下颌骨、唇及面颊的运动。肌肉的收缩完成咀嚼、吞咽及其他可能的口运动功能。上述肌群活动由三叉神经、面神经、舌下神经支配。

（三）舌的作用

食物的移动及放置通过舌的活动控制,大多数食团的位置和运动由舌肌来完成。舌肌包括4对舌内肌和4对舌外肌,其功能和神经支配见本章第一节表2-2、表2-3。在吞咽活动中,舌内肌主要完成食物的搅拌及输送。在舌外肌群中,以颏舌肌较为重要,两侧颏舌肌同时收缩,舌向前下方,即伸舌;一侧收缩使舌尖伸向对侧。舌内肌和颏舌肌的作用可改变食物的形状,其余3块舌外肌调节舌对于口腔和咽的位置。

舌面密集的机械刺激感受器决定了舌是感觉食团大小的重要区域。舌前2/3的感觉由三叉神经分支舌神经传入延髓的吞咽控制中枢,而舌后1/3的感觉由舌咽神经传入。在口腔准备期,腭舌肌收缩使舌根部抬升接触软腭,使口腔后部关闭,以免食团过早地脱离口腔到咽腔。

（四）不同性状食物的处理

不同性状食物在口腔准备期有不同处理方法:①液体等不需在口腔内进一步处理加工的食物,原样经舌背进入食团形成阶段;②蜂蜜等高黏度食物和粥、粉等半固体食物是通过舌和腭来挤压推送;③固体食物则通过咀嚼运动,舌部的协调,脸颊运动引起的搅拌、粉碎、研磨、唾液混合等,被处理成可吞咽的食团。

二、口腔期

口腔期(oral phase)是指咀嚼形成食团后运送至咽的阶段,主要是食团的形成和运送到咽的过程。

（一）基本生理过程

吞咽的口腔期一旦开始,舌尖被放置于上颌骨中央切牙后的牙槽嵴处,开始向舌上方运动,舌与硬腭的接触面扩大至后方,把食团挤压向后送,几乎与此同时,软腭开始提升,舌后部下降,舌根稍稍前移,食团被挤压开始流入咽。软腭随之上升,与向内前方突出的咽后壁相接。封锁上咽与中咽的间隙,形成鼻咽腔闭锁状态。口腔期完成时间一般少 1~1.5s,随着食团黏稠度增加,时间随之稍微延长。一旦食团到达舌后部并通过咽弓,吞咽动作则变为反射性行为,不再受意志的控制。在舌的驱动力（或称为舌投入动作或推进动作）作用下将食团推入咽。

（二）肌肉的作用

口腔期有关的代表肌肉包括三个解剖区域的肌群:舌骨提肌群、围绕腭弓的肌群和关闭鼻咽的肌群。

在吞咽的口腔期,面部肌群（特别是唇肌、颊肌）、舌肌、咽上缩肌、茎突舌肌、茎突舌骨肌、颏舌骨肌、下颌舌骨肌肌群放松,随后是腭舌肌群和腭咽肌群收缩运动,二腹肌也参与了舌骨和喉的抬升活动。

腭的抬升是由于腭提肌收缩的结果,腭提肌由迷走神经的咽丛支配。由舌下神经支配的舌骨舌肌和茎突舌肌控制舌后部的下降。舌前部快速地从上颌骨后的牙槽嵴向硬腭前部挤压,把食团移至舌面上。此时,口轮匝肌和颊肌收缩避免压力向前、向口腔外及向两侧面分散。

软腭的抬升使食团通过腭弓。一旦软腭抬升完全,与咽后壁接触,则像阀门一样关闭鼻咽,阻止食物进入鼻咽。鼻咽侧壁由咽上缩肌组成,也是关闭鼻咽的重要组织。迷走神经运动纤维的咽丛支配咽上缩肌及腭肌。接着,在进入咽期前三叉神经运动支支配的下颌舌骨肌收缩,使舌骨轻度抬升。

（三）不同性状食物的处理

吞入食团的量随着食物的黏稠度而改变。①稀流质食物,可从 1ml（唾液量）到 17～20ml（用杯子喝水量）。②当食团黏性增加时,吞咽的最大量随之下降。果冻平均可吞入 5～7ml,较浓稠的马铃薯泥则为 3～5ml,肉则平均为 2ml。如果大量浓稠食物放在口中,经舌搅拌后再细分,把细分出来的部分先形成要被吞咽的食团,其他部分则放在口内一侧,等待稍后的吞咽。当食物黏稠度增加时,需要较大的挤压力和较多的肌肉参与活动。③降低食物的黏稠度能使食团较容易通过咽,特别是通过食管上括约肌。

（四）唾液的分泌及其作用

唾液对食物的湿润和稀释作用能够调节食物的黏稠度使之适合吞咽,因此唾液对食物的混合作用是使食物能够成功地从口腔进入食管的重要保证。唾液包含两种主要的蛋白质成分,即消化淀粉酶和润滑液。正常的唾液分泌每天约为 1.0～1.5L。唾液的分泌由脑干的涎核控制,发出的神经冲动经副交感神经系统的神经纤维传出支配腮腺、下颌下腺和舌下腺等唾液腺的分泌。

总而言之,正常的口腔期:①需要完好的双唇肌肉力量,确保适当的密闭,阻止食物从口腔流出;②需要很好的舌运动,将食团往后推送;③需要完好的两侧颊肌运动,以控制食物不残留于两侧颊沟;④需要正常的腭肌确保顺畅的呼吸。如果上述某一个功能结构异常,将会产生不同程度的口腔期吞咽障碍。

三、咽期

咽期（pharyngeal stage）是指吞咽动作开始于食团进入咽,结束于环咽肌松弛,食团进入食管。咽期是吞咽的最关键时期,呼吸道必须闭合以防止食团进入呼吸系统。许多功能活动在此期以同步的方式极快地发生,食团通过咽仅持续约 0.8～1s,此期运动由于是不受随意控制的非自主性运动,一旦启动,则是不可逆的。如果没有完好的喉保护机制,此期最容易发生误吸。

（一）吞咽的启动

舌根与下颌骨相交的任一点均可视为咽期的吞咽启动点（initiation of swallow）。所有年龄层次的人,在口腔期舌推动食团,食团的头部到达此点时,口腔期随即结束,咽期吞咽即启动。

口腔里要有食物、液体或是唾液,才能诱发咽期吞咽的启动点产生吞咽,否则无法产生吞咽。如连续的干吞咽后,很难再继续吞咽。正常的咽期吞咽需要主动吞咽意识与启动咽期吞咽的参与,两者缺一不可,若仅有一种机制存在,是无法产生正常经口进食过程中所出现的规律与即时的吞咽动作。只有启动咽期吞咽,才可能产生咽期生理活动。如果只有咽部把食团往后推送,而没有启动咽期吞咽,那么,食团将会被舌推到咽,停留在会厌谷和梨状隐窝:食物如果是液体,将会进入开放的呼吸道;如果是浓稠食物,将会从会厌谷流出,到杓状会厌襞,进入梨状隐窝,或进入呼吸道,此时要靠咳嗽才能咳出食物。

（二）正常吞咽活动

咽期吞咽以吞咽的启动为开始标志。吞咽启动后,将带动一系列的生理活动,包括:

1. 软腭后缩上抬可完全闭锁腭咽,阻止食物进入鼻腔。正常吞咽者腭咽闭锁和舌骨与喉的上抬前移几乎是同时发生的。腭咽闭锁可增加咽的压力,若其他所有吞咽生理（特别是舌根和咽壁的移动与接触）皆正常,即使没有腭咽闭锁,功能性的吞咽亦可完成。

2. 舌骨和喉部上抬并且前移,这项活动有 2 个生理活动:①上抬可关闭呼吸道入口,正常人舌骨上抬约 2cm;②前移可使食管上括约肌打开。喉部的上抬并且前移使会厌基部增厚协助喉前庭闭合,扩大咽腔,在下咽产生真空,向下推进食团,使环咽肌松弛。

3. 喉部闭合。喉部闭合始于声带,继而延伸至喉前庭。闭合的产生由下到上,可将漏入喉部内的食物由喉前庭推至咽,预防误吸的发生（例如食物、液体等进入呼吸道真声带上方）。当呼吸道的前庭闭合时,杓状软骨会有向下、往前及内缩的摇摆动作,促使喉部的通道缩小。同一时间,喉部将上抬并且往前伸,上抬会使会厌基部增厚,协助喉前庭的闭合。正常人单次吞咽,呼吸道闭合时间约 0.3~0.6s,用杯子连续饮水,呼吸道闭合时间可超过 5s。

4. 舌根下降和后缩与前突的后咽壁接触,闭锁上咽腔,增加咽推动食团的动力,防止食物重新进入口中。

5. 咽缩肌上下规律的收缩,使食物向下运动。控制食团前进的三个因素包括:①"咽舌部"的推进作用;②咽缩肌的挤压作用,吞咽时咽缩肌呈最大强度收缩,这些肌肉收缩的速度和启动时间比收缩的力量更为重要;③咽呈现负压,与食团中或其上方正压相比,食管内压力应更低,一旦上段食管括约肌开放,这将使食物直接进入食管内。

6. 会厌反转,覆盖喉前庭,这样可以:①保护呼吸道;②在会厌两侧形成"滑道"使食物向下滑落;③使食团绕道进入梨状隐窝。有些人认为,由舌产生的推进力（也称为舌驱动力）是其中的最重要因素,因其在上咽产生压力。

7. 环咽肌开放,使食团进入食管。环咽肌与下方的颈段食管环行肌共同构成 UES,是长度为 3~5cm 的高压带。环咽肌在咽的缩肌中是独特的。生理状态下,在其他咽缩肌休息放松时,环咽肌保持连续张力性收缩,其作用是关闭食管入口,防止食物由食管反流入咽,当在咽期无食团通过时,嗳气（打嗝）或呕吐期间可呈正常生理性放松状态。尽管目前对此过程不甚明了,但下列三个因素会影响环咽肌的开放:①受迷走神经支配;②通过喉部的上抬以及前移牵拉肌肉使其开放;③咽缩肌收缩,形成咽缩窄压力挤压食团,启动环咽肌。

如果咽缩肌无力,咽推进食团的力量下降,食团较难通过 UES,如果咽肌不协调,当 UES 在吞咽过程中处于紧张状态而无法放松（失弛缓）时,将会发生吞咽的协同困难,食物容易反流。如果吞咽时喉部的上抬以及前移运动不足或不能,将导致环咽肌开放不完全或完全不开放。如果支配环咽肌的迷走神经功能障碍,也会严重影响环咽肌的开放。这几种情况都可导致全部或部分食团滞留在咽并且在吞咽后引起误吸。

四、食管期

食管期（esophageal phase）是指食物通过食管进入胃的过程。此期是食物通过时间最长的一个期,它起于喉部下降,环咽肌开放开始,食物经贲门进入胃内结束,持续约 6~10s。

（一）基本生理过程

这是由食管肌肉的顺序收缩实现的。食管肌肉的顺序收缩又称蠕动（peristalsis），它是一种向前推进的波形运动。在食团的下端为一舒张波，上端为一收缩波，加上重力作用，食团就很自然地被推送前进运送到胃内。食管的蠕动波在速度和强度上都有比较大的变化，一旦启动，并不是"全和无"现象，它可以在到达食管下括约肌前消散。依赖于食物的特性，感觉反馈在调节蠕动波的速度和强度中起到了重要的作用。食管下段是一高压力区，源自组成括约肌的平滑肌紧张性收缩。括约肌压力的增加有助于防止食物从胃部反流入食管。吞咽时食管下括约肌放松，使食物能够通过到达胃部。次级食管蠕动是指不伴随吞咽的口咽期前的蠕动，食管扩张对食管感受器的刺激出现反应时才发生，在收缩强度和速度上有别于初级蠕动。食管的三级蠕动是指食管括约肌部分平滑肌蠕动，与外在的神经支配无关。

（二）神经调节

吞咽的食管期需要食管肌肉的兴奋和抑制的输入。安静时，食管呈电静息状态。在吞咽的口咽期，所有的食管神经元活动被抑制，而食管收缩波在食管期通过抑制的输入被提前。一旦食团进入食管，食团的移动与食管的括约肌和横纹肌有关。食管的横纹肌由脑干的运动细胞控制，而平滑肌收缩则由自主神经系统控制，由迷走神经运动核发出的节前纤维支配。像口咽的肌肉一样，食管肌肉运动神经元的抑制和兴奋由与吞咽中枢相连的中间神经元控制。目前对这些中间神经元的定位知之甚少，它们起到调节食管和协调吞咽的口咽期与食管期活动的作用。

第三节　吞咽的神经支配

一、与吞咽有关的神经结构

脑干（brainstem）由延髓（medulla oblongata）、脑桥（pons）和中脑（midbrain）组成，位于颅后窝，延髓和脑桥的背面与小脑相连。吞咽中枢位于脑干，主要与延髓有关（图2-18）。在脑干被盖内，各核团及纤维束之间有纵横交织成网的神经纤维和位于纤维网内大小不等的神经细胞，这些结构总称为网状结构（reticular formation）。网状结构内有许多调节内脏活动的神经元。这些神经元胞体所在部位，常被称之为中枢，如吞咽中枢位于延髓迷走神经背核附近的网状结构中，延髓外侧网状结构中有心血管运动中枢，在延髓附近的网状结构中有呼吸运动中枢；此外，在延髓的背外侧网状结构中有呕吐中枢等。网状结构是通过网状脊髓束实现其对内脏活动的下行性调节。

（一）延髓

延髓形似倒置的圆锥体，长约3cm。

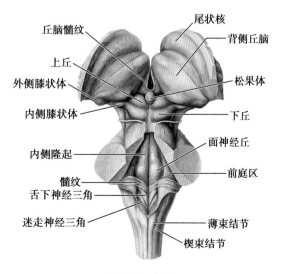

丘脑髓纹
上丘
外侧膝状体
内侧膝状体
内侧隆起
髓纹
舌下神经三角
迷走神经三角
尾状核
背侧丘脑
松果体
下丘
面神经丘
前庭区
薄束结节
楔束结节

图2-18　延髓

下端平枕骨大孔处与脊髓相连,上端借延髓脑桥沟与脑桥分界。在腹侧面,前正中裂两侧的纵行隆起为锥体(pyramid),由大脑皮质发出的锥体束所构成。下端锥体束的大部分纤维交叉至对侧,构成锥体交叉(decussation of pyramid)。延髓下部的结构与脊髓相似,向上则逐渐复杂,延髓的脑神经核与吞咽密切相关。延髓内有与第Ⅸ、Ⅹ、Ⅺ对脑神经联系的核团,这些核团与吞咽功能密切相关。

1. 舌下神经核(hypoglossal nucleus) 属一般躯体运动核。位于中线两侧,舌下神经三角深部,由大型运动神经元组成。此核细胞发出纤维向前经锥体束和下橄榄核之间出脑,支配同侧舌肌的运动。由于舌下神经根靠近锥体束,因此,当延髓一侧锥体病变时,常累及舌下神经根,出现交叉性瘫痪,即病灶侧舌肌瘫痪。

2. 下泌涎核(inferior salivatory nucleus) 为位于迷走神经背核头端的独立细胞群,属一般内脏运动核。在橄榄上部平面,弥散分布于网状结构内,此核发出副交感节前纤维加入舌咽神经,支配腮腺的分泌。

3. 疑核(nucleus ambiguus,NA) 属于特殊内脏运动核,位于网状结构内,居三叉神经脊束核与下橄榄核之间,由多极运动神经元组成。疑核传入纤维来自三叉神经感觉核和孤束核,参与由咽喉肌及其他肌肉完成吞咽、咳嗽、呕吐等反射活动。它发出的运动纤维加入舌咽神经、迷走神经和副神经颅根,支配软腭、咽、喉和食管上部的骨骼肌。

4. 副神经核(accessory nucleus) 属特殊内脏运动核。上端达锥体交叉中部,与疑核相续;下端伸入上部颈髓,位于前角的背外侧部。该核发出的纤维走向后外侧,在脊神经前、后根之间出脊髓,组成副神经脊髓根,支配胸锁乳突肌和斜方肌。

5. 孤束核(nucleus of solitary tract) 属内脏感觉核,位于迷走神经背核的外侧,围绕在孤束的周围。孤束(solitary tract)是由面神经、舌咽神经和迷走神经的一般和特殊内脏传入纤维的长降支组成,终止于其周围的孤束核。孤束核发出的纤维上行至高级中枢的路径尚不清楚,多认为它主要是混入内侧丘系上行达背侧丘脑。另外,孤束核也发纤维直接或间接至脑干和脊髓的核团,完成心血管、呼吸及泌涎等反射。

(二)脑神经

在吞咽活动中,共有三叉神经、面神经、舌咽神经、迷走神经、副神经和舌下神经6对脑神经参与反射活动(图2-19)。

1. 三叉神经 三叉神经(trigeminal nerve,CN-Ⅴ)为混合性神经,含有特殊内脏运动纤维和一般躯体感觉纤维两种纤维(图2-20)。

(1)特殊内脏运动纤维:始于三叉神经运动核,其轴突组成细小的三叉神经运动根,由脑桥基底部与小脑中脚交界处出脑,加入下颌神经经卵圆孔出颅分布于咀嚼肌等。运动根内含有由三叉神经中脑核发出的纤维,传导咀嚼肌本体感受。

(2)一般躯体感觉纤维:组成粗大的感觉根,位于运动根的外侧,连接三叉神经(又称半月神经节)。该神经节位于颞骨岩部尖端三叉神经节压迹处,由硬脑膜组成的三叉神经腔内,蛛网膜和蛛网膜下腔也进入腔中,包绕三叉神经根和三叉神经节后部。

一侧三叉神经周围性完全损伤时出现的感觉障碍,主要为同侧面部皮肤及口鼻腔和舌前2/3的黏膜感觉丧失;角膜反射可因角膜感觉丧失而消失。运动障碍为同侧咀嚼肌瘫痪和萎缩,张口时下颌偏向患侧,沿下颌骨的下颌支与颧弓以上出现一个深凹。

2. 面神经

(1)面神经纤维成分:面神经(facial nerve,Ⅶ)为混合性脑神经,含有4种纤维成分:

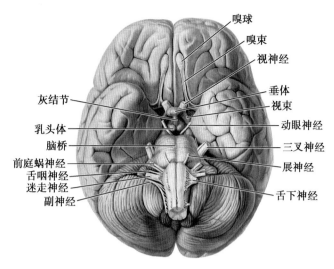

图 2-19　与吞咽有关的几对脑神经

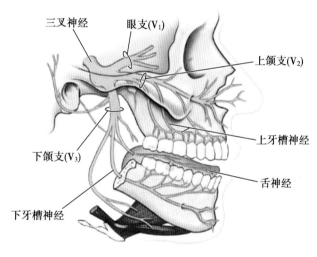

图 2-20　三叉神经及其分支

①特殊内脏运动纤维,起于脑桥被盖部的面神经核,主要支配面肌的运动;②一般内脏运动纤维,起于脑桥上泌涎核,属副交感神经节前纤维,在有关副交感神经节换元后的节后纤维分布于泪腺、下颌下腺、舌下腺及鼻和腭的黏膜腺,控制上述腺体的分泌;③特殊内脏感觉纤维(味觉纤维),其胞体位于颞骨岩部内面神经管弯曲处的膝神经节,周围突分布于舌前 2/3 黏膜的味蕾,中枢突终止于脑干内的孤束核;④一般躯体感觉纤维:传导耳部皮肤的躯体感觉和表情肌的本体感觉。

（2）面神经根:由两个根组成,一根是较大的运动根,自脑桥小脑角区,脑桥延髓沟外侧部出脑;另一根是较小的混合根,称中间神经,自运动根外侧出脑,两根进入内耳门合成一干,穿内耳道底进入与中耳鼓室相邻的面神经管。先沿水平走行,后垂直下行由茎乳孔出颅,向前穿过腮腺到达面部,在面神经管内有膨大的膝神经节。

（3）面神经分支:面神经穿经面神经管及最后穿出腮腺时都发出许多分支(图 2-21)。

1）鼓索:是面神经的重要分支,在面神经出茎乳孔前约 0.6mm 处发出,由面神经管进入

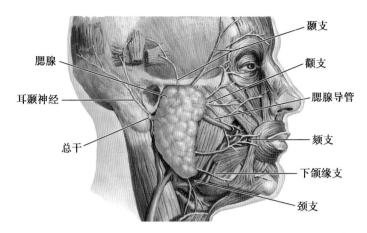

图 2-21　面神经及其分支支配

鼓室后,沿鼓膜内面前行,之后出鼓室,至颞下窝,加入舌神经,其中的特殊内脏感觉纤维随舌神经分布于舌前 2/3 黏膜的味蕾。感觉味觉,鼓索内还含有副交感节前神经纤维。在下颌下神经节换元后,自副交感节发出副交感节后纤维,分布于舌下腺和下颌下腺,管理两腺的分泌。

2) 岩大神经:含有副交感节前神经纤维。自膝神经节分出,至翼腭神经节。在节内换神经元后,发出副交感节后神经纤维分布于泪腺和鼻、腭部黏膜腺,支配腺体分泌。

3) 镫骨肌神经:支配鼓室内的镫骨肌。

(4) 颅外分支:面神经出茎乳孔后即发出 3 小支,支配枕肌、耳周围肌、二腹肌后腹和茎突舌骨肌,面神经主干前行进腮腺实质,在腺内分支组成腮腺内丛发分支至腮腺前缘,分布于面部表情肌(图 2-21)。

1) 颞支:经腮腺上缘斜跨颧弓,支配额肌和眼轮匝肌上部。

2) 颧支 3~4:由腮腺前端穿出,支配眼轮匝肌下部及颧肌。

3) 颊支 3~4:出腮腺前缘,支配颊肌、口轮匝肌及其他口周围肌。

4) 下颌缘支:从腮腺下端穿出后,行于颈阔肌深面,越过面动、静脉的浅面。沿下颌骨下缘前行。分布于下唇诸肌及颏肌。

5) 颈支:由腮腺下端穿出,在下颌角附近至颈部,行于颈阔肌深面,支配颈阔肌。

(5) 面神经核:位于脑桥,分为上、下两部分,上半部分受双侧大脑皮质运动区的支配,并发出运动纤维支配同侧颜面上半部的肌肉,核的下半部分仅受对侧大脑皮质的支配,并发出运动纤维支配同侧颜面下半部的肌肉,因此面神经损伤症状分为中枢型和周围型两种。

1) 中枢型:为核上组织(包括皮质、皮质脑干纤维、内囊、脑桥等)受损时引起,出现病灶对侧颜面下部肌肉麻痹。从上到下表现为鼻唇沟变浅:露齿时口角下垂(或称口角歪向病灶侧,即瘫痪面肌对侧),不能吹口哨和鼓腮等。对吞咽、咀嚼有一定的影响。多见于脑血管病变、脑肿瘤和脑炎等。

2) 周围型:为面神经核或面神经受损时引起,出现病灶同侧全部面肌瘫痪,从上到下表现为不能皱额、皱眉、闭目,角膜反射消失,鼻唇沟变浅,不能露齿、鼓腮、吹口哨、口角下垂(或称口角歪向病灶对侧,即瘫痪面肌对侧)。多见于受寒、耳部或脑膜感染、神经纤维瘤引起的周围型面神经麻痹。此外,还可出现舌前 2/3 味觉障碍。

3. 舌咽神经

(1) 舌咽神经(glossopharyngeal nerve)为混合性神经,含 5 种纤维成分。

1）特殊内脏运动纤维：起于疑核，支配茎突咽肌和咽缩肌。

2）一般内脏运动（副交感）纤维：起于下泌涎核，在耳神经节交换神经元后到腮腺，支配腮腺分泌。

3）特殊内脏感觉纤维：胞体位于颈静脉孔处的下神经节，中枢突终于脑干孤束核，周围突分布于舌后 1/3 的味蕾。

4）一般内脏感觉纤维：胞体也位于下神经节，中枢突终于孤束核，周围突分布于咽，舌后 1/3 等处黏膜以及颈动脉窦和颈动脉小球。

5）一般躯体感觉纤维：胞体位于上神经节内，分布于耳后皮肤。一般躯体感觉纤维传导耳外侧皮肤、骨膜内表面、咽上壁和舌后 1/3 的痛、温、触觉。感觉纤维自耳外皮肤发出与迷走神经耳支一起走行并与鼓室神经一起支配中耳。痛、温、触觉信息从咽上和舌后 1/3 开始经舌咽神经的咽支向上传导，在颈静脉孔处神经节换元后进入脑干，再向下经三叉神经脊髓束止于三叉神经脊束核，二级神经元由此发出纤维经三叉神经丘脑束腹侧至对侧丘脑的腹后正中核，三级神经元从该处发出经内囊后肢投射到大脑后正中回的感觉皮层。舌咽神经的根丝，自延髓橄榄后沟前部出脑，与迷走神经和副神经同出颈静脉孔。在孔内神经干上有膨大的上神经节（superior ganglion），出孔时又形成一稍大的下神经节（inferior ganglion）。舌咽神经出颅后先在颈内动、静脉间下降，然后呈弓形向前，经舌骨舌肌内侧达舌根。

（2）舌咽神经分支如下（图 2-22）

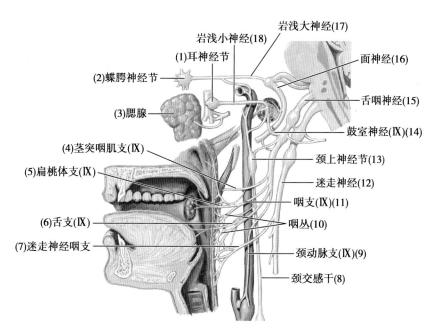

图 2-22 舌咽神经及其分支

1）鼓室神经：至鼓室、乳突小房和咽鼓管的黏膜，支配黏膜感觉。鼓室神经终支为岩小神经（lesser petrosal nerve）。内含管理腮腺的副交感节前纤维，经鼓室上壁出鼓室，再经卵圆孔到颞下窝，入耳神经节交换神经元后，分布于腮腺。

2）咽支：有 3~4 支，在咽后壁上与迷走神经和交感神经的咽支共同构成咽丛。分支至咽壁的肌肉和黏膜，支配部分咽缩肌运动和黏膜的一般内脏感觉。

3）颈动脉窦支：分布于颈动脉窦和颈动脉小球，分别感受动脉内的压力和血液内的二氧化碳浓度的变化，反射性地调节血压和呼吸。

4）舌支：为舌咽神经的终支，经舌骨舌肌的深面，分布于舌后 1/3 黏膜和味蕾。支配一般内脏感觉和味觉。此外，舌咽神经还发出咽支、扁桃体支和颈突咽肌支等。

一侧舌咽神经损伤后表现为：①咽与舌后 1/3 的感觉障碍；②咽反射减退或消失；③舌后 1/3 味觉丧失；④腭垂偏向健侧；⑤腮腺分泌减少等。然而舌咽神经损伤不易检查，而且单独舌咽神经损伤也甚罕见，常伴有迷走神经或其他一些核的损伤。

4. 迷走神经

（1）迷走神经（vagus nerve，X）为混合性神经，是行程最长、分布范围最广的一对脑神经。含有 4 种纤维成分：

1）一般内脏运动（副交感）纤维：起于迷走神经背核，主要分布到颈、胸和腹部的脏器，管理平滑肌、心肌和腺体活动。

2）特殊内脏运动纤维：起于疑核，支配咽、喉肌。

3）一般内脏感觉纤维：其胞体位于颈静脉孔下方的下神经节内，其中枢突终于孤束核，周围突分布于颈、胸和腹部的脏器。

4）一般躯体感觉纤维：其胞体位于上神经节内，其中枢突止于三叉神经脊束核，周围突主要分布于耳廓、外耳道的皮肤和硬脑膜。

（2）迷走神经由延髓后外侧沟出脑，经颈静脉孔出颅。迷走神经干位于颈动脉鞘内，沿颈总动脉和颈内静脉之间的后面下降。到颈根部，左、右迷走神经行程不同：右迷走神经经右锁骨下动、静脉间进入胸腔，沿气管右侧下行，经右肺根后方至食管后面分散成食管后丛。食管后丛向下聚合成迷走后干（posterior vagal trunk），经膈食管裂孔进入腹腔；左迷走神经经由左颈总动脉和左锁骨下动脉间下降到胸腔，越主动脉弓左前方，再经左肺根的后方至食管前面分散成食管前丛，此丛向下聚合成迷走前干（anterior vagal trunk），亦经膈食管裂孔进入腹腔。迷走神经在颈部、胸部与腹部都有分支。其中颈部分支与吞咽关系密切。详述如下：

1）耳支：支配外耳道和耳廓后面的皮肤。

2）咽支：有数条，经颈内、外动脉之间前行。至咽侧壁，与舌咽神经和交感神经的咽支共同构成咽丛，支配咽缩肌和软腭肌肉（腭帆张肌除外）的运动及咽黏膜的感觉。

3）喉上神经：经颈内动脉内侧行向前下，至舌骨大角处分为内、外两支：内支是感觉纤维，较粗，与喉上动脉同穿甲状舌骨膜入喉，支配声门裂以上的喉黏膜以及会厌、舌根等的感觉；外支是运动纤维，细小，支配环甲肌，并分出细支至甲状腺。

一侧迷走神经干损伤表现为病侧软腭瘫痪、发音困难、声音嘶哑、心动过速、喝水时易呛咳等症状。两侧迷走神经损伤可引起失音、喉部肌肉瘫痪、呼吸困难、心律不齐甚至导致死亡。单独迷走神经损伤少见，多伴舌咽神经、副神经和舌下神经受累，而引起相应的系列症状。当与舌咽神经合并损伤时，会发生吞咽困难、腭垂歪向健侧等。

5. 副神经　副神经（accessory nerve，XI）由颅根和脊髓根组成。颅根（延髓部）含特殊内脏运动纤维，起自疑核出脑后与脊髓根合成副神经。经颈静脉孔出颅后，颅根又分开加入迷走神经支配咽喉肌。脊髓根（脊髓部）的纤维为躯体运动纤维，起自脊髓颈段和延髓下端的副神经核，由脊神经前、后根之间出脊髓。在椎管内上行，经枕骨大孔入颅腔，与颅根汇合成副神经。出颅后脊髓根与颅根分开。单独成为颈部所见的副神经，绕颈内静脉行向外下，经胸锁乳突肌深面推续向外下斜行进入斜方肌深面，分支支配此二肌（图 2-23）。

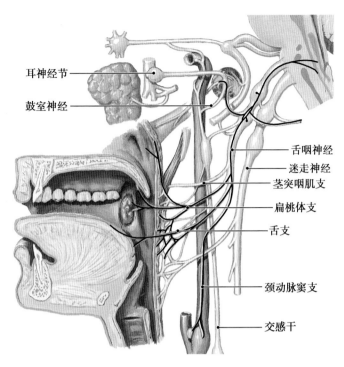

图 2-23 副神经等脑神经及其分支支配

耳神经节
鼓室神经

舌咽神经
迷走神经
茎突咽肌支
扁桃体支
舌支

颈动脉窦支

交感干

副神经的颅根单独损伤少见。常与迷走神经一同损伤，引起喉及咽肌瘫痪而出现发音和吞咽障碍；一侧副神经脊髓根受损时，引起胸锁乳突肌、斜方肌瘫痪，出现头部向健侧转动无力，患侧肩部稍下垂、耸肩无力等症状。在清除颈后三角淋巴结的手术时，亦可损伤副神经而出现斜方肌瘫痪。

6. 舌下神经 舌下神经（hypoglossal nerve，XII）由躯体运动纤维组成，由舌下神经核发出，自延髓的前外侧沟出脑，经舌下神经管出颅。出颅后，经颈内动、静脉之间下行，然后在枕动脉下方绕颈外动脉向前达舌骨舌肌浅面，在舌神经和下颌下腺导管的下方进入舌内，支配全部舌内、外肌（图 2-24）。

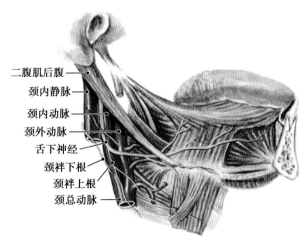

二腹肌后腹
颈内静脉
颈内动脉
颈外动脉
舌下神经
颈袢下根
颈袢上根
颈总动脉

图 2-24 舌下神经及其分支支配

一侧舌下神经受损,患侧舌肌瘫痪,继而舌肌萎缩伸舌时由于健侧颏舌肌牵拉力量强于患侧,故舌尖偏向患侧;缩舌时,健侧茎突舌肌过度牵拉,舌侧偏向健侧。多见于脑血管意外。

7. 脑神经损伤的临床表现　上述脑神经损伤导致的吞咽功能障碍范围广泛。Perlman和Schulze-Delrieu描述了这些脑神经损伤后吞咽障碍的临床表现,如表2-5所示。

表 2-5　脑神经损伤的临床表现

脑神经	损伤后临床表现
Ⅴ(三叉神经)运动	轻微咀嚼无力
Ⅶ(面神经)	食团控制能力轻微下降,嘴唇闭合无力
Ⅸ(舌咽神经)感觉	吞咽时,咽期不能启动,食物由口进入呼吸道
Ⅸ(舌咽神经)运动	
Ⅹ(喉上神经)感觉	失去声门关闭的保护和咳嗽反射的保护,无法防止食物从声门上进入呼吸道
Ⅹ(迷走神经)运动	腭咽关闭不全,鼻反流;咽下残留食物清除不全,声带水平以上食物滞留,声带开放式误吸,喉部运转时声门关闭不全
Ⅻ(舌下神经)	食团控制问题,两侧损伤将导致吞咽不能

(三)皮质及皮质下区域

吞咽是一种典型的、复杂的反射动作,在皮质及皮质下区域神经网络调控下,它有一连串的按顺序发生的环节,每一环节由一系列活动过程组成,前一环节的活动又可以引起后一环节的活动,具体见本章第二节内容。

二、与吞咽相关的神经系统反射性调节

吞咽是一种典型的,复杂的反射运动。吞咽反射的传入神经包括来自软腭(第Ⅴ、Ⅸ对脑神经)、咽后壁(第Ⅸ对脑神经)、会厌(第Ⅹ对脑神经)和食管(第Ⅹ对脑神经)等处的脑神经的传入纤维;基本中枢位于延髓内;支配舌、喉、咽肌肉动作的传出神经在第Ⅴ、Ⅸ、Ⅺ和Ⅻ对脑神经,支配食管的传出神经是第Ⅹ对脑神经。

(一)不同时期吞咽的反射性调节

吞咽的神经结构相当复杂,就如它所调节的过程一样。吞咽过程的调节需要以下几个要素:①来自周围神经系统的感觉传入;②一个或几个中枢性协调中心;③相互协调的运动反应。吞咽一般的调节过程如下述:味觉、温度觉和压力觉刺激舌、口腔、咽喉周围感受器,感觉传入冲动主要通过第Ⅴ、Ⅶ、Ⅸ和Ⅹ对脑神经传入中枢。舌根与下颌骨下缘相交的吞咽启动点、咽峡、咽和喉后壁是引起最有效的吞咽刺激的关键部位。脑皮质和皮质下通路调节着吞咽反射的阈值。脑干吞咽中枢接受传入冲动,并把它转化为一个能被执行的反应。来自吞咽中枢的传出冲动经过第Ⅴ、Ⅶ、Ⅸ、Ⅹ、Ⅺ和Ⅻ对脑神经的神经核后传出,到达它们所支配的肌肉,产生反射性的功能活动,由此可见吞咽只是执行来自这些中心信息的反应之一。上述这些反射活动中,只有口腔准备期和口腔期受意识控制,咽期和食管期完全由不受意识控制的反射调节。下面介绍吞咽不同时期的反射性调节活动。

1. 口腔准备期和口腔期　此期为自主控制的活动。主要反射调节过程如下:当食物送入口唇时,三叉神经支配舌骨肌和二腹肌完成张口运动,食物进入口腔,咀嚼肌(亦由三叉神

经支配)咀嚼食物成团状,通过舌肌的搅拌形成食团,食团刺激舌背和咽喉部的神经末梢,经舌咽神经、迷走神经传入脑干,脑延髓及其下部吞咽中枢发出冲动,由舌咽神经、迷走神经、舌下神经传出,兴奋舌基底部和口腔底部肌肉。使舌向上顶住硬腭向后推移,把食团挤进咽;同时,膈神经及肋间神经被抑制,使膈肌和肋间肌放松,呼吸暂停。此时大脑皮质参与控制、小脑起协调运动的作用。

2. **咽期** 此期为非自主性活动。主要反射调节过程如下:食团进入咽,刺激咽弓前部及舌的底部,诱发吞咽反射。当食团进入咽时刺激咽黏膜神经末梢,由迷走神经传入,延髓及其下部吞咽中枢发出冲动,由舌咽神经、迷走神经、副神经传出,兴奋咽喉壁、软腭和舌背肌肉:①使软腭上抬与鼻咽壁接触防止食物进入鼻腔;②使声带和会厌关闭喉前庭防止食物进入气管;③使食管上括约肌松弛、咽缩肌收缩,食团被挤入食管。

3. **食管期** 此期为非自主性活动。主要反射调节过程如下:食团刺激食管壁神经末梢,由迷走神经传入,延髓及其下部吞咽中枢发出冲动,由迷走神经传出支配奥尔巴赫神经丛,腭咽闭合,食管肌性收缩蠕动把食团推送至贲门,贲门括约肌松弛,食团通过并进入胃部。

(二)皮质与吞咽功能

两侧大脑半球都有控制咽和食管的中心。这些皮质区域有半球间联系和投射到脑干的运动神经核。双侧半球刺激比单侧半球刺激产生更大的反应,这种反应呈强度和频率依赖性。运动和运动前皮质都参与吞咽动作的启动,或至少有调节咽和食管肌肉收缩的潜能。但是,从皮质下传到咽的调节比传入食管似乎更大。大部分由喉上神经和舌咽神经丛自咽输入的信息,比通过喉返神经丛自食管输入的信息对脑皮质区域有更大的影响。

从脑干的网状系统(孤束核)发出的纤维上升到脑桥,通过皮质延髓系统外侧的感觉束结合在一起。来自下丘脑的感觉传导束,具有调节渴与饥饿反应的作用。所有上传的感觉信息通过丘脑,再被传送到顶叶的感觉运动带(sensorimotor strip)。在中央前回前外侧区域被认为是皮质水平的吞咽运动控制中心,下行运动纤维通过皮质下的黑质,到达脑桥的网状结构,终止于脑干的吞咽中枢。磁共振成像(magnetic resonance imaging, MRI)研究表明吞咽期间皮质的多个区域被激活,来自下丘脑、边缘前脑和小脑的运动纤维都可能影响吞咽行为。

(三)脑干与吞咽功能

脑干网状结构(reticular formation)内的一组神经元控制复杂的口、咽期肌肉交替收缩和松弛,才能进行成功的吞咽。其中包括两个特殊的核团,孤束核和疑核,它们负责吞咽的整合,包括接收脑神经传入的与吞咽有关的感觉信息(触觉、温度和味觉),也接收脑神经Ⅴ、Ⅶ、Ⅸ和Ⅹ的传入信息,还接受来自心血管和呼吸性脑干核团的信息。这些核团位于吞咽中枢的旁边。这种联系很重要,因为吞咽时呼吸必须停止。实际上脑干网状系统发挥了"中枢模式发生器"的作用。

中枢模式发生器(central pattern generators, CPGs)是指没有外界反馈的情况下,由神经元驱动的重复而又复杂的节律性运动。

中枢模式发生器的神经元直接刺激脑干内的不同脑运动核,使兴奋或抑制信号传递给参与吞咽的口咽肌肉。来自咽肌和黏膜感受器的外周反馈信号,通过直接传入中枢模式发生器的神经元来调整吞咽活动顺序。

中枢模式发生器可分为三个系统:①由外周至中枢的传入系统;②由中枢至咽肌的运动

传出系统;③与脑干内神经元网络对应的组织系统,负责运动模式的编译。在中枢模式发生器内,一些神经元参与的活动与吞咽无关,而是呼吸、咀嚼和发声。

（四）周围神经与吞咽功能

正常吞咽的产生与 6 对关键的脑神经有关,它们是躯体神经与自主神经的混合神经,包括脑神经Ⅴ、Ⅶ、Ⅸ、Ⅹ、Ⅺ和Ⅻ。

1. 脑神经Ⅴ（CN-Ⅴ）　负责接收口腔中的触觉、压觉和温度觉,并发出纤维支配咀嚼肌。同时还支配舌下肌群(二腹肌和下颌舌骨收缩)的运动,在吞咽运动时舌收缩。

2. 脑神经Ⅶ（CN-Ⅶ）　支配唇部肌群的活动,并有特殊的感觉支鼓索传入味觉。脑干的上泌涎核发出的脑神经Ⅶ的自主神经纤维支配下颌下腺和舌下腺分泌唾液,使口腔保持湿润。

3. 脑神经Ⅸ（CN-Ⅸ）　负责口咽的触觉、温度觉和舌前部味觉的传入。脑干的下泌涎核发出的自主神经纤维支配腮腺分泌唾液使口腔湿润。脑神经Ⅸ发出的运动纤维支配茎突咽肌,并与来自咽丛的脑神经Ⅹ支配咽食管括约肌。

4. 脑神经Ⅹ（CN-Ⅹ）　在吞咽活动中发挥重要作用。因为它发出的支配横纹肌和平滑肌的神经纤维不仅支配吞咽肌的运动,还支配与吞咽有关的其他器官如肺的呼吸活动。脑神经Ⅹ与吞咽有关的主要有 4 个方面:

（1）咽支,与脑神经Ⅸ一起支配咽食管括约肌。

（2）喉上神经,感受会厌及支配呼吸道内和周围组织黏膜的感觉。

（3）喉下或喉返神经运动纤维支配呼吸道的关闭和咽食管括约肌一带的肌肉运动。

（4）来自脑干迷走神经核的自主神经纤维支配食管、心脏、肺的平滑肌。脑神经Ⅹ还与Ⅸ一起支配咽缩肌。

5. 脑神经Ⅻ（CN-Ⅻ）　脑神经是与吞咽有重要关系的最后一组脑神经,它支配所有的舌内肌群和舌外肌群。

吞咽运动中脑神经的功能总结如表 2-6 所示。

表 2-6　吞咽运动中脑神经的功能

吞咽期	脑神经	功　　能
口腔期	Ⅴ（三叉神经）	触觉、本体感觉、运动
	Ⅶ（面神经）	味觉及运动
咽期	Ⅸ（舌咽神经）	味觉、咽蠕动、唾液分泌
	Ⅹ（迷走神经）	味觉、运动、咽蠕动及吞咽启动
	Ⅺ（副神经）	咽蠕动、头颈的稳定性
口腔及咽期	Ⅻ（舌下神经）	舌、喉及舌骨运动

第四节　吞咽障碍的病理基础

一、病因

吞咽障碍的症状因病变发生的部位、性质和程度而有很大的不同。轻者只感觉吞咽不畅,重者不能饮食且有呕吐。以下内容按吞咽障碍发生的不同部位列举其常见原因。

（一）口部吞咽障碍

口腔是吞咽器官的开始部分。口腔任何部分的病变,包括牙、舌、颊等部的缺陷或病变,均可直接或间接地影响吞咽功能。鉴于口腔科医师参与吞咽障碍诊疗者甚少,而吞咽诊疗医师对此领域的疾病又了解得较少,本节对可能影响正常吞咽的口腔常见病变列举如下。

1. 第三磨牙(智齿)冠周炎　下颌第三磨牙一般在18~24岁时萌出,常可发生异位或阻生,不能全部出龈,部分牙冠仍被软组织覆盖,在龈瓣与牙冠之间形成盲袋,袋内适于细菌生长,因而易发冠周炎。

2. 牙槽脓肿　牙槽脓肿可见于上、下牙槽。

3. 颌周蜂窝织炎　因感染累及的部位不同,可分别称之为眶下间隙感染、咬肌下间隙感染、颌下间隙感染、颞下间隙感染、咽旁间隙感染、口底化脓性蜂窝织炎及颌周蜂窝织炎等病。

4. 颌骨骨髓炎　发生于下颌骨者常较上颌骨者多见。

5. 口腔黏膜疾病　包括口疮和复发性、坏死性黏膜腺周炎等。

6. 口炎　疱疹性龈口炎、急性坏死性溃疡性龈口炎、药物过敏性口炎。

7. 舌病　包括舌系带溃疡、舌乳头炎、游走性舌炎(地图舌)、正中菱形舌炎、毛舌和沟纹舌。

8. 涎腺疾病　包括急性化脓性腮腺炎、急性化脓性颌下腺炎、慢性化脓性涎腺炎、腮腺淋巴结炎、涎腺结石症、涎腺淋巴上皮病、口干症、多涎症等。

9. 口腔神经疾病　常见者有舌震颤(可见于各种慢性中毒、震颤麻痹、极度惊恐、高热寒战、癔症等)、舌强直(可见于肉毒素中毒、破伤风等)、舌下神经瘫痪、三叉神经痛、舌神经痛、舌咽神经痛、味觉障碍等。

10. 颞下颌关节疾病　包括颞下颌关节紊乱综合征、急性化脓性颞下颌关节炎、类风湿性颞下颌关节炎、颞下颌关节脱位及颞下颌关节强直等。

11. 口腔肿瘤　较常见者有成釉细胞瘤、涎腺多形性腺瘤、血管瘤、淋巴管瘤、舌下囊肿及黏液囊肿、根尖周囊肿及滤泡囊肿、面裂囊肿及癌肿等。

（二）咽部吞咽障碍

1. 咽痛　任何伴有咽痛的疾病,几乎都有吞咽障碍症状。

(1) 自发性咽痛和激发性咽痛:在临床上可将咽痛分为自发性咽痛和激发性咽痛两类。自发性咽痛指咽部平静,无任何动作时出现的咽痛。有时为持续性,有时为间歇性或阵发性。主要原因有:恶性肿瘤;颈部脉鞘炎、颈部纤维组织炎或咽肌风湿性病变;咽神经症;由发声过多或发声不正确导致的声痛。激发性咽痛指咽部活动时或黏膜受到刺激时,如吞咽动作、进食、呕吐引起的咽痛。此种咽痛可很严重,常引起吞咽障碍。

(2) 咽部疾病引起咽痛:主要分为咽壁感染性咽痛和咽壁非感染性咽痛。咽壁感染性咽痛主要包括咽黏膜急性炎症和溃疡等。常见的感染性咽痛疾病包括:急性和慢性扁桃体炎、急性和慢性咽炎、扁桃体周围脓肿、咽喉和咽旁脓肿、急性会厌炎和会厌脓肿、溃疡膜性咽峡炎、咽白喉等。咽壁非感染性咽痛如咽壁异物、外伤、恶性肿瘤溃烂、黏膜过敏性反应、茎突过长、舌咽神经痛等均可刺激、压迫咽部痛觉神经末梢引起疼痛。

2. 咽部异物感　或称作咽部感觉异常,虽不影响吞咽功能,但来吞咽障碍门诊就医的人不在少数。咽部异物感在做吞咽动作时感觉明显,尤其是吞咽唾液时,吞咽食物时反而不明显。主要由以下原因引起:咽部炎症,如慢性咽炎、扁桃体肥大、咽角化症、工业粉尘和有害气体吸入等;咽部新生物,如咽部良恶性肿瘤,均有咽部异物感;咽部异物及外伤,咽部异物滞留如鱼骨、竹刺、稻壳等;其他,如颈椎病椎骨骨质增生、颈部甲状腺肿、甲状软骨上角过长等。

3. 瘫痪性或咽肌运动失调性吞咽障碍   临床上主要分为咽肌和软腭两类,原因起自肌肉和神经两个方面。

(1) 软腭类:软腭在吞咽活动中有重要作用。在吞咽时,软腭运动以关闭鼻咽腔,使食物不能向鼻腔反流。当炎症、肿胀妨碍软腭运动或软腭瘫痪时鼻咽腔不能关闭,使吞咽的压力减弱,食物向鼻腔反流,发生吞咽障碍。

软腭瘫痪和运动失调所引起的吞咽障碍主要是食物反流至鼻腔,进流质食物时更为明显。检查时可见软腭及悬雍垂的运动明显受限和减弱。单侧软腭瘫痪,在发"啊"音时,软腭和悬雍垂偏向健侧;双侧软腭瘫痪者,软腭不能上提,同时伴有发声障碍(开放性鼻音)。常见原因是腭与咽部的炎症和肿瘤。鼻咽癌经破裂孔或直接侵蚀颅底骨质,扩展入颅内,侵犯第Ⅸ和第Ⅹ对脑神经,发生软腭与咽肌瘫痪,引起吞咽障碍。鼻咽癌也可因转移至近颅底的脊椎旁淋巴结,压迫第Ⅸ、第Ⅹ对脑神经使软腭与咽肌瘫痪。白喉并发软腭瘫痪者较常见,常发生在咽白喉发病后数星期之内,系白喉引起的中毒性神经炎所导致,常伴有内外咽肌瘫痪。此外,引起软腭瘫痪和运动失调的神经病变还有传染性多发性神经炎、进行性延髓瘫痪、延髓性脊髓灰质炎等。

(2) 咽肌类:单侧性咽肌瘫痪和运动失调无明显的吞咽障碍症状,仅可见在做吞咽动作或咽反射动作时,咽后壁向健侧收缩;双侧者则吞咽障碍很明显。吞咽食物时常吸入至气管,引起呛咳,甚至窒息,常并发下呼吸道感染。此种情况,可因咽肌及其邻近器官的病变,或为支配咽肌的脑神经(常是舌咽神经)或其中枢的病变引起。

咽部炎症性肿胀和肿瘤压迫可影响咽壁肌肉的运动,咽部邻近器官的疾病例如慢性甲状腺功能亢进症可引起肌肉萎缩、软弱和营养不良性肌强直,甲状旁腺功能减退性缺钙所引起的肌肉强直性痉挛,均可以有吞咽障碍。

咽肌运动主要由舌咽和迷走神经两支脑神经支配,凡侵犯这两对神经(主要是舌咽神经)的病变均可发生吞咽障碍。此两对神经在不同部位受侵犯,便可出现以下相应的综合征,均有吞咽障碍的症状:①腮腺后隙综合征(Collet-Siceard 综合征),有第Ⅸ、Ⅹ、Ⅺ对脑神经同时受侵犯;②迷走、舌下与副神经综合征(Hughlings-Jacksonz 综合征);③颈静脉孔综合征(Vernet 综合征),第Ⅸ、Ⅹ、Ⅺ对脑神经同时受侵犯;④迷走与副神经综合征(Schmidt)综合征;⑤脊髓丘脑束疑核综合征(Avellis 综合征),第Ⅹ、Ⅺ对脑神经同时受侵犯;⑥迷走与舌下神经综合征(Tapia 综合征)。

中枢性病变,例如进行性延髓瘫痪,可引起吞咽障碍,常常伴有软腭和声带的瘫痪。脑动脉硬化,例如脑膜中动脉和椎基底动脉环硬化,常可见吞咽障碍症状。

4. 梗阻性吞咽障碍

(1) 肿瘤:咽、喉、食管以及纵隔的良性和恶性肿瘤,无论是从腔内阻塞还是从腔外压迫吞咽器官的通道,达到一定程度时,均可引起吞咽障碍。

(2) 异物:较大的喉咽部异物,例如肉骨、义齿、干果等,可引起机械性梗阻。尖锐异物刺入食管壁,可引起食管痉挛,也可发生食管梗阻性吞咽障碍。

(3) 颈椎骨质增生。

（4）食管狭窄及其他病变。

（三）食管吞咽障碍

食管吞咽障碍最常见的症状是胸骨后胀满、梗阻和胸骨后灼痛。食物团块通过正常食管的时间大约是5～15s,可根据吞咽食物后感觉到出现吞咽障碍的时间估计食管病变的部位。食管中段病变在吞咽后2～5s出现噎住感,部位在胸骨下。食管下段病变吞咽后5～15s出现噎住感,部位在剑突下。

1. 食管机械性梗阻　以食管癌为代表的食管机械性梗阻,在疾病的早期,肿瘤较小,进固体食物有堵塞感,进液体食物无症状;在疾病的晚期,肿瘤较大时,进食液体亦有堵塞。

2. 食管动力病变　症状主要是胸骨后灼痛感,无论进液体食物还是固体食物均可出现吞咽障碍。

3. 反流性食管炎　较早期无狭窄形成时因进食和胃酸反流的刺激而发生间歇性的胸骨后烧灼感和疼痛;晚期形成狭窄,则出现持续性堵塞症状。

4. 腐蚀性食管炎　因吞食强酸、强碱引起,有重度的吞咽障碍,早期以疼痛为主,以后产生狭窄,甚至完全梗阻。

5. 巴瑞特（Barrett）食管　食管下段的鳞状上皮被柱状上皮覆盖,分泌胃酸等物质,可导致溃疡和癌。主要症状为胸骨下痛。

6. 弥漫性食管痉挛　食管下2/3出现阵发性痉挛、持续性收缩,伴剧烈的胸骨后疼痛。冷的或热的食物可诱发,呈间歇性发作。

7. 贲门失弛缓症　食管下段因神经肌肉功能障碍,不能舒张,食物存留于食管内,食管扩张。主要症状为胸骨后梗阻感和进食后向上呕吐,间歇性或时轻时重。

8. Plummer-Vinson综合征　表现为缺铁性贫血、口角炎、舌异常及间歇性吞咽困难。

9. 系统性进行性硬化症　90%以上有食管病变。食管黏膜变薄,易发生溃疡,肌层有萎缩及瘢痕组织形成主要症状为胸骨后疼痛或闷痛。

二、临床表现的病理学依据

（一）脑卒中与吞咽功能障碍

大脑皮质、皮质下及脑干任何部位均可发生脑卒中。卒中部位不同,吞咽障碍的临床表现也各异。吞咽障碍是否由脑卒中引起,应考虑两个问题:①脑损伤定位;②损伤后引起的功能性后果。根据损伤定位理解感觉运动功能的受损,对于了解障碍的严重程度以及在单侧还是在双侧病变基础上的恢复潜力也具有重要意义。

1. 皮质区定位

（1）运动区定位:采用皮质损伤或皮质刺激技术进行的动物及人体实验研究结果表明,双侧前额叶在吞咽中具有重要性,顶叶与进食感觉有关,额叶前外侧和前中央皮质与吞咽动作有关。在患者进食时,在大脑功能水平上,首先要有进食的意思,随之而来的是启动吞咽动作,皮质运动区的损害导致吞咽启动困难。临床上常见有的患者口含食物,虽有吞咽的意思但无吞咽动作。

（2）感觉区定位:对大脑半球感觉区定位的了解是理解吞咽障碍的重要前提。大量的临床观察结果显示感觉功能的受损对吞咽障碍有直接影响。超过40%脑卒中吞咽障碍患者存在顶叶损害,如口腔、咽虽有食物残留,但患者并没有清除残留物的打算,这些残留的食物会引起误吸。感觉障碍的患者还存在对食物的忽略表现。有食物忽略的患者不能意识到食物在消化道内传送,可以观察到这类患者口含食物却没有吞咽的意思。

2. 皮质下功能定位　基底节是位于脑皮质下的一组细胞体,对运动质量有影响。基底节的功能包括调节肌张力和维持运动的稳定性。基底节功能受损后肌张力过高或过低,由此产生的吞咽障碍临床表现为:①不自主运动所致口腔、口咽、食团控制差;②无效吞咽导致食物分别残留于口腔、口咽和咽;③严重依赖他人喂食。

3. 脑干功能定位　脑干被认为是吞咽中枢的所在地,其腹侧神经核(指孤束核)被认为与吞咽时各部分(口、咽、食管)的协调运动相关,侧重于协调吞咽与呼吸动作。这个部位损伤的患者,可能会出现与运动感觉障碍相关的严重吞咽障碍,如环咽肌障碍,进食时会出现呕吐与反流、严重误吸等。

(二) 气管切开与吞咽功能障碍

多年来各种研究一直认为气管切开与误吸有关。据统计43%～83%的气管切开患者有吞咽障碍症状,通常表现为误吸。临床上有关气管切开引发误吸症状已有很多观察记录,许多头颈部肿瘤摘除术后气管切开的患者常规禁止经口进食。气管切开后对呼吸道和吞咽功能生理性变化产生影响,如:①呼吸道阻力改变或消失,气管切开导致呼吸道阻力下降,包括吸气和呼气两个方面,气管切开患者吸气阻力下降,最终引起呼吸道直径变窄和分泌物阻塞;②吞咽时无法形成声门下压,声门下压对吞咽功能至关重要,因为它的恢复至少对气管切开伴随吞咽功能障碍的结果有部分逆转作用;③有效的咳嗽反射减弱;④嗅觉丧失;⑤发音功能丧失;⑥肌肉控制能力下降;⑦真声带关闭和协调能力减弱;⑧呼吸/吞咽循环的断裂;⑨吞咽时喉抬升减弱。

(三) 口咽术后与吞咽功能障碍

吞咽是口腔、口咽或下咽肿瘤患者一个常见问题,吞咽障碍可由肿瘤浸润或阻塞和手术切除引起。头颈部肿瘤患者实施根除术的基本原则是完全切除肿瘤直至正常组织边缘。

1. 口腔术后　口腔以唇为前界,软硬腭交界处为后界,舌、口腔、磨牙三角、下颌和上颌的牙槽均在口腔范围内。这些结构发生任何解剖或功能性问题都可能影响口腔期吞咽功能。

(1) 口括约肌作用丧失的影响:唇起到括约肌的作用,以防止食物从口腔溢出或流口水。口轮匝肌对于唇的闭合非常重要。这块肌肉在口唇手术分离过程中被分开,在缝合时必须要很小心地将其靠拢在一起以便恢复其功能。颏神经损伤引起下唇感觉丧失使得唇的闭合作用丧失。由下颌缘神经损伤引起的下唇失去神经支配,通常表现为口括约肌作用丧失,导致食物外漏。另外,下唇失去运动控制,进行咀嚼时,唇会被牙齿咬伤。

(2) 口底肿瘤清除术的影响:口腔底部被认为是唾液和食物颗粒存放处,当它被手术切除后,由于缺乏牙齿咬合面的凹槽,舌前部就不能活动,将会大大损害食团的准备过程。当切除累及口底部肿瘤时,为了使患者保留正常吞咽,需要考虑两个因素:①尽量保护从下颌三角发出后到支配舌的这段舌神经,以保留舌的感觉;②考虑重建。即使口底的小缺口,也应行一期缝合。

(3) 舌前部缺损的影响:舌的前部对于口腔期吞咽非常重要。如果舌前部存在较大缺损,就不能正确准备食团。由于缺乏准确控制能力,可能会表现为口咽期吞咽不能,这样就没有充分的喉保护,会导致误吸。舌的前部改变也会导致食团向前推动异常。由于舌的活动差,食物和唾液将会从口腔溢出,如果口腔的括约作用已经发生变化,问题将更严重。

(4) 硬腭和下颌骨切除后的影响:硬腭肿瘤需行部分或完全上颌骨切除时会影响言语

和吞咽功能,切除术会破坏口鼻分离机制,将导致食物漏进鼻子,出现模糊不清的过重鼻音。许多经过口腔肿瘤切除的患者需要拔除全部牙齿。没有牙齿就没有能力准备食团,并限制了患者能承受的食物种类。另外,下颌骨侧面的切除也为牙齿再植和消化功能带来一些复杂问题。患者因缺乏软组织和咀嚼肌(咬肌和翼状肌)不能咀嚼食物,引起吞咽障碍。尽管腭区软组织能用皮瓣进行修复,但咬肌、颞肌和翼状肌的咀嚼功能不能恢复。骨的缺损常常不做重建,使得患者术后没有正常的牙齿或牙齿不能咬合。

2. 口咽术后 口咽开始于软腭,包括舌根、扁桃体和从软腭到舌骨水平的咽后壁。外科手术后口咽的缺损能引起明显的吞咽障碍,且对重建是个挑战性问题。口咽癌症切除术后的吞咽障碍表现为:①软腭缺损,口咽吮吸功能丧失、腭咽的功能减退,软腭切除后,患者通常出现鼻腔反流;②扁桃体缺损,使咽外侧壁的活动范围减小,从而改变口咽的推动力;③舌根缺损,喉的保护机制缺乏导致感觉丧失、喉上抬丧失。

3. 下咽术后 在下咽部,梨状隐窝的肿瘤最常见。大多数肿瘤全喉切除治疗,累及咽后壁的下咽肿瘤切除对吞咽的影响表现为:①梨状隐窝受损,导致咽的侧壁瘢痕形成、喉上神经损伤和感觉丧失;②咽后壁受损,出现无活力、无感觉的皮瓣重建,瘢痕和误吸。

(四)喉切除术后与吞咽功能障碍

1. 全喉切除术后 全喉切除术后,气管和食管被永久分隔。重建咽的技术因素(如手术缝合过程)和伤口的愈合情况可能影响吞咽。全喉切除后两层闭合的黏膜和梨状隐窝的肌肉以及舌根组成新造的咽。黏膜的闭合由第二层缝合加强,包括下方的括约肌和舌肌。当喉头被切除后,环咽肌分离,不参与到加强的一层中,会使新造的咽变窄并且出现发紧感。梨状隐窝切除会影响理想的缝合,因为咽下残留的黏膜很小。如果残留的黏膜宽度小于4cm,术后发生障碍的可能性很大。

2. 喉部分切除术后

(1)气管切开后气管套管的影响:传统的喉手术中,气管切开后气管套管限制了气管和喉的上抬,出现吞咽障碍。气管套管使正常的声门下压力丧失,且缺乏有效的咳嗽。如果没有正常的本体感觉(传入-传出反射),真声带的内收就会不足,并引起误吸。

(2)胃食管反流的影响:在治疗部分喉切除患者时,胃食管反流应是一个重要考虑因素。胃的分泌物反流冲洗杓状软骨引起喉部明显水肿,导致分泌物潴留、误吸和吞咽障碍。环状软骨之上的喉切除术中,由于杓状软骨是重建的成分,故不推荐使用肌切除,并且即使是很小量的反流也会使喉功能和呼吸道保护功能受损。

(3)组织过多切除的影响:标准的保守手术过程之外的过多切除也可能导致吞咽障碍经久不愈。杓状软骨、舌根或梨状隐窝切除造成恢复时间成倍增加,舌根或梨状隐窝的轮廓对引导喉周围的食物和唾液进入食管非常重要。因此,切除和瘢痕形成引起结构发生改变,可能导致口咽的食物和唾液路径改变后直接进入喉的入口,而且呼吸道保护能力下降,使患者难耐受。

(4)胃造口术的影响:代偿性的方法和改变食物性状可以减轻这些问题的严重性。胃造口术对于严重的吞咽障碍患者有用,其作用表现在:①可减轻长期留置鼻胃管引起的不适;②减少了鼻胃管与黏膜的摩擦,所以没有因置于杓状区的鼻胃管引起的水肿或溃疡;③减轻鼻胃管带来的心理障碍。停留胃管的患者很少去公共场合,因为鼻胃管容易吸引别人的注意,而用于喂食的胃造瘘管不易觉察,能给患者带来更大的信心去参加社会活动。

(董仁卫)

参 考 文 献

［1］　Amirali A，Tsai G，Weisz D，et al. Mapping of brain stem neuronal circuitry during swallowing［J］. Ann Otol Rhinol Laryngol，2001，110：502-513.

［2］　Amri M，Car A，Roman C. Axonal branching of medullary swallowing neurons projecting on the trigeminal and hypoglossal motor nuclei：Demonstraition by electrophysoogical and fluorescent double labeling techniques［J］. Exp Brain Res，1990，81：384-390.

［3］　Bleger D. Rhombencephalic pathways and neurotransmitter controlling deglutition［J］. Am J Med，2001，111：85S-89S.

［4］　Gestreau C，Dutschmann M. Obled S，et al. Activation of XII motoneurons and premotor neurons during various oropharyngeal behaviors. ［J］. Respir Physiol Neurobiol，2015，147：159-176.

［5］　Lawn AM. The nucleus ambiguous of the rabbit［J］. J Comp Neurol，1988，127：307-320.

［6］　Moore KL，Dalley AF. The head，the neck，the cranial nerves. In：Clinically oriented anatomy［M］. 3r ed. Baltimore：Williams & Wilkins，2002.

［7］　Ono T，Ishiwata Y. Kuroda T，et al. Swallowing-related perihypoglossal neurons projecting hypoglossal motoneurons in the cat［J］. J Dent Res，1998，77：351-360.

［8］　Zald DH，Pardo JV. The functional neuroanatomy of voluntary swallowing［J］. Ann Neurol，1999，46：281-286.

［9］　Snell RS. Clinical Anatomy［M］. 6th ed. Philadelphia：Lippincott Williams & Wilkins，2001.

［10］　Drake RL，Vogl W，Adam WM［M］. Mitchell Gray's Anatomy for Students. Singapore City：Elsevier（Singapore）Pte Ltd. ，2005.

［11］　Corbin LJM，Liss JM，Sciortino KI. Clinical anatomy and physiology of the swallowing mechanist［M］. Clifton Park，NY：Thomson Delmar Learming，2004.

［12］　柏树令. 系统解剖学［M］. 北京：人民卫生出版社，2005.

［13］　李云庆. 神经解剖学［M］. 西安：第四军医大学出版社，2005.

［14］　李振平. 临床中枢神经解剖学［M］. 北京：科学出版社，2003.

［15］　全国自然科学名词审定委员会. 人体解剖学名词［M］. 北京：科学出版社，1991.

［16］　姚志彬. 医用解剖学［M］. 北京：人民卫生出版社. 2009.

［17］　汪华侨，初国良. 基础解剖学标本彩色图谱（双语版）［M］. 北京：北京科学技术出版社，2008.

［18］　汪华侨. 功能解剖学［M］. 北京：人民卫生出版社，2008.

［19］　Kendall K. Mckenzie S，Conard R. et al. Timing of events in normal swallowing：A video fluornscupie study［J］. Dysphagia，2000，15：71-83.

［20］　Mcconnel FMS. Analysis of pressure generation and bolux transit during pharyngeal swallowing［J］. Laryngoseupe，1988，98：71-78.

［21］　Mosier K，Berezya L. Parallel cortical networks for volitional control of swallowing in humans［J］. Exp Brain Res，2001，140：280-289.

［22］　Rodn F. Gextreiau C，Bachi AL. Discharge patterns of hypoglossal motoneurons during. fictive breathing coughing and swallowing［J］. J Neurophyhiol，2002，87（4）：1703-1711.

［23］　Zoungrani OR，Amri M，Car A，et al. Intracellular activity of motoneurons of the rostral nucleus ambigus during swallowing in sheep［J］. J Neurophysiol，1977，77：909-922.

［24］　Hiss SG. Huckabee ML. Timing of pharyngeal and upper esophageal sphincter pressures as a function of normal and effortful swallowing in young healthy adults［J］. Dysphagia，2005，20：149-156.

［25］　Power M，Fraser C，Hobson A，et al. Changes in pharyngeal corticobulbar excitability and swallowing behavior after oral stimulation［J］. Am Physiol Gastrointest Liver Physiol，2004，286：G45-G50.

［26］ 汪洁. 吞咽生理机制与卒中后吞咽障碍［J］. 中国卒中杂志,2007,2:220-225.

［27］ Nudo R. Adaptive plasticity in motor cortex:implications for rehabilitation after brain injury［J］. Journal of Rehabilitative Medicine,2003,41:7-10.

［28］ Nudo R. Neural plasticity and functional recovery following cortical ischernic injury. Conference Proceedings ［J］. IEEE Engineering in Medicine and Biology Soxiety,2005,4:4145-4148.

［29］ Nudo R. Postinfarct cortical plasticity and hehavioral recovery［J］. Stroke,2007,38:840-845.

［30］ Kim SM,Mcculloch TM,Bee H,et al. Biomechanical model for muscular dysfunction of the human pharynx using finite elenent analysis［J］. Annals of Otology,Rhinology & Laryngology,2006,115:864-870.

［31］ Han DS,Chang YC,Lu CH,et al. Comparison of disordered swallowing patterns in patients with recurrent cortical/subcortical stroke and first-time brainstem stroke［J］. J Rehabil Med,2005,37:189-191.

［32］ Ebihara T,Ebihara S,Watando A,et al. Effects of menthol on the triggering of the swallowing reflex in elderly patients with dysphagia［J］. Br J Clin Pharmacol,2006,621:369-371.

［33］ Chiti-batelli S,Delap T. Lateral medullary infarct presenting as acute dysphagia［J］. Acta Oto-Laryngol,2001,121:414-420.

［34］ Seidi RO,Nusser-moller-busch R,Hollweg W,et al. Pilot study dysphagia therapy for neurological patients ［J］. Clinical Rehabilitation,2007,21:686-697.

［35］ Sharm OP,Owanski MF,Singer D,et al. Swallowing heostomy ［J］. The Amerian Surgeon,2007,73:1117-1121.

［36］ Watanabe Y,Abe S,Ishikawa T,et al. Cortical regulation during the early stage of initiation of voluntary swallowing inhumans ［J］. Dysphagia,2004,19:100-108.

［37］ Ramsey D,Smithard D,Donaldson N,et al. Is the gag reflex useful in the management of stroke［J］? Dysphagia,2005,20:105-107.

［38］ Chouinard J,Lavigne E,Villeneuve C. Weight loss,dysphagia,and outcome in advanced dementia［J］. Dysphagia,1998,13:151-155.

［39］ Huckabee ML,Cannito MP. Outcomes of swallowing rehabilitation in chronic brainstem dysphagia:A Retrospective Evaluation［J］. Dysphagia,1999,14:93-109.

［40］ Rub U,Brunt E R,Del Turco D,et al. Guidelines for the pathoanatcrmeal examination of the lower brain stem in ingestive and swallowing disorders and its application to a dysphagic spinocerebellar ataxia type 3 patient ［J］. Neuropathology and Applied Neruobiolagy,2003,29:1-13.

［41］ Baba Y,Uitti R,Farrer M,et al. Sporadic SCA 8 mutation resembling corticobassal degeneration［J］. Parkinsonism and Related Disorders,2005,11:147-150.

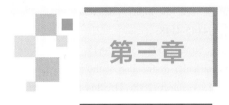

第三章

吞咽障碍评估与分级

第一节　吞咽障碍筛查

吞咽障碍评估的目的是筛查患者有无吞咽困难,明确吞咽困难的安全性、有效性的风险及其程度,找出引起吞咽困难的原因,分析吞咽功能的障碍程度,判断其代偿能力,制定康复目标并提出合适的康复治疗方案,并对预后进行评估。

一、问卷调查

(一)吞咽障碍患者自我问卷调查表

患者及家属可通过自我问卷调查及时发现患者存在吞咽障碍的可能性,尽早进行相关检查与治疗,避免吞咽障碍并发症的出现,详见表3-1。

表3-1　吞咽障碍患者自我问卷调查表

问　　题		回答	
		有	无
1. 您是否有过吞咽障碍?如发生过吞咽问题 　　请记录时间:　　年　　月　　日			
2. 您对什么性质的食物 　　存在吞咽问题?	唾液		
	流质食物(如水、饮料、清汤等)		
	半流质食物(如稀粥、麦片、加入增稠剂的水等)		
	糊状食物(米糊、浓粥等)		
	半固体食物(如烂饭)		
	固体食物(正常的米饭、面包等)		
3. 您是否正进行鼻饲喂食?			
4. 过去一年您的体重是否减轻了?如有 　　请问体重减轻了多少?　_____kg			

续表

问　　题	回答	
	有	无
5. 总体来说,您吃的或喝的有比以前减少吗?		
6. 您得过肺炎吗? 如有 请问多长时间一次? 患肺炎的时间:　　年　　月　　日;　　年　　月　　日		
7. 您得过慢性呼吸道疾病吗?		
8. 您有过不明显原因的突发性高热吗?		
9. 您有咳嗽变多吗?		
10. 您有经常清嗓子吗?		
11. 您有注意到在自己嗓子里有很多痰吗?		
12. 您有不断增多的唾液吗?		
13. 您的嗓音有变化吗?		
14. 您感觉到你的喉咙有肿块或异物吗?		
15. 您害怕吞咽吗?		
16. 当您吞咽的时候觉得疼痛吗?		
17. 您吃饭或喝水的时间有变长吗?		
18. 当您吃饭和喝水时有改变头或身体的姿势吗?		
19. 您咀嚼时有困难吗?		
20. 您会经常觉得口干吗?		
21. 当您吃饭或喝水时有感觉不一样的冷或者热吗?		
22. 您有嗅觉或味觉改变吗?		
23. 您把咀嚼后的食物送到喉咙的时候有感觉困难吗?		
24. 当您嚼或吞咽食物时,食物有从口腔漏出吗?		
25. 当您吞咽完毕时一些食物或液体遗留在您的口腔内吗?		
26. 当您吞咽时,一些食物或液体进入您的鼻腔吗?		
27. 当吃固体食物时,有一些固体食物卡在嗓子里吗?		
28. 当您吃饭或喝水时有窒息感吗?		
29. 您需要为了让残留的食物或水咽下而反复多次吞咽吗?		
30. 在进食或喝水时或者之后您有咳嗽吗?		
31. 您通过小口进食或鼻胃管补充食物吗?		
32. 当您吞咽之后有感觉嗓音听起来不一样吗?		
33. 您感觉胸中部有压迫吗?		
34. 您感觉在您的胸中部或喉部有灼热感吗?		
35. 您有食物反流现象吗?		

引自:窦祖林. 吞咽障碍评估与治疗. 2 版. 北京:人民卫生出版社,2017

（二）进食评估问卷调查工具-10

进食评估问卷调查工具-10(eating assessment tool-10，EAT-10)是由 Belafsky 等人于 2008 年编制的吞咽障碍筛查工具，目前国内已有经过信度和校度检验中文版，具体见《中国吞咽障碍康复评估与治疗专家共识(2013 年版)》详细叙述。该量表有助于识别误吸的征兆和隐性误吸以及异常吞咽的体征，可与饮水试验合用，提高筛查试验的敏感性和特异性。EAT-10 包含 10 项吞咽障碍相关问题，每项评分吞咽情况分为 4 个等级：0 分无障碍、1 分轻度障碍、2 分中度障碍、3 分重度障碍、4 分严重障碍；若每项评分超过 3 分，考虑存在吞咽的效率和安全方面的问题，见表 3-2。

表 3-2 进食评估问卷调查工具-10(EAT-10)

吞咽相关问题	障碍严重程度				
	无 0分	轻度 1分	中度 2分	重度 3分	严重 4分
1. 我的吞咽问题已经使我体重减轻					
2. 我的吞咽问题影响到我在外就餐					
3. 吞咽液体费力					
4. 吞咽固体食物费力					
5. 吞咽药片(丸)费力					
6. 吞咽时有疼痛					
7. 我的吞咽问题影响到我享用食物时的快感					
8. 我吞咽时有食物堵在喉咙里的感觉					
9. 我吃东西时会咳嗽					
10. 我吞咽时感到紧张					

注：
A. 说明　将每一题的数字选项写在后面的方框，回答您所经历的下列问题处于什么程度？
　　　　　0 没有，1 轻度，2 中度，3 重度，4 严重
B. 得分　将各题的分数相加，将结果写在下面的空格内
　　　　　总分　[　　　　　]（最高 40 分）
C. 结果与建议　如果 EAT-10 的每项评分超过 3 分，您可能在吞咽的效率和安全方面存在问题。建议您带着 EAT-10 的评分结果就诊，作进一步的吞咽检查和/或治疗

EAT-10 主要测试目的是调查患者有无吞咽障碍，有吞咽障碍时提供帮助，在您与医生就有无症状的治疗进行沟通时非常重要

引自：中国吞咽障碍康复评估与治疗专家共识组. 中国吞咽障碍康复评估与治疗专家共识(2013 年版)[J]. 中华物理医学与康复杂志，2013，35(12)：916-929

二、筛查

吞咽障碍的识别首先是要对患者进行筛查。筛查可以间接了解患者是否存在吞咽障碍及相关的症状和体征，如咳嗽、肺炎病史、食物是否由气管套管溢出等。筛查的主要目的是发现吞咽障碍的高危人群，判断是否需要做进一步的诊断性检查。在欧美等发达国家，患者

入院后 24h 内,由护士完成吞咽障碍的筛查工作。

（一）量表筛查方法

吞咽障碍筛查项目是一种快速、有效且安全的检查方法,能够识别出存在可疑口咽吞咽障碍风险的患者,帮助临床医生分析吞咽过程中是否存在任何吞咽的风险,是否需要进一步评估,见表 3-3。

表 3-3 临床吞咽障碍筛查项目列表

吞咽障碍相关临床资料		筛查结果	
		是	否
1. 曾反复发生肺炎			
2. 具有高度口咽吞咽障碍可能并有误吸风险的疾病	部分喉切除		
	头颈部曾接受全程的放射治疗		
	缺氧症		
	帕金森病/帕金森叠加综合征		
	运动神经疾患		
	重症肌无力		
	脊髓小儿麻痹		
	前颈椎融合术		
	脑卒中		
	吉兰-巴雷综合征		
	喉部创伤		
3. 长期或创伤性插管,或曾进行紧急气管切开			
4. 严重的呼吸困难			
5. 浑浊的嗓音或细湿声			
6. 主诉在吞咽前/中/后咳嗽			
7. 对口水的控制差			
8. 吞咽频率低(5min 内没有吞口水)			
9. 肺部经常有大量分泌物			
10. 若患者正在进食,观察他的进食情况,若不在进食,观察吞口水的情况,特别考虑这些状况在进食时或进食后不久是否有改变	呼吸困难		
	分泌物增多		
	嗓音改变(浑浊嗓音)		
	单一食团需多次吞咽		
	喉部上抬不足		
	清喉咙		
	易疲劳		

引自:窦祖林.吞咽障碍评估与治疗.2 版.北京:人民卫生出版社,2017

表 3-3 整个筛查约需 15min,所有住院患者必须尽快完成此项筛查,针对每个项目做出合适的判断。如未经筛查,则应尽量避免经口进食,直至完成临床和/或者仪器评估。筛查表所列项目 10 是对患者的饮水及进食进行观察。因临床工作中,无法立刻了解患者实际的吞咽功能,故不建议让患者直接经口进食,应进行详细的进食筛查试验,通过筛查试验才能得出项目 10 所要求的结果。

（二）操作性筛查方法

1. 反复唾液吞咽试验　反复唾液吞咽试验(repetitive saliva swallowing test,RSST)是由日本学者才藤荣一在 1996 年提出的,是一种评定吞咽反射能否诱导吞咽功能的方法。

方法:被检查者原则上应采用坐姿,卧床时采取放松体位。检查者将手指放在患者的喉结及舌骨处,让其尽量快速反复吞咽,喉结和舌骨随着吞咽运动,越过手指,向前上方移动再复位,确认这种上下运动,下降时刻即为吞咽完成时刻。观察在 30s 内患者吞咽的次数和喉部活动度。健康成人在 30s 内至少完成 5~8 次,若少于 3 次,则提示需要做进一步检查。如果患者口腔干燥无法吞咽时,可在舌面上注入约 1ml 水后再让其吞咽。65 岁以上患者 30s 内完成 3 次即可。

2. 洼田饮水试验　由日本人洼田俊夫在 1982 年提出,主要通过饮水来筛查患者有无吞咽障碍。

（1）操作条件:患者意识清楚,并能在支持下维持坐位,头颈部姿势控制良好;需要确定患者无严重呼吸困难,痰量少且可以通过咳嗽排出,吞咽反射存在的情况下才能进行。

（2）方法:筛查可以分为两个阶段。第一个阶段,先用茶匙让患者喝水(每茶匙约 5~10ml),如果患者在这个阶段即发生明显噎呛,则无需进入下一阶段,直接判断为饮水吞咽测试异常。第二个阶段,如在第一阶段无明显呛咳,则让患者采取坐位姿势,将 30ml 温水一口咽下,记录饮水情况,见表 3-4。

表 3-4　饮水试验分级及判断标准

饮水状况	判　　断
①可一次喝完,无呛咳 ②分两次以上喝完,无呛咳 ③能一次喝完,但有呛咳 ④分两次以上喝完,且有呛咳 ⑤常常呛住,难以全部喝完	正常:状况①在 5s 内完成 可疑:状况①在 5s 以上完成;状况② 异常:状况③④⑤

3. 多伦多床旁吞咽筛查试验　多伦多床旁吞咽筛查试验(Toronto bedside swallowing screening test,TOR-BSST)是在 2009 年由 Rosemary Martino 等专为护士制定的吞咽障碍筛查工具,主要用于脑卒中患者吞咽障碍的筛查。由舌的活动、饮水试验、饮水前发声和饮水后发声 4 个条目组成。TOR-BSST 需进行 4h 的培训,因为有版权的专利,必须购买后才能使用;经过培训的护士在 10min 之内能够完成评估。但对于伴有鼻饲喂养、意识障碍及肺炎等并发症的患者评估准确性有限。

（1）操作条件:要求患者意识清楚、能在支撑下坐直,并且能执行简单的指令。

（2）方法:对患者进行 4 个方面的评估,包括舌肌运动是否受损,Kidd 50ml 饮水试验(将 50ml 水分为 10 等份,每次饮用 5ml)中是否出现误吸或声音嘶哑,饮水试验前及饮水试验后是否存在发声困难。其中任何一项出现异常即被认为存在吞咽障碍,表 3-5。

表 3-5　多伦多床旁吞咽筛查试验

任务	结　　果			
任务一:饮水前	正常		异常	
1. 让患者发"啊"音并维持5s,并记录患者的嗓音情况				
2. 让患者伸舌,左右摆动				

任务二:饮水

让患者端坐饮水。每次喝完后让患者说"啊"。出现以下体征为异常:呛咳、嗓音改变、流涎。如果异常,请停止饮水并跳到"任务三"

一勺水吞咽(每勺5ml)		正常	吞咽时/后呛咳	吞咽后声音改变	吞咽时/后流涎
第1勺	5ml				
第2勺	5ml				
第3勺	5ml				
第4勺	5ml				
第5勺	5ml				
第6勺	5ml				
第7勺	5ml				
第8勺	5ml				
第9勺	5ml				
第10勺	5ml				
茶杯饮水					

任务三:饮水后(完成任务二至少1min后进行)				
让患者说"啊"并记录患者的嗓音情况	正常		异常	
结果判断				
只要有任何一项异常,结果记为失败	正常		异常	

参考:温红梅. 吞咽障碍评估技术. 北京:电子工业出版社,2017

4. 染料试验　染料试验(dye test)常用于气管切开的患者,可以利用蓝色色素(一种无毒的蓝色食物色素)测试,是筛查有无误吸的一种方法。

方法:给患者一定量的蓝色染料混合食物,吞咽后将气管套管中的气囊放气通过气管套管深部吸痰以吸除黏附在气囊及气囊上方的分泌物。然后再次深部吸痰,观察气道中是否有蓝染食物。若有咳出蓝色染料食物或从气管套管中吸出蓝染食物,应安排做吞咽造影检查。但如果吞咽完成一段时间后才从气管套管中吸出蓝色染料分泌物,就不一定是误吸所致,因为正常的分泌物也会流经口腔和咽,蓝色染料混合分泌物流经上述器官并覆盖于气管壁,吸出蓝色分泌物并非异常,应视为假阳性结果。对于微量误吸,该方法可能检测不出。

第二节　吞咽障碍临床评估

吞咽障碍临床评估的目的是为了确定吞咽障碍在安全性和有效性方面的风险及其程

度,提供吞咽障碍的解剖和生理学依据;确定患者误吸的危险因素,预防误吸发生;明确是否需要改变营养方式,以改善营养状态;评价各治疗手段的疗效,为进一步检查和治疗提供依据。吞咽障碍临床评估是临床进一步决策的基础,是评估患者吞咽障碍的核心部分。按照患者是否进食分为非进食状态评估和进食状态评估。

一、非进食状态评估

(一)与吞咽相关的临床情况评估

包括患者的主诉、病史、脑高级功能、姿势控制、气道状况等方面。

1. 主诉　①口咽性吞咽障碍:口腔期常表现为流涎,主诉食物从口中洒落,食物含在口中,嚼来嚼去不下咽,口腔内颊沟有食物残留。咽期吞咽障碍患者常主诉吞咽时呛咳或作呕、泛酸进食时咽异物感,食物梗在咽喉部有残留感不能吐出口内,或咽内的分泌物进食时或进食后立刻出现呼吸异常、声音变化、痰量增多、吞咽时疼痛等。②食管性吞咽障碍的特征性主诉包括胸痛、胸部堵塞感、延迟反流胃内容物、慢性烧心感。其中进食后呕吐、有鼻腔反流史是最重要的主诉。③如患者因气管插管,气管切开,镇静、麻醉类药物使用无法主诉,可直接或通过家属、照顾者或喂食者等有关人员注意观察了解患者是否有下列提示吞咽障碍的表现,如进食时摆弄食品、咬下食物块的大小不适当、试图吞咽时有情绪变化;不愿在公众餐厅用餐;偏食,不吃某种质地较硬或较软的食品;进食时间很长或进食时停顿、中断进食时头颈部常做某种运动;咀嚼费力,反复多次吞咽等。见表3-6。

表3-6　吞咽障碍主诉询问要点

询问要点	临床特征
发生的部位和时间	口内:咀嚼、食团聚集、吞咽起始等方面有困难
	咽:症状出现在吞咽时,或噎呛发生于吞咽完成后,提示为咽内残余食物的再误吸
	食管:症状由吞咽引起,胸骨后痛
发病情况、频度、进程	持续时间与某种事件(如脑卒中、服食药丸时梗阻)有关的突然发病
	频度:间断的还是持续的
	症状的进程和严重程度
诱发因素和代偿机制	食物硬度:固体/半固体和/或液体
	进食的一口量和速度
	愿意接受的食物温度,热、冷的影响
	是否用吸吮法,有无头颈部转动或倾斜以及特定的身体姿势或位置
	症状出现是间隔性还是经常性,是否出现在疲劳时
合并症状	语言或声音的改变
	衰弱,肌肉控制力缺失,特别在头颈部
	噎呛或咳嗽
	反复多次吞咽,或"清嗓"动作增加
	呕吐:咽性、鼻性、食管性或胃性进食后即刻或延迟发生;呕吐物为未消化食物,腐烂物质或分泌物

续表

询问要点	临床特征
合并症状	咽喉部梗阻感、粘贴感
	疼痛:局部性或放射性
	吞咽痛:食团通过时有痛感
次要症状或发生并发症的证据	体重减轻,缺少活力,包括因脱水而致者
	对食物的态度、食欲等较差
	呼吸症状:咳嗽,痰量增多,气短,呼吸道感染,反复肺炎
	睡眠障碍:继发于清理分泌物或反呕
	唾液分泌:流涎过多或口干

引自:窦祖林. 吞咽障碍评估与治疗. 2 版. 北京:人民卫生出版社,2017

2. 病史　重点应询问与吞咽相关的既往病史及相应的检查、治疗情况。由于主要是患者和/或家属提供,这应与临床病历记录基本一致。通常包括如下内容:①一般状况;②家庭史;③既往吞咽检查情况;④神经系统情况;⑤内科情况;⑥外科情况;⑦X 线检查;⑧精神和心理病史;⑨现在和既往服药情况,包括处方药和/或非处方药。上述病史询问内容见表3-7。

表 3-7　吞咽障碍病史询问要点

神经系统	神经系统疾可影响吞咽的感觉及运动功能。尤需注意患者神经系统疾病史,如脑卒中、脑外伤、神经系统感染、脱髓鞘性神经疾病、阿尔茨海默病、帕金森病、神经肌肉萎缩等
	患者的高级脑功能和意识状态对吞咽过程亦有影响。初步认知功能如定向力、理解力、记忆力、计算力等可在病史询问过程中获得
心血管系统	心血管系统疾病会影响患者的身体状态,使患者容易疲劳
呼吸系统	吞咽障碍的患者常有食物或液体误吸的现象,因此常有吸入性肺炎或肺功能障碍的病史,具备下列症状中 3 项,即为有肺炎的征兆:①白细胞增高;②X 线有肺炎的表现;③长期不明原因低热不退,体温持续在 38℃ 左右;④带有脓性分泌物的咳嗽;⑤血氧分压降低,PO$_2$ <70mmHg;⑥呼吸道检查异常,如支气管音、大小水泡音
消化系统	尤其是有胃-食管反流病,可影响口腔、咽喉及食管的功能
	口腔护理及牙齿的状况也很重要,口臭提示进展期失弛缓症或者食管长期梗阻致管腔内食物残渣积聚,缓慢分解产生臭味所致
药物	很多药物可影响吞咽功能,在病史询问中应予注意。抗抑郁药引起黏膜干燥、嗜睡;镇静剂可影响精神状态;利尿剂会使患者觉得口干;肌松剂使肌力减退;抗胆碱药引致口干、食欲差;黏膜麻醉药可抑制咳嗽反射等
其他	其他病史如鼻咽癌、口腔癌、口、咽喉部切除或放射治疗后、烧伤等,往往造成咽、食管平滑肌炎症、纤维化或增生,使管腔变窄;既往住院史、手术史,既往声音、语言或吞咽问题及其医疗干预等均需详细记录
社会活动	包括独立性及可获得的支持程度,也会影响诊断及治疗过程,应注意询问与记录

3. 脑高级功能　严格来说,脑高级功能在非进食状态和进食状态时均需要涉及,重点在评估患者有无吞咽失用、有无半侧空间忽略症、能否集中注意力进食、能否听懂指令并执行指令等。

4. 姿势控制   对于不同类型吞咽障碍患者,吞咽姿势的改变可改善或消除吞咽时的误吸症状。让患者的头部或身体改变某种姿态即可解除吞咽障碍的症状,如在吞咽时通过头颈等部位的姿势调整使吞咽通道的走向、腔径的大小和某些吞咽器官的组成结构(如喉、舌、杓状软骨)的位置有所改变和移动,避免误吸和残留,消除症状。吞咽姿势改变的方法只是暂时使用,待患者的吞咽生理功能恢复后再慢慢停用。临床实践中,最好在吞咽造影检查下,对有效的吞咽姿势进行评估。

5. 气道状况   包括气管套管、呼吸机等情况,如气管切开/插管患者应注意气管切开/插管的种类和尺寸、充气状态、套管留置时间、痰液分泌及处理情况。若留置时间超过半年,气管会出现结痂组织影响喉部上抬幅度,同时会造成气流量减少,降低对声门下感受器的刺激,影响声带闭合度。

(二)营养状况评估

由于患者营养投入不足,常有贫血、营养不良及体重下降。患者抵抗力下降,伤口愈合减慢,容易疲劳。食欲亦由于吞咽困难的存在而减退。营养状态评估主要包括营养摄入的方法、膳食调查、人体测量、临床检查、实验室检查、营养筛查,由营养科医生、言语治疗师、护士及相关科室医生共同讨论决定患者进食方式。

1. 应注意询问营养摄入的方法   询问患者采用的经口进食的工具如汤匙或吸管,非经口进食的喂养管如鼻饲管、胃造瘘管、十二指肠管、空肠管。向患者或照顾者详细询问何时、使用何种方法及摄入何种营养物非常重要,可据此判断营养摄入方法是否适合。

2. 膳食调查   主要包括每日摄入食物的种类、数值,摄入营养素的数量、比例是否合理,能量是否足够,了解烹调方法对营养素的影响,膳食制度和餐次分配是否合理,过去的饮食情况和习惯如何等。这些信息对制订饮食计划有重要参考价值。

3. 人体测量   人体测量中最常见的指标是体重变化情况,其次是皮褶厚度和围度的测定。

4. 实验室检查   如血清蛋白水平、血钠和血尿素氮,血清氨基酸比值等对早发现营养素缺陷类型和程度有重要意义。

5. 临床检查   包括头发、面色、眼、唇、舌、齿、龈、面(水肿)、皮肤、指甲、心血管系统、消化系统和神经系统等。该项检查主要由临床医生完成。

6. 营养筛查   明确是否存在营养不良或营养不良的风险,确定是否需要进一步详细营养评估。常用的营养筛查工具包括营养风险筛查工具(nutritional risk screening tool 2002,NRS-2002)、主观全面评定法(subjective global assessment,SGA)、营养不良通用筛查工具(malnutrition universal screening tool,MUST)。

(三)吞咽相关功能评估

为进一步明确吞咽障碍的原因及程度。需作与吞咽有关的器官检查,如口腔、咽、喉等结构、运动、感觉及反射功能。

1. 口颜面功能评估   主要包括唇、下颌、软腭、舌等与吞咽有关的肌肉运动、力量及感觉检查,详见表3-8。

2. 吞咽反射功能评估   吞咽反射包括咽反射、呕吐反射、咳嗽反射等。反射检查主要涉及舌咽神经、迷走神经所支配的反射活动,见表3-9。

3. 喉功能评估   包括在持续发元音和讲话时聆听音质、音调及音量,如声音震颤和沙哑等情况。吞咽时的吞咽动作,如喉上抬的幅度,见表3-10。

表 3-8 口颜面功能评估情况一览表

评估项目	内 容
口腔直视观察	观察唇结构及两颊黏膜有无破损,唇沟是否正常,硬腭(高度和宽度)的结构,软腭和悬雍垂的体积,腭、舌咽弓的完整性,舌的外形及表面是否干燥、结痂、瘢痕,牙齿及口腔分泌物状况等
口腔器官运动及感觉功能检查	唇、颊部的运动:静止状态唇的位置及有无流涎,做唇角外展动作观察抬高和收缩的运动、做闭唇鼓腮、交替重复发"u"和"i"音、观察会话时唇的动作
	颌的运动:静止状态下颌的位置,言语和咀嚼时下颌的位置,是否能抗阻力运动
	舌的运动:静止状态下舌的位置,伸舌运动、舌抬高运动、舌向双侧的运动、舌的交替运动、言语时舌的运动。以上各种运动是否能抗阻力运动。舌的敏感程度,是否过度敏感及感觉消失
	软腭运动:发"a"音观察软腭的抬升、言语时是否有鼻漏气;软腭抬升差的患者刺激腭弓是否有上抬

表 3-9 吞咽反射功能评估情况一览表

评估项目	内 容
咽反射	诱发咽反射可用冰冷物,用棉签或尺寸 0 号(直径 1/4)的喉镜,触碰硬腭与软腭的交界处或软腭和悬雍垂的下缘,引起软腭的向上向后动作,但咽壁不会有反应,也不会造成呕吐的全咽反应
呕吐反射	常用方法是用棉签触碰舌面或用触碰舌根或咽后壁,在触碰后,观察此触碰是否能引起整个咽后壁和软腭强劲而对称的收缩。若咽后壁收缩不对称,可怀疑有单侧咽无力现象 正常呕吐反射是由有害物质刺激所启动,如呕吐或食物逆流,引发反应是把食物从咽向上及向外推挤出来,其目的是清除咽的有害物质,这正好和吞咽相反,呕吐反射检查是由表面的触觉感受器所启动。有研究确认呕吐反射缺失不一定导致吞咽能力下降
咳嗽反射	由于气管、咽黏膜受刺激而作出的一种应激性咳嗽反应。观察患者自主咳嗽以及受刺激后的咳嗽反应。如果咳嗽反射减弱或消失,导致咽及气管有害刺激物误吸,容易产生误吸及吸入性肺炎

表 3-10 喉功能评估情况一览表

评估项目	内 容
音质/音量的变化	嘱患者发"a"音,聆听其发音的变化。如声音沙哑且音量低,声带闭合差,在吞咽时呼吸道保护欠佳,容易误吸
发音控制/范围	与患者谈话,观察其音调、节奏等变化。如声音震颤,节奏失控,为喉部肌群协调欠佳、吞咽的协调性会受到影响
刻意的咳嗽/喉部的清理	嘱患者作咳嗽,观察其咳嗽力量变化。如咳嗽力量减弱,将影响喉部清除分泌物、残留食物的能力
吞唾液,喉部的处理	观察患者有无流涎,询问家属患者是否经常"被口水呛到",如果有,估计处理唾液能力下降,容易产生误吸或隐性误吸
喉上抬检查	检查喉上抬的幅度,通过作空吞咽检查喉上抬运动。检查方法:治疗师将手放于患者下颌下方,手指张开,示指轻放于下颌骨下方,中指放在舌骨,小指放于甲状软骨上,无名指于环状软骨处,嘱患者吞咽时,感觉甲状软骨上缘能否接触到中指来判断喉上抬的能力。正常吞咽时,中指能触及甲状软骨上下移动约 2cm

二、进食状态评估

进食状态评估是在患者进食时,通过测量和观察直接评估患者的吞咽功能。包括:进食姿势、对食物的认知、放入口中的位置、一口量、进食吞咽时间、呼吸情况、食物的选择、分泌物情况、口服药物评估、吞咽代偿方式等。

（一）进食姿势

正常的姿势是进食的前提条件,应该观察患者采取何种姿势,是否能保持坐位,进食时躯干是否平衡,姿势的调整是否对食物会产生影响。体力较好的,应尽量采取自然的坐位姿势;体力较差者,可采取半卧位,躯干与地面呈 45°或以上角度最安全,头部稍前屈。在安全体位下,结合低头、转头、侧头、仰头等姿势进食。

（二）对食物的认知

完整的进食过程,需要一定的身体耐力及意识控制。观察是否能遵从配合有关要求、自主张口意识,身体耐力能否坚持进食过程。

（三）放入口中的位置

患者是否能将食物正常地送入口中,张口是否正常,食物入口的顺畅性,是否有食物漏出。

（四）一口量

评估患者一次安全进食和吞咽的食物量,建议从 2~6ml 开始。食团的大小与一口量有很大关系,也因个体而异。有些患者需要较小的食团,以便能更好地控制和安全运送食团,在吞咽过程中或吞咽后残留最少。另一些患者需要较大的食团增加感觉输入。

（五）进食吞咽时间

包括一次吞咽的时间和一餐的进食时间。

（六）呼吸情况

正常吞咽需要瞬间暂停呼吸,吞咽时,喉入口关闭 0.3~0.5s 让食物通过咽腔;咀嚼时,用鼻呼吸。如果患者在吞咽过程中呼吸急促、咀嚼时用口呼吸或吞咽时瞬间呼吸,容易引起误吸,应避免此类情况发生。

（七）食物的选择

首先是确定食物的形态,其次选择在口腔内容易运送或吞咽的食物,以使噎呛减少或消失。要求选择的食物柔软,密度及性状均匀,有适当的黏度,不易松散,通过口腔和咽时容易变形,不易黏在黏膜上。可根据以上条件结合患者的喜好,选择食物内容并加以调制。

（八）分泌物情况

主要是唾液和痰液。观察唾液分泌量是否正常,可否与食物充分搅匀形成食团;进食后痰液是否增多,咳嗽出的痰液是否有食物。及时清理口腔、咽的痰液及口咽部残留食物,可减少吸入性肺炎的发生。

（九）口服药物评估

吞咽障碍的患者是否可安全吞咽口服药物(药片、胶囊或药水),有无直接导致误吸或窒息的风险,患者是否可以正常服药;某些缓释药物,并不适合切分或嚼碎服用,应观察可否直接吞下服用;药物是否可引起或加重吞咽障碍,如中枢神经系统镇静剂(镇静药、阿片类药物和巴比妥类药物)有抑制保护性咳嗽、吞咽反射的不良反应,导致气道风险,这对医生选择适宜的替代剂型及治疗师制定合理的治疗方案十分重要。

（十）吞咽代偿方式

当患者正常进食有困难时，有时可采用代偿策略改善患者进食状态。什么代偿方法对患者有帮助，有什么特别的方法有利于帮助患者代偿，以下几点在评估时应注意观察：①改变患者进食的速度，快或慢些，是否能将吞咽的食物处理得更好；②食物的浓度是否需要改变，有些食物是否需要混合或是避免混合；③是否有特别的身体姿势或体位（如前倾、低头、转头）能更好地帮助吞咽；④食物是否放于口腔的某些位置可促进咀嚼和吞咽；是否应用注射器注入食物或者用吸管饮用；是否需要改变一口食物量吞咽；干咳是否对清除残留物有帮助等。

三、其他临床常用评估方法

（一）综合功能评估

改良曼恩吞咽能力评估量表（motlified Mann assessment of swallowing ability，MMASA）是一种简单、易于推广且最适合神经内科医生使用的急性卒中吞咽障碍评估量表，MMASA 所包含的 12 个检查项目均为神经内科医生熟悉的临床查体项目，无需进行复杂的培训即可使用，且此量表可应用于所有的急性脑卒中患者，包括存在意识障碍和失语的患者。该量表能确定吞咽困难和误吸，也可作为患者长期吞咽能力的监测工具，大型临床试验证明改良曼恩吞咽能力评估量表是评价吞咽功能的简便、安全、可靠的评估方法，见表 3-11。

表 3-11　改良曼恩吞咽能力评估量表

评估内容			分级标准
1. 意识	任务：观察并评估患者对语言、肢体被动活动或疼痛刺激的反应	10 分	清醒
		8 分	嗜睡-波动的觉醒/清醒状态
		5 分	很难被语言或刺激唤醒
		2 分	昏迷或没有反应
2. 合作度	任务：吸引患者的注意力并尽量促使患者与检查者交流或主动活动	10 分	合作（可通过某种语言或非语言的形式交流）
		8 分	间断合作
		5 分	不愿意合作
		2 分	不合作/无应答
3. 呼吸	任务：评估患者的呼吸状况	10 分	呼吸音清晰，无临床或影像学异常的证据
		8 分	上呼吸道痰鸣或其他呼吸系统异常情况（如哮喘伴气管痉挛性阻塞性肺疾病）
		6 分	肺底细小湿啰音/可自净
		4 分	肺底粗糙水泡音
		2 分	可疑肺部感染/需经常吸痰应用呼吸机（器）
4. 表达性言语障碍	任务：评估言语表达受限情况	5 分	无异常
		4 分	找词/表达语义轻度障碍
		3 分	只能用有限的方式/短语或单词表达自己的意思
		2 分	无功能性言语声音或无法译解的单词
		1 分	无法评估

续表

评估内容		分级标准	
5. 听理解	任务:评估理解基本语言进行交流的能力	10分	无异常
		8分	进行一般对话有轻度困难
		6分	对重复性简单言语指令可理解
		2分	提示时偶尔作答
		1分	无反应
6. 构音障碍	任务:评估言语清晰度	5分	无异常
		4分	变慢伴偶尔停顿或急促不清
		3分	言语可被理解,但讲话的速度、力度、完整性、协调性有明显缺陷
		2分	言语不清,无法理解
		1分	无法评估
7. 唾液	任务:观察患者控制唾液的能力注意观察任何从口角边分泌的唾液	5分	无异常
		4分	讲话时唾液飞溅,唾液增多随时需吐出
		3分	说话、侧躺或乏力时流涎
		2分	有时持续性流涎
		1分	严重的不能控制的流涎
8. 舌肌运动	任务:评估舌的活动。前伸运动:让患者尽可能向前伸舌然后缩回;侧方运动:让患者用舌触碰口腔的每个角,然后重复交替进行侧方运动;抬升运动:嘱患者口张大,抬起舌头向上触碰上腭,用这种方式交替上抬和下压舌尖	10分	舌活动范围完整,无异常
		8分	运动范围轻微受限
		6分	运动范围不完整
		4分	只能轻微活动
		2分	无活动或不能执行
9. 舌肌力量	任务:评估舌两侧的力量。让患者用舌边向侧方和前方用力	10分	无异常
		8分	轻微减弱
		5分	明显一侧无力
		2分	完全无力或不能执行
10. 咽反射	任务:分别刺激每一侧咽后壁	5分	无异常
		4分	两侧减弱
		3分	一侧减弱
		2分	一侧消失
		1分	反射消失

续表

评估内容		分级标准	
11. 咳嗽反射	任务：让患者用力咳嗽，观察咳嗽时的力度和咳嗽音的清晰度	10分	无异常
		8分	可用力咳嗽，但音质嘶哑
		5分	咳嗽动作完成不充分
		2分	不能作咳嗽动作或不能执行命令
12. 软腭	任务：让患者用力发几次"啊"的声音，每次持续数秒，观察有无鼻音过强并注意软腭的抬升运动	10分	无异常
		8分	两侧轻微不对称，软腭移动
		6分	一侧力量减弱，不能持续保持上抬
		4分	活动微弱，鼻部反流，气体从鼻部漏出
		2分	软腭不能上抬或不能执行命令

引自：温红梅.吞咽障碍评估技术.北京：电子工业出版社，2017

说明：根据查体结果为患者选择每一项最合适的得分，将每项得分合计得到总分，总分≥95分，可经口进食、水，观察患者第一次进食情况，如果总分≤94分，嘱患者暂禁食、水。

（二）吞咽功能性交流测试评分

吞咽功能性交流测试评分（functional communication measure swallowing，FCM）是由美国言语及听力协会（ASHA）编制，目前已经得到国际认证并被广泛应用。FCM能敏感地反映出经口进食和鼻胃管进食之间的变化，治疗师根据临床检查结果来确定吞咽功能是否受损。1~3级是严重的吞咽功能障碍，必须插鼻胃管进食全部或部分流质食物；4~6级为采用某个稠度的食物吞咽或采用代偿方法吞咽是安全的；7级表明吞咽功能完全未受损，可正常进食，见表3-12。

表3-12 吞咽功能性交流测试评分情况表

级别	吞咽临床情况	治疗建议
1级	患者不能安全吞咽任何东西，所有的营养品和水不能经口摄入	严重的吞咽功能障碍，必须插鼻胃管进食全部或部分流质食物
2级	患者不能安全地经口进食营养品和水，但是可以仅在治疗时进食一定稠度的食物	
3级	当患者经口摄入的营养和水分不到50%时需要进食的代偿方法，吞咽时使用适当的吞咽代偿方法治疗和最大限度的饮食改变是安全的	
4级	至少需要以下一个帮助吞咽才是安全的，适当的代偿方式、适当的饮食改变、鼻胃管或增稠剂	采用某个稠度的食物吞咽或采用代偿方法吞咽是安全的
5级	通过少量的饮食改变或较小的吞咽代偿方式改变吞咽是安全的，少量个体可以自愈，全部营养和水分都可以经口摄入	
6级	患者独立摄入食物和水都是安全的，患者通常可以自愈，少量患者需要轻微的治疗，当有吞咽障碍时需要特定的食物以及进食时间的延长	
7级	患者可以独立进食，无吞咽功能障碍，吞咽是安全有效的，如有需要可以采用吞咽代偿方式	吞咽功能完全未受损，可正常进食

引自：温红梅.吞咽障碍评估技术.北京：电子工业出版社，2017

（三）功能性经口进食量表

功能性经口进食量表（functional oral intake scale，FOIS）是通过患者的进食量来评估患者的进食能力，以判断患者的吞咽能力，见表3-13。

表3-13　功能性经口进食量表（FOIS）

级别	进食的食物及量
1级	无任何经口进食
2级	依靠胃管，最少量的尝试经口进食食物或液体
3级	依靠胃管进食，经口进食部分食物或液体
4级	能完全经口进食单一质地的食物（single consistency）
5级	完全经口进食多种质地的食物，但需要特殊制作
6级	完全经口中进食不需特殊制作，但须避免特殊食物及液体
7级	完全经口中进食无任何限制

（四）吞咽障碍严重度量表

吞咽障碍严重度量表（dysphagia outcome severity scale，DOSS），是通过进食的质地、种类来评估患者的吞咽功能，见表3-14。

表3-14　吞咽障碍严重度量表（DOSS）

程度	食物质地种类
七级	所有情况吞咽正常
六级	偶有一些不适
五级	轻度吞咽困难，要远距离的监督，可能要限制一种食物
四级	轻度吞咽困难，要间隔性的监督，要限制一种或两种食物
三级	中度吞咽困难，要完全性的监督，要利用吞咽技巧或限制两种或多种食物
二级	中度吞咽困难，要完全性的监督，要完全利用吞咽技巧，偶尔可经口进食
一级	重度吞咽困难，完全不可以经口进食

第三节　吞咽障碍仪器评估

目前吞咽障碍实验室检查有影像学检查与非影像学检查，影像学检查包括电视荧光吞咽造影检查、纤维内镜吞咽功能检查、超声检查、放射性核素扫描检查；非影像学检查包括咽腔测压检查、肌电图检查、脉冲血氧饱和度监测等。每一种检查程序都可以提供有关吞咽的部分信息，包括口咽腔的解剖结构、吞咽生理功能、或患者吞咽的食物性质等。因此，对于临床工作中，要熟悉每项检查方法能提供的吞咽相关信息，并了解各种常用检查原理。在临床应用上，医生和言语治疗师要根据患者病情需要作相应的检查。

一、电视荧光吞咽造影检查

电视荧光吞咽造影检查(video fluoroscopic swallowing study, VFSS)是在X线透视下,针对口、咽、喉、食管的吞咽运动所进行的造影检查,是目前公认最全面、可靠、有价值的吞咽功能检查方法。被认为是吞咽障碍检查的"理想方法"和诊断的"金标准"。

VFSS可对整个吞咽过程进行详细的评估和分析,如观察患者吞咽不同黏稠度的由造影剂调制的食物和不同容积的食团的情况。通过观察侧位及正位成像对吞咽的不同阶段(包括口腔准备期、口腔期、咽期、食管期)的情况进行评估,同时对舌、软腭、咽喉的解剖结构和食团的运送过程进行观察。在检查过程中,治疗师可以指导患者在不同姿势下进食,以观察何种姿势更适合患者;当患者出现吞咽障碍,则随时给予辅助手段或指导患者使用合适的代偿性手段以帮助其完成吞咽。这种检查不仅可以显示咽部快速活动的动态细节,对研究吞咽障碍的机制和原因具有重要价值,可以发现吞咽障碍的结构性或功能性异常的病因、部位、程度、代偿情况、有无误吸等,为选择有效治疗措施和观察治疗效果提供依据。

该方法适用于所有可疑吞咽障碍的患者,但对无吞咽动作、不能经口进食、意识不清以及无法被搬运到放射科的患者,不考虑此项检查。如果再次做吞咽造影检查也不能发现新的或者有用的信息时,不必重复检查。在判断隐性误吸方面,VFSS具有决定性作用。但VFSS也有许多不足之处,包括转送患者到放射科费时、费力,被迫接受X线的辐射,需要患者的密切配合,不能定量分析咽肌收缩力和食团内压,也不能反映咽的感觉功能。

一般由放射科医师和言语治疗师或主管医师共同合作完成此项检查。有条件的单位可以开展吞咽造影的量化分析。要求造影检查的医务人员必须通过正规培训,造影检查前需充分向患者说明目的、方法和风险,签署知情同意书。

1. 检查设备 一般用带有录像功能的、具备800mA以上功率的X线机,它可记录吞咽时口腔准备期到食物进入胃的动态变化情况。

2. 所需材料 电视荧光吞咽造影检查必备的材料包括造影剂、增稠剂、饼干、水、杯、勺子、吸管、量杯、压舌板、吸痰器、餐巾纸等。以往造影剂一般选用20%或76%泛影葡胺溶液,但因其味道苦,且易产生腹泻、腹痛等胃肠不适,现已不用。现在一般采用可吸收的水溶性硫酸钡混悬液,常用浓度为45%~60%w/v(重量/体积),用其加入果汁、蜂蜜、果酱,加上增稠剂,可调配出各种不同性状含造影剂的食物。一般调制成4种不同性状的造影食物备用:①稀流质;②浓流质;③糊状食物;④固体食物。例如目前中山大学附属第三医院所配制的造影用食物大致可分为稀流质,即60%w/v的硫酸钡混悬液;浓流质,100ml 60%w/v的硫酸钡混悬液加3g黄原胶增稠剂;糊状食物,100ml 60%w/v的硫酸钡混悬液加8g黄原胶增稠剂;固体食物,即加有3号造影用食物的苏打饼干。值得注意的是,由于硫酸钡误吸至肺内后可沉积于肺泡内,若不能有效清除,长期沉积导致肺泡局部机化,损伤肺功能,故对于误吸风险高且清嗓、肺廓清功能较差的患者,可考虑使用含碘的造影剂。

3. 检查程序

(1) 准备工作:①清洁口腔、排痰、适当的口腔内按摩、颈部旋转运动、发声、空吞咽等吞咽准备运动;特殊情况外,最好把鼻胃管拔去进行检查。因鼻胃管会影响食物运送速度,粘连食物,影响观察。②调制造影食物备用。③将患者置于X线机床上,摆放适当体位。体位一般取决于患者当时的身体状况。如果患者可以配合,最好取坐位,造影时侧坐位和前后坐位转换。如患者无力,不能坐稳,则可以将患者用固定带固定在 X 线机检查台上。

（2）进食显影食物:根据临床评价结果决定使用含造影剂食物的先后顺序,原则上先糊状,后液体和固体,由少到多,逐渐加量。

（3）观察并录像:一般选择正位和侧位观察,其中左前或右前 30° 直立侧位,颈部较短者此位可更清晰地显示造影剂通过环咽肌时的开放情况。观察不同性状食物是否产生异常症状,发现障碍后,用哪种补偿方法有效。补偿方法包括调节体位、改变食物性态、清除残留物等。

4. 主要观察的信息

（1）正位像:主要观察会厌谷和单侧或双侧梨状隐窝是否有残留,以及辨别咽壁和声带功能是否对称。

（2）侧位像:确定吞咽各期的器官结构与生理异常的变化。包括咀嚼食物、舌头搅拌和运送食物的情况、食物通过口腔的时间、舌骨和甲状软骨上抬的幅度、腭咽和喉部关闭情况、时序性、协调性、肌肉收缩力、会厌软骨放置、环咽肌开放情况、食物通过咽腔的时间和食管蠕动运送食团的情况等。还要观察是否存在下列异常表现,包括滞留、残留、反流、溢出、渗漏、误吸等。

5. 吞咽障碍 VFSS 常见异常表现

（1）滞留:滞留（pooling）是指吞咽前,内容物积聚在会厌谷或梨状隐窝时的状况。

（2）残留:残留（residuals）是吞咽完成后内容物仍留在会厌谷或梨状隐窝的状况。

（3）反流:反流（reflux）是指造影剂从下咽腔向上反流入鼻咽腔和/或口咽腔的状况。

（4）溢出:溢出（spillage）是指在会厌谷或梨状隐窝的内容物积聚超过其容积,溢出来的状况。通常情况下会溢入喉前庭,也称之为渗漏（penetration）。在吞咽造影检查中,溢出和渗漏往往同时发生。

（5）误吸:误吸（aspiration）是指食物或液体通过喉前庭进入气道、肺的状况。以声门为界,若食物或液体停留在喉前庭,称之为渗漏。

（6）时序及协调性:时序及协调性（timing&coordination）是指吞咽过程中,口、咽、食管三者之间的相互关系及吞咽时间不协调,严重者出现反流。

（7）环咽肌功能障碍:环咽肌功能障碍（cricopharyngeus dysfunction,CPD）通常指环咽肌不能及时松弛或发生肌肉痉挛,临床典型症状是进食后出现食物反流,不能下咽,或咽下后剧烈呛咳,为食物流入气管所致。包括三种状态:①松弛/开放缺乏。吞咽造影可见会厌谷和梨状隐窝有食物滞留和残留,咽腔底部有大量食物聚集,食团不能通过食管上段入口进入食管中（未见食物流线）。食物溢入喉前庭,经气管流入肺中。②松弛/开放不完全。吞咽造影除可见会厌谷和梨状隐窝有食物滞留和残留外,患者经反复多次吞咽后,少许食物才能通过食管上段入口进入食管中,食物进入食管入口后的流线变细,并有中断,咽腔底部食物积聚过多。③松弛/开放时间不当。表现为吞咽动作触发后,环咽肌能开放,但开放时间不协调。

（8）渗漏-误吸量表:渗漏-误吸量表（penetration-aspiration scale,PAS）,通过吞咽造影,观察造影剂进入气道的部位及患者咳嗽清除能力,来判断患者的吸入程度,见表 3-15。1~4 级吸入物在声带以上,称为渗漏;5~8 级吸入物在声带以下,称为误吸。如患者吸入超过 1min 以上为作出反射性咳嗽反应,此种情况为隐性误吸。

表 3-15 渗漏-误吸量表

程度	分级	清除能力
正常	1 级	食物没有进入气管
渗漏	2 级	食物误吸在声带上方,可以咳出
	3 级	食物误吸在声带上方,不可以咳出
	4 级	食物在声带上,可以咳出
误吸	5 级	食物在声带上,不可以咳出
	6 级	食物进入声带下,可以咳出
	7 级	食物进入声带下,尝试咳嗽但咳不出来(患者有感觉到食物在声带下)
	8 级	食物进入声带下,没有尝试咳嗽(患者没有感觉到食物在声带下,肺炎危险性很大)

二、纤维内镜吞咽功能检查

纤维内镜吞咽功能检查(video endoscopy swallowing study,VESS)是通过软性内镜进行检查,同时录制并摄影检查吞咽情况,评定进食、吞咽障碍的一种方法。该检查使用光纤内镜经过口腔或鼻腔,能够直观地获得吞咽过程中的解剖、咽部结构的活动性和感觉障碍等信息。如梨状隐窝的泡沫状唾液潴留、唾液流入喉部的状况、声门闭锁功能的程度、食管入口处的状态、有无器质性异常等。还可以让患者吞咽经亚甲蓝染色技术染成蓝色的液体、浓汤或固体等不同黏稠度的食物,可更好地观察吞咽启动的速度、吞咽后咽腔(尤其在会厌谷和梨状隐窝)残留,以及是否出现会厌下气道染色,由此评估吞咽能力及估计吸入的程度。联合应用纤维内镜对吞咽的解剖结构、运动功能和咽喉感觉功能进行测定,能对吞咽的运动和感觉功能进行较全面的评估。吞咽纤维内镜检查(FEES)可由专业人员在床边进行,作为临床多次和连续评估的选择。但 VESS 着重于对局部的观察,对吞咽的全过程、解剖结构和食团的关系以及环咽肌和食管的功能等方面得到的信息不多,需要 VFSS 及其他检查的补充。

三、其他仪器检查

(一)咽腔测压检查

咽腔测压检查是目前唯一能定量分析咽部和食管力量的检查手段。由于吞咽过程中咽期和食管期压力变化迅速,使用带有环周压力感应器的固态测压导管进行检查。每次吞咽过程,压力传感器将感受到的信息传导到电子计算机进行整合及分析,得到咽收缩峰值压及时间、食管上括约肌(UES)静息压、松弛率及松弛时间。根据数据,分析有无异常的括约肌开放、括约肌的阻力和咽推进力。

(二)超声检查

超声检查是通过放置在颏下的超声波探头(换能器)对口腔期、咽期吞咽时口腔软组织的结构和动力、舌的运动功能及舌骨与喉的提升,食团的转运情况及咽腔的食物残留情况进行定性分析。超声检查是一种无射线辐射的无创性检查,能在床边进行检查,并能为患者提供生物反馈治疗。与其他检查比较,超声检查对发现舌的异常运动有明显的优越性,尤其是在儿童患者中。但是,超声检查只能观察到吞咽过程的某一阶段,而且由于咽喉中气体的影响对食管上括约肌的观察不理想。

(三)磁共振与吞咽脑功能成像

因普通磁共振成像(MRI)比 CT 需要更长的扫描成像时间、更易有运动伪影。还易受咽部含气组织、活动、头颈区含金属物质的干扰,仰卧位、有限的食团选择等导致患者对成像环境耐力差,所以一般不使用常规普通的 MRI,建议使用特殊的 MRI。功能磁共振成像(functional magnetic resonance imaging,fMRI)可用于研究吞咽功能的神经基础、如皮质吞咽中枢的部位、自主吞咽与反射性吞咽的中枢机制等,此项检查可反映正常控制下,吞咽的功能性神经定位,损伤后大脑皮层中核对控制的重建。动态 MRI 检查吞咽时,可以为肌肉研究提供更高的时空分辨率,具有更好的时序和重建。正电子发射体层显像(positron emission computed tomography,PET)和 fMRI 一样,可检查特殊运动产生的神经活动,目前应用在吞咽研究方面也主要是观察吞咽运动时脑代谢增加的部位及其功能,以试图解释吞咽网络形成的机制。因此也适用于吞咽时神经活动的控制定位研究,尽管它是无创性的,但还是存在暴露于射线下的风险。

(四)CT 检查

CT 具有很好的密度分辨率,可清晰地观察到双侧会厌、梨状隐窝、口腔、咽腔、喉腔及食管的结构和病变情况,还可以清晰地观察到上述结构周围的情况,对器质性病变具有良好的诊断价值。但普通 CT 只能显示静态结构,难以进行动态吞咽成像观察,所以在评估吞咽情况时较少用。螺旋 CT 一次可以 360°扫描,扫描时间更快,能在水平位下提供咽期吞咽的动态图像,可作为吞咽造影或内镜检查的辅助检查。320 排动态立体 CT 成像技术的分辨率达到可以借助三维重建和动态显示技术,实现对吞咽活动中的各个动作组分的多角度分析。但时间分辨率较低,设备昂贵。

(五)放射性核素扫描检查

通过在食团中加入半衰期短的放射性核素,如^{99m}锝胶态硫,用伽马照相机获得放射性核素浓集图像,从而对食团的平均转运时间及清除率即吞咽的有效性和吸入量作定量分析,并且可以观察到不同病因所致吞咽障碍的吞咽模式。

(六)肌电图检查

用于咽喉部的肌电图检查一般使用表面肌电图(surface electromyography,sEMG),即用电极贴于吞咽活动肌群(上下口轮匝肌、咀嚼肌、颏下肌群、舌骨下肌群)表面,检测吞咽时肌群活动的生物电信号。口咽部神经肌肉功能障碍是吞咽障碍的主要病因,sEMG 可以提供一种直接评估口咽部肌肉在放松和收缩时引起的生物电活动的无创性检查方法,并且能鉴别肌源性或神经源性损害,判定咀嚼肌和吞咽肌的功能,同时可以利用肌电反馈技术进行吞咽训练。

(七)脉冲血氧饱和度监测

吞咽障碍患者大约有 1/3 会将水和食物误吸入呼吸道,其中 40%的患者吸入的是无症状的。近年来除了使用内镜及 X 线检查患者有无发生误吸外,越来越多的研究人员提倡应用脉冲血氧饱和度监测。脉冲血氧饱和度监测无创伤、可重复操作,是一种较可靠的评估吞咽障碍患者吞咽时是否发生误吸的方法。但是由于血氧饱和度受多种因素影响,因此当用于监测老年人、吸烟者、慢性肺部疾病患者时,需要谨慎、综合地考虑其结果。

第四节 吞咽功能障碍分级

一、程度分级

吞咽障碍程度分级,分为正常、轻、中、重4个层面,从严重吞咽困难到正常吞咽功能共10级。检查者可获得以下资料:①患者采取何种姿势吞咽最适合;②食物放于口中的最佳位置;③最容易吞咽的是哪种食物;④患者吞咽异常的可能原因;⑤需要进一步完善哪些检查。能预测吞咽困难患者是否发生误吸及出院时的营养状态,但不能预测住院期间是否发生肺炎,见表3-16。

表 3-16 摄食-吞咽功能等级评定

障 碍 等 级	评 定 内 容
Ⅰ. 重度:无法经口腔进食,完全辅助进食	1. 吞咽困难或无法进行,不适合吞咽训练 2. 误吸严重,吞咽困难或无法进行,只适合基础性吞咽训练 3. 条件具备时误吸减少,可进行摄食训练
Ⅱ. 中度:经口腔和辅助混合进食	4. 可以少量,乐趣性进食 5. 一部分(1~2餐)营养摄取可经口腔进行 6. 三餐均可经口腔摄取营养
Ⅲ. 轻度:完全口腔进食,需辅以代偿和适应等方法	7. 三餐均可经口腔摄取吞咽食品 8. 除特别难吞咽的食物外,三餐均可经口腔摄取 9. 可以吞咽普通食物,但需要临床观察和指导
Ⅳ. 正常:完全口腔进食,无需代偿和适应等方法	10. 摄食-吞咽能力正常

引自:李胜利.语言治疗学.2版.北京:人民卫生出版社,2013

二、饮食状态分级

吞咽障碍患者对于平衡膳食的要求与正常人有所不同,但也需要尽量保持饮食的相对平衡,主要体现在食物种类上的安排,食物的种类大致分为5大类:粮食和豆制品类;蔬菜与水果类;奶类和奶制品类;肉、鱼、蛋类;油、盐、糖类。吞咽障碍患者面对琳琅满目的食物选择,首要考虑如何安全有效进食。根据国际上常用饮食分类标准,我们结合临床如何选择食物,个体化地调配食物。

(一)国际吞咽障碍食物标准

食物的质地和液体增稠已成为吞咽障碍管理的基础,可补偿咀嚼困难或疲劳,改善吞咽安全和避免窒息。将液体增稠可以减慢其口腔期和咽期运送过程,以避免异物进入呼吸道致误吸及安全进入食管。由于各国食品分类标准的不统一所产生的不便包括:①不同的标签和定义容易造成混乱,给吞咽功能障碍患者的饮食安全带来了威胁;②不便于食品科学家、临床医师、家庭护理人员等相互交流;③吞咽功能障碍患者更换医疗机构,需要重新评估吞咽困难的程度,降低了医疗效率;④给全球化市场背景下的跨国企业带来了巨大挑战。各个国家的食物名称、改良等级和特征都有不同,多个名称增加患者的安全风险。将术语和定义国际标准化已作为一种改进患者安全和跨专业交流的重要方法。标准化的术语可减少浪费和错误,降低政府、行业、医院和成熟的护理机构相关成本。执行标准化术语和定义可以降低所有患者重大事件发生、减少死亡。

2013 年,来自全球各地的食品专家、医护人员以及食品企业家等创立了国际吞咽功能障碍患者膳食标准化委员会(The International Dysphagia Diet Standardization Initiative,IDDSI),旨在形成用来描述改变性状的食品和增稠流体的全新的标准化术语和定义,为不同年龄段、不同文化、不同环境中的吞咽功能障碍患者提供理论支持。该委员会经过 3 年的工作,发表了两篇关于标准术语和定义的综述,并于 2015 年制定了 8 个等级(0~7 级)的国际吞咽障碍者膳食标准,不同的等级对应着不同的数字、颜色和标签,以便识别。该标准将食品分为液体和固体 2 大类,具体分类如图 3-1 所示。

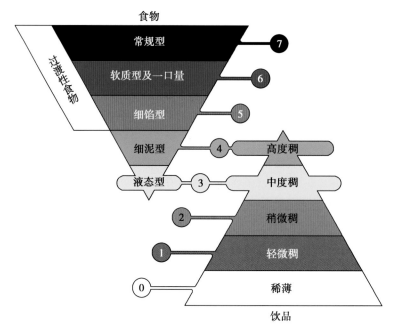

图 3-1   IDDSI 吞咽障碍膳食分类标准

1. 液体分类(0~4 级)   即取一支针筒,移除注射针和推进器,针筒竖直向下,用手指堵住小口端,往里面注入 10ml 待测液体,准备一块秒表,在移开手指的同时开始计时,10s 后再次用手堵上针筒小口端,根据剩余液体的毫升数来划分液体等级。0 级为稀薄液体,剩余液体<1ml;1 级为微稠型液体,剩余液体 ≥1ml 且<4ml;2 级为中稠型液体,剩余液体 ≥4ml 且<8ml;3 级为高稠型,剩余液体为 ≥8ml 且<10ml;4 级为极稠型,剩余液体为 10ml。

2. 固体分类(3~7 级)   3 级为可流动的固体,4 级为泥状固体,5 级为细碎型固体,6 级为软质食品,7 级则为所有的常规食品。

以上固体和液体重合的等级即为将硬的固体变软、稀的液体增稠的部分,该等级的食物非常适合吞咽功能障碍患者。另外,考虑到有些食品具有特殊的口腔行为,例如果胶类食品、冰激凌等,由于它们在口腔中因为温度的变化或与唾液的相互作用会产生相变或溶解,因此很难归于这 8 个等级中,于是将这些特殊行为的食品通归为过渡性食物(transitional food)。食用这类食物需要特别注意。

国际吞咽障碍者膳食标准的建立是吞咽功能障碍患者食品设计和生产领域的一大进步,有着重要的指导意义。2016 年 6 月,中国吞咽障碍相关专家、同行成立了国际吞咽障碍食物标准推广委员会(International Dysphagia Diets Standardization Implementation Committee,IDDSIC),目前 IDDSI 中文翻译稿已初步完成,希望在不久的将来,此框架能在各个领域得到广泛应用,也为日后制定我国的吞咽障碍食物标准提供帮助。

(二)日本吞咽调节饮食分类

在日本,原来没有统一化的吞咽调节饮食分级,各地区或单位使用不同的分级方法,2004 年日本学者金谷節子根据患者的吞咽情况将其分级,形象地用一个金字塔的形式,列出不同级别可选择的食物,见图 3-2。

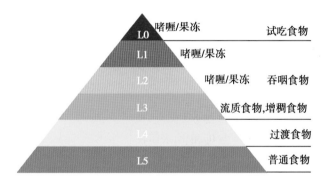

图 3-2　吞咽食物金字塔

2013 年,日本医疗审查委员会下属的吞咽调节饮食特别委员会制作完成了"日本饮食和吞咽障碍康复学会吞咽调节饮食分类 2013(The Japanese Society of Dysphagia Rehabilitation 2013,JSDR 2013 分级)"。JSDR 2013 分级是以日本医院、机构、家庭医疗和福利相关机构均可以使用为目的,对食物(吞咽调节饮食)和黏稠液的阶段步骤进行分类表述,分别为 JSDR 2013 食物分级、JSDR 2013 增稠分级两大类。

1. JSDR 2013 食物分级　共分为 5 个大等级,予以 Code 编码作为等级名称。分别设定为 Code 0~4,其中 Code 分为 Code 0j、Code 0t,Code 2 分为 Code 2-1、Code 2-2,Code 1 又命名为 Code 1j,j 为果冻状(jerk 英文的第一个字母),t 为黏稠(thick 英文的第一个字母)。不同的 Code 编号,不一定与难易度一致。JSDR 2013 食物分级各等级均使用形态进行描述,未对数量或营养成分进行设定,也不记载物理性质测定值,Code 0 除外。为了方便误吸风险管理,Code 0 有"蛋白质含量较少"的特点描述,见表 3-17。

2. JSDR 2013 增稠分级　在 JSDR 2013 增稠分级中,将为吞咽障碍患者增稠的液体分为轻稠、中稠、浓稠 3 个等级,分别设为等级 1、等级 2 和等级 3。等级的编号顺序为增稠剂使用量减少的顺序,无难易度之分。不推荐与之不符的过轻或过浓的增稠食物。JSDR 2013 增稠分级见表 3-18。

表 3-17   JSDR 2013 食物分级一览表

Code			形态	目的与特点	所需咀嚼能力	主食举例	与其他分类对应情况
0	j	Code 0j	均质、考虑了附着性、凝聚性和硬度的果冻 脱水较少，可以舀成薄片状的食物	用于重度病例的评价和训练 放少量即可直接吞下 有残留时也容易清除 蛋白质含量较少	一些推送能力		吞咽食物金字塔 L0 吞咽困难者用食品许可标准 I
0	t	Code 0t	均质、考虑了附着性、凝聚性和硬度的黏稠液体（原则上无论中等黏稠液或浓黏稠液均适用）	用于重度病例的评价和训练 设想一点一点咽下发生了因吞下果冻而误吸或果冻在口中溶化的情况 蛋白质含量较少	一些推送能力		吞咽食物金字塔 L3 的一部分（黏稠液体）
1	j	Code 1j	均质，考虑了附着力、凝聚性、硬度和脱水情况的果冻、布丁、慕斯状的食物	在口腔外已形成合适的食团（舀取少量可以直接吞下） 推送之际有一些意识，需要舌抵住上腭 与 0j 相比，表面较粗糙	一些食团的保持能力与推送能力	米汤、果冻、粥等	吞咽食物金字塔 L1、L2 吞咽困难者用食品许可标准 II 介护食（universal design food，UDF）分类 4：果冻状
2		Code 2-1	浓汤、果泥、肉酱及混合类食物，均质光滑，不发黏，容易聚集的食物 可以用汤勺舀取并食用的食物	通过口腔内的简单操作可形成食团 （考虑不易在咽部残留、误吸）	通过下颌与舌的运动形成食团能力和食团保持能力	没有颗粒，附着力较低的糊状、米汤或粥	吞咽食物金字塔 L3 吞咽困难者用食品许可标准 II、III UDF 分类 4
2		Code 2-2	浓汤、果泥、肉酱及混合类物，不发黏，容易聚集的食物，也包括不均质的食物 可以用汤勺舀取并食用的食物			稍不均匀（有颗粒）但柔软，无脱水且附着性低的粥类	
3		Code 3	有形但容易压碎，食物团块的形成或推送容易，这种在咽部不散开易于咽下的食物 未大量脱水	在舌与上腭之间可被压碎的食物需要挤压、推送的口腔操作（或者将这些功能激活），且将降低误吸风险考虑在内的食物	至少具有舌与上腭之间的挤压能力	考虑了脱水情况的粥等	吞咽食物金字塔 L4 老年人软食 UDF 分类 3

续表

Code	名称	形态	目的与特点	所需咀嚼能力	主食举例	与其他分类对应情况
4	Code 4	不硬、不易散开、不易黏附等的食物用筷子或汤勺可切开	考虑误吸或窒息的风险,选择材料和烹饪方法的食物即使没有牙齿也能够应付,但需要上下牙槽嵴之间的挤压或碾压,在舌与上腭之间很难压碎	至少具有上下牙槽嵴之间的挤压能力	软饭、各种粥等	吞咽食物金字塔 L4老年人软食UDF 分类 2 和 1的一部分

引自:窦祖林.吞咽障碍评估与治疗.2 版.北京:人民卫生出版社,2017

表 3-18　JSDR 2013 增稠分级一览表

		等级 1轻稠(mildly thick)	等级 2中稠(moderately thick)	等级 3浓稠(extremely thick)
性状说明	饮用时	"喝"这一表达符合黏稠的程度,入口后在口腔内扩散的液体种类/味道和温度,可能注意不到黏稠,咽下时不需要很大的力量,用吸管能轻易地吸食	明显感觉到黏稠,并且"喝"这一表达符合黏稠的程度在口腔内缓慢地散开,在舌头上容易形成食团,用吸管吸食有阻力	明显感觉到黏稠,容易抱团,下咽需要一定的力量,用汤勺"吃"这一表达符合黏稠的程度,难以用吸管吸食
	观察时	倾斜汤勺马上流下从餐叉齿缝间迅速流下倾斜杯子,流出后隐约留有痕迹	倾斜汤勺黏糊糊地流下从餐叉齿缝间缓缓地流下倾斜杯子,流出后完全附着在杯壁上	倾斜汤勺,保持一定的形状,很难流下不能从餐叉齿缝间流出倾斜杯子也不会流出(慢慢地形成食团落下)
黏度(mPa·s)		50~150	150~300	300~500
LST 值(mm)		36~43	32~36	30~32

注:①溶液黏变简易测定(LST)值和黏度完全不相关。因此,特别需要注意边界值附近。②牛顿流体中,LST 值有升高趋势,因此必须注意

引自:窦祖林.吞咽障碍评估与治疗.2 版.北京:人民卫生出版社,2017

(谭　洁)

参 考 文 献

[1] 窦祖林.吞咽障碍评估与治疗[M].2 版.北京:人民卫生出版社,2017.

[2] 中国吞咽障碍康复评估与治疗专家共识组.中国吞咽障碍康复评估与治疗专家共识(2013 年版)[J].中华物理医学与康复杂志,2013,35(12):916-929.

[3] 张新颜,闫福岭,郭怡菁,等.卒中后吞咽障碍的筛查工具[J].国际脑血管病杂志,2012,20(6):456-460.

[4] 温红梅.吞咽障碍评估技术[M].北京:电子工业出版社,2017.

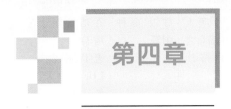

第四章

吞咽器官感觉及运动训练技术

第一节 口腔浅感觉刺激技术

口腔浅感觉的神经支配和传导通路是相同的,口腔浅感觉损伤的吞咽障碍患者,其触-压觉、痛觉和温度觉均存在障碍,此类患者多出现口腔分泌物潴留,口腔食物残留,感觉障碍侧黏膜肿胀,黏膜损伤等情况,且患者对此感知能力减退。因此,口腔浅感觉刺激治疗,不但可以改善吞咽功能,减轻口腔残留,预防吸入性肺炎,而且,可以增加患者的自我保护,增加患者对进食的自我注意和警醒。

一、温度觉刺激

近年来已经明确,瞬时感受器电位(transient receptor potential,TRP)通道在温度感觉中起重要作用,TRP通道是存在于细胞膜或胞内细胞器膜上的一类超家族离子通道蛋白,是非选择性阳离子通道,对Ca^{2+}具有高通透性,由TRPC、TRPV、TRPM、TRPML、TRPP、TRPA、TRPN 7个亚家族组成,其中,TRP家族的TRPV亚家族成员TRPV1、TRPV2、TRPV3、TRPV4,TRPM亚家族成员TRPM8和TRPA亚家族成员TRPA1与温度感受相关。其中,TRPV1~4介导热感觉和痛觉的冲动传导,TRPM8和TRPA1介导冷感觉传导。在哺乳动物的温度调节中,这些温度感受器各有不同的激活温度和功能(表4-1)。

表4-1 哺乳动物各温度感受器的激活温度和功能

温度感受器	激活温度	激动剂	功能
TRPV1	>43℃	辣椒素	热感受器,痛觉传递
TRPV2	>53℃	无	伤害性热感觉,痛觉传递
TRPV3	>30℃	无	感受温和热刺激,痛觉传递
TRPV4	>27℃	无	感受温和热刺激,痛觉传递
TRPM8	8~28℃	薄荷醇、桉叶脑等	冷感受器、急性伤害性冷刺激
TRPA1	<17℃	辣椒素、肉桂油、大蒜等	感受伤害性冷刺激,介导痛感

研究表明,伴有吸入性肺炎的吞咽障碍患者,双侧岛叶前部皮层血流量显著减少,表明双侧岛叶皮层的功能紊乱可损伤咳嗽反射的敏感性,而含有温度信号的传入神经纤维经 1~2 次中继最终传入岛叶皮层,因此,推测反复刺激 TRP 通道的温度感受器可恢复岛叶皮层功能,从而恢复吞咽反射功能。

当食物的温度与体温接近时,吞咽反射延迟最为明显,食物温度与体温的差异越大,实际吞咽启动的时间越短,因此,可以通过温度刺激调节温度敏感的 TRP 通道,从而改善吞咽反射。

目前,温度刺激技术分为 2 类,一是冷刺激,二是以相应的食物作为激动剂直接刺激 TRP 通道的温度感受器。

(一)冷刺激

冷刺激,顾名思义,就是用较低的温度刺激口腔或咽部,从而改善患者吞咽功能的方法,是目前吞咽障碍治疗的主要传统方法之一,可有效地强化吞咽反射,反复训练可使之易于诱发且增强吞咽力量。传统冷刺激治疗,温度多接近 0℃,所以有时又称为冰刺激治疗。然而,研究发现,低于 15℃ 的皮肤冷刺激可引起伤害性冷刺激,并出现痛觉,低于 0℃ 的冷刺激可导致皮肤或黏膜结晶性冻伤,较长时间 0~10℃ 的冷刺激,也会导致冻伤,但是尚无文献报道持续多长时间会出现冻伤,因此,在进行冷刺激治疗时,不建议用冰块或带冰的棉棒直接刺激黏膜。功能磁共振成像研究,15s 的 4℃ 冷水和 23℃ 室温水刺激口腔,并用视觉模拟评分法(visual analogue scale,VAS)评估正常受试者的痛觉和愉快感,结果表明,4℃ 冷水刺激可引起轻度疼痛感知和中度愉快感知,23℃ 室温水刺激是无痛的感知和轻度愉快的感知。在脑区激活上,4℃ 冷水刺激激活的脑区多于 23℃ 室温水刺激激活的脑区,室温水主要引起口腔感觉皮层罗兰多区的激活,4℃ 冷水则主要激活躯体感觉运动皮层的口腔区,更易引起与吞咽有关的颌、舌运动,因此,建议采用 0~10℃ 的温度进行冷刺激治疗。为避免患者出现痛觉反应或黏膜冻伤,宜采用断续刺激治疗,每次接触时间约 1s,持续刺激时间不超过 5s。另外,人的温度感受器具有显著的适应现象,因此,冷刺激治疗需留有足够的间歇时间,建议与冷刺激后诱发的患者的空吞咽相结合,待患者口腔内温度有温热感后,方可进行下一次的冷刺激治疗。如患者存在认知障碍或交流障碍,不能有效表达口腔感觉时,依据经验,建议间歇 30s~1min,闭唇困难或经口呼吸的患者间歇时间应适当延长。

冷刺激激活口腔中的冷感受器,可经鼓索神经、三叉神经和舌神经纤维传导,经三叉丘系传入大脑皮层,其具体的大脑皮层定位还不清楚,但是,功能磁共振成像研究发现,口腔冷水刺激还激活了味觉和触觉相关的大脑皮层,说明口腔的温度觉和其他感觉相互作用。

冷刺激过程:在给予食物之前,以冷水漱口(重度口腔期障碍或认知障碍患者忌冷水漱口)或冷棉棒清洁口腔,或将棉棒蘸少许冰水,轻轻刺激软腭、腭前弓、舌根及咽后壁,然后嘱患者做吞咽动作,如出现呕吐反射,则应终止刺激。

具体操作(图 4-1)为:①腭弓刺激:嘱患者张口,以冰棉棒蘸水置于前腭弓处,沿前腭弓方向自

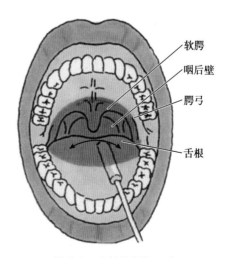

软腭
咽后壁
腭弓
舌根

图 4-1　冷刺激训练区域

上而下摩擦 5 次,然后嘱患者闭唇,要求空吞咽,注意动作轻柔,力度适中,避免黏膜损伤;②舌根刺激:嘱患者张口,以冰棉棒蘸水置于舌后 1/3,从一侧边缘摩擦至另一侧边缘,摩擦 5 次,然后嘱患者闭唇,要求空吞咽,注意动作轻柔,力度适中,避免黏膜损伤。刺激有效的标准:刺激完毕后,患者闭唇后可在 3s 内出现一次吞咽动作;部分患者会在刺激过程中,冰棉棒退出口腔前出现吞咽动作,这表明刺激治疗有效,但是治疗师应适当缩短刺激时间,避免吞咽启动时冰棉棒仍在口腔内致使黏膜损伤。上述操作,可每日 2~3 次,每次 10min,每天开始口腔冷刺激治疗之前,均需询问患者有无咽部不适感,并视诊,确定口腔和咽部黏膜无损伤及炎症变化,方可进行冷刺激治疗。患者咽反射引出,出现恶心反射,则治疗终止。当患者吞咽反射启动时间接近正常后,可进一步评估患者的咽期吞咽功能,配合代偿吞咽姿势,给予摄食治疗。

如果患者流涎过多,一方面和口腔器官运动障碍有关,例如唇闭合无力、舌运动范围减小和递送无力等;另一方面,则和口腔感觉障碍有关,患者对口腔分泌物的感知能力下降。治疗师可对患者患侧唇内侧和患侧颊部黏膜进行冷刺激,增强患者感知能力,同时刺激患侧唾液腺,3 次/d,10min/次,同时辅以吞咽诱发手法和口头提醒患者进行吞咽,配合口腔运动训练,可显著减少流涎和唾液分泌。

冷刺激具有以下作用:

1. 提高对食物知觉的敏感度。

2. 减少口腔过多唾液分泌。

3. 通过刺激,给予脑皮质和脑干警戒性的感知刺激,提高对进食吞咽的注意力。

(二)刺激瞬时感受器电位通道温度感受器

TRPV1~4 是已知的温热感受器,TRPV1 和 TRPV2 的激活温度分别是 43℃ 和 53℃,可致伤害性热刺激和患者的抵触情绪,因此不建议使用,TRPV3 和 TRPV4 的激活温度接近体温,不能有效减少吞咽反射的延迟时间,亦不建议使用。因此,目前温度刺激的治疗方法中,还没有温刺激或热刺激治疗的方法。

辣椒素和薄荷脑是已知的可作为激动剂刺激 TRP 通道温度感受器,其中,辣椒素可以激动温感受器的 TRPV1,薄荷脑可以激动冷感受器的 TRPM8,两者对吞咽反射的神经环路存在双重作用,一是直接作用于外周感觉神经细胞,由感觉神经传入通路,经脑干和边缘系统中继,传入岛叶皮层,引起岛叶皮层功能重塑,经脑干及吞咽运动神经传出,可有效引发吞咽反射的启动;另一个是间接作用,反复的热感觉刺激可直接刺激岛叶皮层,从而易于诱发吞咽反射,减少吞咽反射的延迟时间。

除了辣椒素和薄荷脑外,研究发现还有其他食物成分可以有效地刺激 TRP 通道,改善吞咽功能。例如,红酒多酚可以调节 TRPV1 的响应改善吞咽反射,异硫氰酸烯丙酯(芥末酱)和肉桂醛(肉桂)也是有效的 TRPV1 激动剂,可以改善吞咽反射。

辣椒素和异硫氰酸烯丙酯等食物成分,可引起患者不适感,需要慎重应用,但是薄荷脑等刺激性较轻的成分,则可以将其制成口含片剂,或在液体、食物中加入薄荷脑,用于口腔刺激治疗,可有效改善吞咽反射的敏感度。目前,国内已有研究,将辣椒素应用于急性脑卒中昏迷患者的口腔黏膜刺激,有效改善了患者的吞咽功能,缩短了气管切开患者的置管天数和住院天数。

二、痛觉刺激

痛觉感受器是游离的神经末梢,具有特异性,但是其特异性不如别的感受器,它也可以对其他各种强刺激起反应。例如,温热刺激也可以引起痛觉,但是温热刺激形式引起痛觉感受器兴奋的阈值比引起温度感受器兴奋的阈值高 100 倍以上。电刺激、机械刺激或化学能量刺激也可兴奋痛觉感受器。另外,辣椒素即可激活温度感受器,引起温热觉,也可以引起痛觉。

痛觉刺激形式可采用两种,一种是辣椒素刺激,采用前述方法制作浓度为 0.025% w/v 辣椒素溶液,以棉签蘸取辣椒素溶液刺激舌面 3s,然后嘱患者闭唇吞咽。因痛觉维持时间较长,因此,刺激无需过于频繁。另一种是机械刺激,可采用毛刷搔刮口腔黏膜或牙龈,此方法可以与口腔清洁联合应用,既可以达到清洁口腔的目的,也可通过刷牙达到对牙龈的痛觉刺激,从而改善吞咽活动。一项功能核磁研究表面,刷牙刺激牙龈可以激活岛叶皮层。因此,口腔痛觉刺激可以有效地改善岛叶皮层的功能,从而改善吞咽反射功能。

痛感过强时会伴有情绪反应及心血管和呼吸方面的变化,且刺激撤除后,痛感还将持续数秒,因此,痛觉刺激时,需要整体考虑患者的一般状况,包括了解患者的血压、心律、呼吸、既往病史等方面的情况,同时,注意刺激强度和持续时间。刺激前,要注意观察患者口腔黏膜,有无溃疡、黏膜损伤、黏膜肿胀等情况,避免损伤加重及引起过强痛感,刺激过程中,要时刻观察患者的反应,并询问患者有无不适感,刺激结束后,再次检查患者的口腔黏膜,有无损伤和红肿。

三、触-压觉刺激

触-压觉刺激多与其他训练措施合并进行,可以用于认知障碍、吞咽失用、口腔感觉障碍等患者,具体方法包括:

1. 把食物送入口中时,增加汤勺下压舌部的力量,模仿正常食物对口腔的触-压觉,增强感觉输入,增强患者对食物的认知。

2. 给予感觉较强的食物,例如,有触感的食物(果酱或果冻等),增强食物本身对口腔的触-压觉。

3. 鼓励患者自己动手进食,可使患者得到更多的感觉刺激。对于吞咽失用、食物感觉失认的患者鼓励多用。

4. 给予需要咀嚼的食团,借助咀嚼运动提供最初的口腔刺激。

借助食物进行触-压觉刺激训练时,患者需意识状态清醒、全身状态稳定、具有一定的清嗓和咳嗽能力、能产生吞咽反射,评估患者的吞咽能力,然后决定如何给予食物。食团大小应适宜,少量开始,一般不超过 3ml;口腔期障碍较重或吞咽反射延迟明显、咽肌收缩弱的患者,一口食物常需要 2~3 次吞咽。因此,触-压觉刺激训练,可合并摄食训练、味觉刺激、电刺激、辅助代偿吞咽手法或姿势等多种训练方法一起进行,可达到更佳的训练效果。

四、气脉冲感觉刺激训练

此方法是使用具有一定压力的气泵发生器,或手动挤压气囊,气囊导管经软性材料包裹,放于口腔,出气端对准软腭、舌根、腭弓或咽后壁等部位,通过压力泵或手动快速挤压气囊,产生气脉冲,可刺激舌咽神经支配的口咽部相关区域,从而诱发吞咽反射的启动。此方法适用于咽反射消失或吞咽启动延迟的患者,与传统的对口咽部的按摩或温度刺激作用原理类似,但是,传统方法对于口腔分泌物大量潴留且无处理能力的患者,可增加口水误吸的风险。使用气脉冲感觉刺激治疗,可有效刺激口咽部的触-压觉感受器,诱发吞咽启动,改善吞咽能力,且简单、安全、有效,无痛苦,更适合于儿童。

　　临床应用发现,气脉冲刺激治疗可显著增加患者的吞咽次数,提高进食欲望,通过刺激腭舌弓、舌根、咽后壁等部位,可有效诱发吞咽反射,加快吞咽启动。研究表明,气脉冲刺激口咽部,无论是单侧或双侧,均可增加健康人的唾液吞咽频率,功能核磁定位研究发现,双侧气脉冲刺激与双侧网络系统激活有关,包括初级本体感觉皮质、丘脑、经典运动区的初级运动皮质、次级运动区和扣带运动区。无论左侧或右侧的感觉刺激,相关脑区的激活没有发现显著性差别。口咽刺激可以激活双侧额皮质网络,这些网络被认为是舌运动、咀嚼和吞咽的重叠区域,因此,这些皮质区域,尤其是额皮质,在吞咽的中枢处理中,具有重要的整合作用。

第二节　口腔深感觉刺激技术

　　深感觉包括位置觉、运动觉和振动觉。是指运动器官本身在不同状态(运动或静止)时产生的感觉,例如,人在闭眼时能感知身体各部的位置。另外,精细触觉也属于深感觉的范畴,可辨别两点的距离和物体的形状、大小、软硬和纹理粗细等实体觉。国外报道中,脑卒中后患者本体感觉障碍发生率为47.7%,其中,69%经正规训练可于8~16周后基本恢复正常。本体感觉对人体运动功能的影响包括:关节不稳、关节运动的控制能力下降、运动中身体姿势的调整和平衡能力下降以及人的整体的运动功能下降,因此,强调恢复本体感觉和神经肌肉的控制能力,是恢复运动功能的重要内容。口腔深感觉障碍的患者,会出现下颌关节不稳定、唇舌运动不协调、舌运动方向感知能力差、食物质地辨识降低、定向清除食物残留的能力降低等。

　　口腔中,本体感受器位于舌肌、牙周膜中和支配下颌运动的颞下颌关节及咀嚼肌中。

　　深感觉刺激治疗的目的是通过刺激本体感受器,改善口腔相关肌肉的张力和运动协调性,口腔运动训练中,有关肌肉或关节的牵拉、挤压、抗阻、敲打等方法,均可刺激口腔深感觉;另外,本体感觉神经肌肉促进技术也可用于口腔深感觉的刺激治疗。

一、改良振动棒感觉训练

　　利用改良振动棒感觉训练可为口腔提供口腔振动感觉刺激,通过振动刺激感觉的传入反射性强化运动传出,改善口腔颜面运动功能。此种训练,在临床训练中未出现不良反应,配合度高、依从性好的患者也可以在家训练。

　　振动棒多是由振动牙刷改良而来,其振动频率可调,分为声波频率和超声波频率。声波频率多在166~666Hz,在口腔中产生机械振动,刺激口腔,其主要的功能是:口腔黏膜按摩,促进血液循环,清除牙龈、牙周、舌苔和颊部黏膜等部位的细菌;超声波频率多在100~200kHz,其作用机制包括:①机械效应,超声波在组织中传播过程所产生的反应,超声振动可引起组织细胞内物质运动,使细胞浆流动、细胞振荡、摩擦,从而产生细胞按摩的作用,可软化组织、增强渗透、提高代谢、促进血液循环、刺激神经系统;②温热效应,是超声能量被组织吸收所产生的热量,可增加血液循环,加速代谢,改善局部组织营养;③空化作用,超声波作用于口腔分泌物,可产生大量的小气泡,小气泡因空化作用在口腔中不断振动、爆破,产生高压冲击波,可有效地清洁口腔,杀灭细菌,刺激感觉。因此,口腔改良振动棒感觉训练,既可刺激浅感觉,又可以刺激深感觉,并且可以改善局部血液循环,促进炎症恢复,预防肌肉萎缩。

训练时,将振动棒的头部放于口腔需要刺激的部位,如患侧唇、颊部、舌、咽后壁、软腭等部位,开启电源振动,可滑动振动棒的头部振动需要刺激的部位,直到被刺激的器官产生动作或感觉。

此训练方法的优点是安全,无明显不良反应,患者的依从性好,尤其是超声振动,无噪声,患者无明显的振动感,适用于成人和儿童,可指导患者或家属课下训练。

二、舌压抗阻反馈训练

此训练可以促进患者的舌肌感觉输入,增强舌上抬的肌力和耐力,改善吞咽动作的协调性,重新建立吞咽反射启动通路,在治疗吞咽动作不协调、吞咽反射消失和吞咽启动延迟方面具有良好的疗效。另外,舌肌上抬抗阻的主动运动过程,可直接刺激舌肌本体感受器,感受舌肌主动运动,改善运动协调性。

该训练所需工具是舌压抗阻反馈训练仪和导管球囊,反馈训练仪可数字化显示球囊的压力变化。舌的上抬的力量越大,球囊内的压力就越大,仪器数字显示就越大,患者的视觉反馈效果就越明显。

训练时,将导管球囊内注水 3ml,与舌压抗阻反馈训练仪连接,将球囊放于患者的舌中部,嘱患者闭唇抬舌用力上抵硬腭,并保持 5s,同时记录舌压抗阻反馈训练仪的数据变化。通过记录数据变化,给予患者可视性反馈,调动患者训练的积极性,可较快地达到训练效果。注意,需根据患者舌肌肌力的不同,选择适当的球囊内注水量。

三、舌肌的主动牵拉和抗阻训练

此方法是通过主动牵拉舌肌以及舌肌回缩抗阻的方法,刺激本体感受器。这一方法可以用无菌纱布包裹舌前部进行牵拉,舌钳牵拉舌部,或应用舌肌康复训练器进行舌肌牵拉训练。

舌肌康复训练器又称为吸舌器(图 4-2),其后端是球囊,前端是吸嘴,呈扁圆形,与舌尖贴合,前后交通,通过挤压球囊,可产生负压吸住舌尖,进行舌部的牵拉、抗阻、摆动等训练,并且,在牵拉舌出口腔的同时,可进行舌面挤压、按摩,或清洁口腔等,此方法主要适用于舌

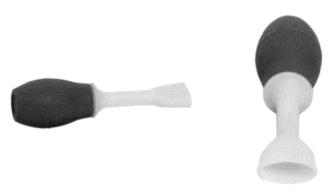

图 4-2 舌肌康复训练器(吸舌器)

运动能力受限和感觉障碍的患者,与使用舌钳或用纱布包裹舌前部进行牵拉治疗的效果类似,但是,不易产生疼痛和黏膜损伤,患者的接受度更高,依从性更好。

此方法不但可以增加舌肌的肌力,增加舌的运动范围,改善的运动的灵活性,而且可以增加舌的感觉刺激。进行舌肌本体感觉刺激的方法,与改善舌运动的方法略有不同,主要区别在于:①向外拉伸舌肌时速度适当加快,但是,拉伸长度不变,避免引起痛感,快速拉伸舌肌可向舌肌有效传递兴奋信息,兴奋本体感受器,有效感受舌的运动方向和运动位置;②向上、下、左、右各方向运动舌部时,需辅以口头指令,并要求患者主动运动舌肌向要求的方向运动,使患者充分感知舌尖运动的方向;③进行抗阻运动时,建议用吸舌器吸住舌尖,要求患者回缩舌尖,如患者有一定的闭唇能力,也可要求患者用口唇夹紧舌肌,患者回缩舌部的过程,也可以兴奋舌肌的本体感受器,感受舌运动方向。

应用舌肌康复训练器进行舌肌牵拉和抗阻训练时,需注意以下事项:①注意清洁、消毒,使用之前用沸水清洗吸嘴,进行消毒,使用之后拆开,分别用生理盐水清洗干净,晾干待用;②禁止患者之间混用,避免交叉感染;③口腔黏膜损伤或溃疡患者,不建议使用;④牵拉力度适中,避免暴力操作,避免出现痛感;⑤舌牵拉长度适中,以舌尖出唇1cm左右为宜;⑥一次持续牵拉时间不宜过长,因舌尖部为负压牵引,一定程度影响舌尖血液循环,时间过长,易致舌尖暗红、肿胀,所以,一次牵拉时间建议不超过5s;⑦连续牵拉治疗时间建议控制在5min左右,以免舌尖反复的缺血、充血,引起舌尖肿胀;⑧舌尖牵拉、抗阻回缩和牵拉舌向各方向运动的过程中,需注意平拉舌尖,避免舌系带与下列牙齿反复摩擦,致舌系带损伤或溃疡。

四、改善下颌运动方法

与下颌运动有关的感受器位于咀嚼肌和颞下颌关节中,因此,刺激这些部位的感受器,可有效地改善下颌的运动,从而改善咀嚼能力。可以通过振动或敲击咀嚼肌,或颞下颌关节处按摩实现。

五、本体感觉神经肌肉促进技术

本体感觉神经肌肉促进技术(proprioceptive neuromuscular facilitation,PNF)是20世纪40年代由美国内科医生和神经生理学家Hermankabat发明的,是以人体发育学和神经生理学原理为基础的一种多方面的运动治疗方法,是通过刺激人体的本体感受器,来激活和募集最大数量的运动肌纤维参与活动,促进瘫痪肌肉收缩,同时通过调整感觉神经的兴奋性以改变肌肉的张力,缓解肌肉的痉挛。基本手法包括:手法接触、牵张、牵引和挤压、最大抗阻、扩散和强化、正常时序、口令与交流。在口腔感觉运动训练措施中,舌肌牵拉抗阻训练、颊肌抗阻训练、按口头指令进行舌主动运动训练、咀嚼肌按摩训练、颞下颌关节牵引和挤压等措施,均可刺激本体感受器。

第三节　其他常用感觉刺激技术

一、特殊感觉刺激技术

特殊感觉包括味觉、嗅觉、视觉、听觉、前庭觉或平衡觉。好的食物讲究"色、香、味"俱

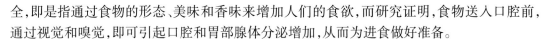

全,即是指通过食物的形态、美味和香味来增加人们的食欲,而研究证明,食物送入口腔前,通过视觉和嗅觉,即可引起口腔和胃部腺体分泌增加,从而为进食做好准备。

（一）嗅觉刺激

嗅觉刺激多用芳香味刺激嗅觉,以达到改善感觉和吞咽反射活动,故又称"芳香疗法(aromatherapy)",是通过芳香小分子物质刺激嗅觉,来达到对嗅觉调节及对嗅觉信息传递的作用。芳香小分子可以通过嗅觉通路直接刺激下丘脑垂体,进而分泌激素及神经调节物质,以调节机体功能。芳香小分子恢复刺激诱导的免疫抑制,调节内分泌,改善感觉和反射活动。

芳香疗法目前是研究热点,可用于治疗吞咽障碍患者。此外,文献报道,芳香疗法还可应用于患者或健康人群,作用包括缓解压力、调节免疫功能、改善睡眠质量、缓解疼痛、减轻焦虑、改善行为和精神症状等,应用领域包括职场女性、癌症患者、痴呆患者、糖尿病患者、冠心病患者等,应用的芳香物质则多为可挥发性精油,包括黑胡椒精油、薰衣草精油、苦橙叶精油等。

因芳香疗法是刺激嗅觉改善吞咽活动,所以适用于有误吸风险的患者、低意识状态患者、重度认知障碍患者、痴呆患者、不能执行口头指令的患者等。芳香疗法的治疗效果已经被研究证实,黑胡椒精油可以改善患者的吞咽反射和提高血浆 P 物质的浓度,可有效治疗吞咽障碍,预防吸入性肺炎。其机制是嗅觉刺激增加了右侧前扣带回皮层和左侧岛叶皮层的血流量,其神经环路与薄荷脑或辣椒素的间接作用类似,即直接刺激岛叶皮层,调控脑干的吞咽中枢,从而改善吞咽反射活动。

目前,治疗吞咽障碍的嗅觉刺激疗法多应用黑胡椒刺激。可以将其制作成可挥发性黑胡椒精油,或将其制成生理盐水溶液等,经鼻腔吸入芳香小分子物质后,可有效改善吞咽启动。然而,上述措施在应用中仍然有时间的局限性,仅限于治疗时间对治疗师或护理人员造成负担,对于患者则不能达到足够的治疗时间。因此,目前在国外研发了一种新的方法进行黑胡椒芳香治疗:气体药物输送系统(drug gas delivery system,DGDS)。即将可挥发的生物活性物质以气体的形式安全地、稳定地输入机体。经 DGDS,黑胡椒芳香成分可 24h 连续地运输至靶目标,其治疗效果和直接黑胡椒嗅觉刺激近乎相同。研究表明,多种抗生素都难以控制的老年性难治性吸入性肺炎患者运用 DGDS 行黑胡椒刺激治疗后,患者的体温得到控制,肺部感染治愈,吞咽功能改善。

（二）味觉刺激

人的味觉系统能够感受和区分多种味道,众多的味道则是由 4 种基本的味觉组合而成,即酸、甜、苦、咸。通常,NaCl 能引起典型的咸味,H^+ 是引起酸感的关键因素,甜感则主要由葡萄糖的主体结构引起,奎宁则能引起典型的苦味。另外,即使是同一种味质,由于其浓度不同所产生的味觉也不相同,如浓度在 0.01~0.03mmol/L 的食盐溶液呈微弱的甜味,浓度大于 0.04mmol/L 时才是纯粹的咸味。

味觉感受器是一种化学感受器,对其换能机制目前还不十分清楚,它所产生的感受器电位通过突触传递引起感觉神经的动作电位传向味觉中枢,味觉中枢通过对 4 种基本味觉的不同神经信号进行不同组合来认知各种味觉。

味蕾是味觉的感受器,主要分布于舌背部表面和舌缘,人舌表面的不同部位对温度的敏感程度不一样,一般是舌尖部对甜味比较敏感,舌两侧对酸味比较敏感,舌两侧的前部对咸味比较敏感,舌体对咸味和痛觉敏感,软腭和舌根部则对苦味比较敏感。味觉的敏感度往往受食物或刺激物本身温度的影响,在20~30℃,味觉敏感度最高。将不同味道的食物放于舌部相应味蕾敏感区域,可以增强外周感觉的输入,从而兴奋吞咽皮质,改善吞咽功能。

味觉刺激时,可选用酸、甜、苦、辣4种味道为刺激的口味,其中辣作为传统观念的口味,实则为痛觉刺激。代表性食物成分分别为:酸——柠檬酸,甜——蔗糖,苦——奎宁,辣——辣椒素。将其各种味道分开独立调制成稀流质备用。其浓度分别为柠檬酸2.7%w/v;蔗糖8%w/v;奎宁0.1%w/v;辣椒素,取25mg辣椒素先用100%乙醇溶解,再稀释到0.025%w/v。

刺激方案:根据患者的个人口味喜好,将不同味道的食物放置于舌部相应的味觉敏感区域,蔗糖的甜味刺激应放置于舌尖,柠檬酸的酸味刺激应放置于舌两侧缘,奎宁的苦味刺激应放置与舌根部或软腭,辣椒素的辣味刺激实际触发痛觉或舌部的温热感受器的TRP,可放置于舌面。治疗师或操作人员取出味觉刺激物,以棉棒蘸取后放于舌部相应的味觉敏感区域,每次刺激3~5s,间歇30s,共10min,持续4周。刺激后,根据患者的实际吞咽能力,进行空吞咽训练或摄食训练,采用标准记录表格记录进食的时间、食物的成分、食物的形状、每次的进食量、每次进食所需的时间、进食的途径、进食的反应(发生呛咳的次数和痰量)等情况。

另外,味觉感受器是一种快适应感受器,某种味质长时间刺激时,其味觉敏感度迅速降低。因此,进行味觉刺激时,同一种味质刺激时间不宜过久,刺激的部位不宜固定,刺激完毕后,需嘱患者移动舌体并行吞咽动作。

目前研究已经证实,味觉刺激可以增加唾液分泌增加,缓解口腔干燥,增加患者的吞咽次数,并减轻口腔和咽部分泌物的潴留量。味觉刺激(如柠檬酸等)可以通过增强喉上神经和舌咽神经咽支的感觉传入,明显激活初级感觉区、前扣带回、岛叶、前额叶、鳃盖部和辅助运动区等与吞咽关系密切的脑区,提高吞咽皮质至颏下肌群的传导通路的兴奋性,这使得感觉信息能够快速动态地调节运动行为,快速调节咀嚼时节律性下颌运动的启动、维持和结束,促进吞咽启动。此外,食品发出的气味也属于味觉刺激范畴,与食物辨识等认知功能相关,口咽传入神经对机械性刺激、温度和化学性刺激的变化都是敏感的,而且舌部相应味蕾区对不同味道的敏感性也不一样。随着年龄的增长,味觉是最先出现衰退的感觉,但是,酸、甜、苦、辣的喜好选择是人的一种本能,经长久的生活习惯的累积,可有意识地将味觉信息储存在脑内,形成味觉记忆。

二、K点刺激

K点(K point)是由日本言语治疗师小岛千枝子教授发现的,并以她的英文名字第一个字母K命名的。临床上,主要用于重度假性延髓麻痹吞咽反射消失或减退,以及张口困难致食物不能送入口中的患者。在日本和中国均已得到推广并广泛应用。需要注意的是,对于延髓麻痹的患者和正常人,K点刺激引起张口的作用弱或无。

K点的位置(图4-3)位于磨牙后三角的高度,在腭舌弓和翼突下颌的凹陷处。通过刺激K点可以诱发患者的张口动作和吞咽启动。

K点刺激可采用两种方法,一种方法是借助工具的方法,例如:压舌板、棉棒或长棉签、小岛勺等,沿着口腔一侧舌缘向后刺激K点,如刺激有效,患者会出现咀嚼样动作及空吞咽动作;如果患者张口困难,可经齿龈和颊黏

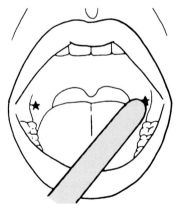

图4-3　K点

膜间的腔隙向后,经磨牙后区刺激 K 点,若患者后磨牙缺损,刺激相对容易,如后磨牙完整,则需适当用力去刺激 K 点,此时,可引起患者反射性张口动作。另一种方法是治疗师戴手套,以示指经齿龈和颊黏膜间隙进入,经磨牙后区刺激 K 点。

需要注意的是,刺激强度为轻触,动作需轻柔,尤其是张口困难的患者,磨牙后区有磨牙后垫,易发炎,故切忌动作粗暴,避免黏膜损伤及肿胀;另外,刺激时需注意左右反应是否有差别,有差别时选择刺激有效侧。

三、深部咽肌神经刺激疗法

深部咽肌神经刺激疗法(deep pharyngeal neuromuscular stimulation,DPNS) 是由美国治疗师 Karlene H. Stefanakos 发明的,该方法是利用冷冻柠檬棒刺激咽喉的反射功能区,着重强调三个反射区:舌根部、软腭、咽上缩肌与咽中缩肌,达到强化口咽肌肉功能与咽喉反射,改善吞咽功能的目的。

DPNS 主要刺激的部位是舌正中沟、舌缘、舌根、软腭、悬雍垂、咽弓和咽后壁等位置,可诱发咽部肌肉和舌肌紧张及增加感觉输入。舌肌分舌内肌和舌外肌两部分,舌内肌各肌肉起止走行均位于舌内,收缩时可改变舌的形状,例如:舌的扁平、细长、缩短、舌尖上翘和舌呈勺状等外形,舌内肌包括舌上纵肌、舌下纵肌、舌横肌和舌垂直肌(图 4-4);舌外肌起于舌周围各骨,止于舌内,收缩时改变舌的位置,如伸舌、摆舌等,舌外肌包括颏舌肌、舌骨舌肌和茎突舌肌(图 4-5)。在吞咽过程中,舌在口腔准备期和口腔期中的核心作用是搅拌食物使之与唾液充分混合和向咽部递送食物,舌的后缩和舌根向后下、后上的运动过程可保证食物由口腔期向咽期的顺利过渡。

DPNS 可以强化患者的咳嗽和吐痰能力、减少流涎、增强咽喉肌的力量、提高吞咽反射、改善音质、减少误吸,尤其适用于吞咽反射延迟的患者。

冷冻柠檬棒的制作:将灭菌纱布块展开,包裹于筷子前端,然后,用棉线自上而下八字或环形缠绕固定,下方打死结。然后用柠檬汁蘸湿,放于无菌盒中,置于冰箱中冷藏备用。规格要求:棉棒纱布长度约 8cm,纱布厚度约 8 层,纱布固定需紧密,不容易脱落,无毛刺,棒顶端需厚实(图 4-6)。

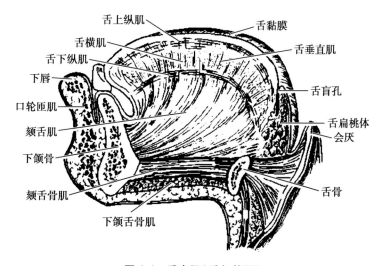

图 4-4 舌内肌(舌矢状面)

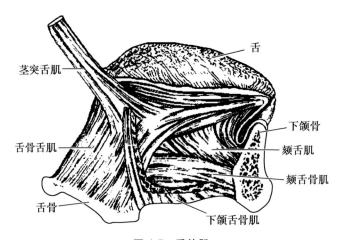

图4-5　舌外肌

具体操作:治疗师戴手套,用湿纱布包住患者前1/3舌面,以持续稳定的力度向外牵拉舌部,以另一只手持冷冻柠檬棒分别刺激患者的软腭、舌根、咽后壁等部位。方法包括:①冷冻柠檬棒置于软腭,由患侧向健侧平滑移动,刺激1~3s,以增加软腭的反射功能;②冷冻柠檬棒置于软腭,由前向后平滑移动,先患侧后健侧,最后置于中间向悬雍垂滑去,各刺激1~3s,以增加软腭反射功能;③在舌根味蕾部位由患侧向健侧平滑移动,刺激1~3s,以增加舌根收缩反射;④由一侧舌前外缘滑向舌根味蕾部位,刺激2~4s,然后同法刺激另一侧,以增加舌旁感觉和舌体移动力量;⑤咽舌中间部位由后方滑向前方,以增加舌体形成勺状的运动;⑥在患侧咽后壁处刺激1~2s,再换健侧,以增加咽后壁紧缩反射功能;⑦在悬雍垂上轻点,刺激1~2s,以增加舌根收缩反射的力量和速度;⑧咽悬雍垂两旁划线,刺激1~2s,先患侧后健侧,以增加舌根回缩反射的力量。

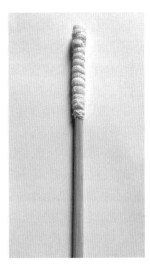

图4-6　棉棒制作规格

备注:纱布长度包裹棉签长度约8cm;无毛刺;顶端需厚实

四、口腔感觉刺激综合训练

口腔中,触-压觉、温度觉和痛觉的传入神经和中枢传导通路是相同的,其激活的脑区具有广泛的重叠性。因此,在实际临床应用中,口腔感觉刺激治疗多建议采用感觉综合刺激训练,不建议仅用单一的感觉刺激进行治疗。用哪些感觉刺激治疗,则需要根据患者的实际吞咽能力评估情况、意识情况、认知状态、吞咽器官的运动能力、呼吸状态等进行综合判定。例如,意识障碍的患者,可采用口腔护理、嗅觉刺激治疗;唇舌等吞咽器官运动能力差的患者,可采用口腔护理、温度刺激治疗、本体感觉刺激治疗、气脉冲刺激治疗等;吞咽反射延迟的患者,可采用温度觉刺激、K点刺激、深部咽肌神经刺激疗法等。同一种刺激治疗方法,也多涉及多种感觉刺激,例如,冷冻柠檬棒深部咽肌神经刺激疗法,也涵盖了温度刺激中的冷刺激、触-压觉刺激、味觉刺激、本体感觉刺激等。感觉刺激治疗,也可与口腔运动训练技术相结合,例如,在进行冷刺激训练时,可用冰棉棒辅助进行左右摆舌运动,冰棉棒刺激患侧颊黏膜时,可适当向外加压,要求患者颊部内收对抗冰棒,增强颊肌力量等。在进行摄食训练时,可根据患者喜好和吞咽能力,选择带有一定味道、温度和不同质地的食物,增加味觉、温度觉和本体感觉的输入。总之,在设计感觉刺激治疗的方法时,要考虑尽量以一种刺激手段,达到更多的感觉输入,可更好地改善患者的吞咽功能。

第四节 口腔运动训练技术

一、概述

(一)基本内容

口腔运动训练技术是指运用手法对患者口部(下颌、颊、唇、舌、软腭等)进行运动训练,根据口部肌肉运动原理和用进废退原则充分发挥患者主观能动性,帮助患者建立正常运动模式,利用被动、主动以及抗阻等方法进行有效、有针对性的治疗。促进口腔的感知觉和运动功能正常化,抑制口腔异常的运动模式,使患者获得正常的口腔运动控制。例如:可通过刺激,如轻触或者轻叩患者皮肤,促进肌肉收缩;按摩肌肉,降低肌张力;牵拉、推挤、叩击等进行口唇的抵抗训练;也可运用温度刺激(冷、热刺激)促进肌肉感觉、运动的恢复等训练方法,通过口腔运动训练建立正常的口腔运动模式。主要分为非言语性口腔运动训练与言语性口腔运动训练。

非言语性口腔运动训练(non-speech oral-motor exercises,NSOMEs)是指主要针对与吞咽以及言语产生相关的口腔运动的训练,但不进行直接的言语发音的练习。这一运动训练主要包括下颌、舌、唇、软腭、颊部肌肉等运动的练习,吹气、吸吮以及咀嚼等方面的练习。

言语性口腔运动训练(speech oral-motor exercises,SOMEs)是指通过有目的性的言语、语言活动使参与构音过程的器官进行有针对性的运动,从而提高参与吞咽、构音相关口腔运动的整体运动功能。

(二)实施原则

吞咽过程是由多器官配合完成的,协调的口腔运动使参与准备期以及口腔期的多个器官共同配合完成食物的摄取、加工以及递送活动。口腔运动训练的实施应注重功能的整体性,从整体角度出发,通过训练改善局部器官功能以及相互之间的协调性,从而达到改善吞咽功能的作用。同时,口腔运动训练应遵循运动训练的原则,循序渐进地进行,运动范围应由小到大,次数从少到多,时间由短到长,强度由弱到强,活动量以不感到疲劳为准。口腔运动训练对患者的摄食吞咽能力以及构音功能等方面的改善都有极大的影响。脑卒中患者、脑外伤患者、脑瘫儿童、发育迟缓患儿等常会发生不同程度的口腔运动困难,从而导致摄食吞咽障碍以及言语不清等,影响患者的 ADL 能力及生存质量。合理并有效地运用口腔运动训练技术,对患者的康复治疗效果起到正面积极的作用。

(三)基本用具

随着吞咽康复技术的不断普及与发展,以及多年来口腔运动训练在临床中不断应用于实践,口腔运动训练的作用越来越被言语治疗师所认同,口腔运动训练所使用的工具的原理都是遵从于运动训练本身的规律。为了更方便训练操作、更有针对性,同时也是为了取得更好的效果,实践中不断改良训练工具,设计更好的训练工具,以求为患者带来更好的治疗效果。国内外大量的口部运动训练工具也随之应运而生,无论是材质、质量与工艺水准都在不断提升。治疗师需根据口腔运动功能评估结果,结合患者情况,利用各种训练工具,最大限度地改善患者口腔运动功能。

训练常用工具有基本工具如:橡胶手套、指套、冰块、毛巾、压舌板等;以及可提供视觉反馈的镜子;辅助控制、运动口腔肌肉的吸舌器、橡胶咀嚼棒等;改善口部肌肉功能的弹性硅胶勺、电动口腔振荡棒、不同硬度的咀嚼棒、不同粗细口哨、吸管等;各种状态食物;能提供生物反馈的压力感应以及肌电感应装置等;神经肌肉低频电刺激仪等。

（四）适应证和相对禁忌证

1. 适应证　脑卒中患者、脑外伤患者、周围神经损伤患者、脑瘫儿童、精神发育迟滞患者、高龄等各种原因引起的,下颌关节、咀嚼肌群、颊部、唇、舌、腭咽闭合等运动控制、力量及协调能力下降所致的吞咽障碍。

2. 禁忌证

（1）运动训练所针对的关节、肌肉出现损伤或疼痛。

（2）局部皮肤、黏膜破损、溃疡。

（3）过度疲劳或身体不适。

（4）使用神经肌肉低频电刺激时,应注意电疗禁忌证。

二、技术内容及操作

（一）计划的制订

口腔的运动在整个吞咽过程中,起着非常重要的作用,特别是参与食物的摄取、加工以及运送等功能。参与口腔运动的神经、关节、肌肉异常造成的准备期和口腔期问题,也是摄食吞咽功能下降常见的原因之一。通过口腔运动训练,可以最大限度地改善患者食物摄取、加工以及运送等功能,从而改善患者的摄食吞咽功能。

口腔运动训练计划的制订,主要根据对参与口腔运动的神经、关节、肌肉等功能的相关评估,评估是有效训练的依据和基础,通过口腔运动的主、客观评估(如:中国康复研究中心版临床吞咽能力检查表、构音障碍检查表均有对口腔器官运动的评估部分),发现问题并进行有针对性的功能训练。

（二）具体操作

1. 唇部运动训练技术　唇部的运动由唇部肌群的收缩完成,其作用是在咀嚼和吞咽时,封闭口腔前部,使口腔内的食物不会漏出。并可紧贴牙弓将食物从口腔前庭挤入口腔内。在摄入液体时,还可缩拢完成吮吸动作。另外,唇部运动还参与完成构音运动。

进行唇部运动训练时需依据唇部的不同运动功能特点并根据患者实际残存能力,通过被动运动、主动运动、辅助或抗阻力来适应患者唇部不同程度的运动功能,并应尽可能引导主动运动参与,促进患者唇部运动功能的改善。

（1）口唇闭合训练

1）目的:让患者进行紧闭口唇的练习,可提高患者口轮匝肌随意运动功能,改善口腔对食物的包纳、保持能力,减少食物的遗撒,并为食团运送时,食团向后方移动提供更好的压力环境。

2）工具:镜子、橡胶手套、纱布、纽扣、线绳、棉棒、硅胶勺、筷子等。

3）步骤:训练时,让患者首先通过镜子观察自己双唇的位置及状态,治疗师可示范闭唇动作,并让患者完成口唇闭合动作,并保持数秒。可以完成唇闭合的患者,治疗师可以用示指和中指分别轻按患者的上、下唇两侧,感受并比较上、下唇两侧肌肉收缩的力量。唇力量较弱的一侧,在闭唇时可以向闭合运动方向的反方向,施加一定的阻力,力量可循序渐进,使患者在抵抗阻力中逐步增强唇部闭合的力量,力量提高后,可让患者保持用力闭紧双唇,同时治疗师佩戴指套,以手指置于唇缝隙处,上、下分离患者双唇,让患者进行抗阻力的练习,进一步提高患者双唇闭合力量及耐力。

其他提高唇部闭合功能的方法:①让患者双唇闭合,上、下唇之间夹住一条状纱布的中部(厚度约 1~2mm),治疗师双手固定住纱布条的两端并向不同方向牵拉,力量循序渐进,同时让患者维持唇闭合动作夹紧纱布条。②将一枚纽扣(直径以患者口部容易包纳为宜)中部用细绳连接,让患者双唇闭合,用唇包纳住纽扣,治疗师逐渐用力牵拉细绳,使纽扣向外的力量加大,患者用双唇施加阻力,维持住纽扣的位置,以提高患者双唇闭锁、包纳力量及耐力。③也可利用鼓腮动作来进行。让患者完成鼓腮动作,并尽力闭紧双唇,通过口内压力变化,使患者利用双唇闭锁控制口内空气。增加口内压力,可增强唇的闭合力量。

4)注意事项:不能完成唇闭合的患者,治疗师应首先对患者的唇部周围肌肉进行被动运动及手法刺激,包括挤压、牵拉、按摩等,然后可用指腹轻轻叩击口周,或用软质毛巾或毛刷沿口轮匝肌由口角处向口唇中线位快速擦刷及划拨,也可以用指腹反复、快速轻叩口轮匝肌肌腹,刺激唇部肌肉的收缩,诱发唇的闭合出现。对于存在下颌闭合困难的患者,由于上下唇之间的距离增加,双唇闭合困难,治疗师可辅助患者关闭下颌后,让患者进行闭唇训练,也可让患者首先用双唇夹住自己的手指,感受唇部的闭合力量,然后可用双唇夹住不同粗细及材质的训练工具(如:棉棒、硅胶棒、勺柄、筷子等)。

(2)咂唇训练

1)目的:通过咂唇练习,可提高患者口轮匝肌随意运动功能,提升唇部力量及协调性,提升吸吮力量。

2)工具:镜子、橡胶手套、吸管等。

3)步骤:让患者闭紧双唇,同时使口内呈负压状态,然后分离双唇,完成咂唇运动。治疗师可进行示范,并要求患者用力完成,并让患者注意比较咂唇时发出声音的大小,体会唇部用力的感觉。力量可循序渐进逐渐增加,运动速度逐渐加快,重复数次,提高唇部的力量及整体协调性。

4)注意事项:对于双唇闭合有困难的患者可用手指佩戴指套放置于唇间辅助做吸吮动作,逐渐取出手指从而减少辅助量,并最终完成咂唇动作。对于鼻漏气或口内无法形成负压的患者,完成咂唇动作困难,这时可让患者先完成凸唇的动作,在凸唇位舌体略前伸,在舌体与双唇间形成负压,并用力分开凸起的双唇中部,完成类似亲吻动作。或让患者将嘴唇抿住,并于展唇位完成咂嘴动作来感受唇部运动,逐渐努力完成目标动作。

(3)示齿(展唇)训练

1)目的:通过该练习,可提高患者口轮匝肌外展、上提等运动功能,提升唇部力量及运动范围。

2)工具:镜子、橡胶手套等。

3)步骤:让患者通过镜子观察自己双唇位置及状态,治疗师可做出示范,首先让患者完成展唇动作,或让患者模仿微笑动作,逐渐扩大运动范围,用力让双唇外展,类似大笑或龇牙动作,让患者观察示齿的范围,并要求患者尽最大努力继续扩大范围并坚持数秒,需重反复练习,以逐步提高唇外展的运动范围。

4）注意事项:对于不能完成唇外展,或一侧运动范围减小的患者,治疗师可用手指,利用摩擦力向远离中线方向施加推挤或外拉口角方向的力量,同时要求患者努力完成展唇动作,以促进唇左、右两侧的对抗性,并改善患者唇的外展运动。

（4）唇的前凸运动

1）目的:通过该练习,可改善患者口轮匝肌收缩、前凸等运动功能,提升唇部力量及运动范围。

2）工具:镜子、橡胶手套、筷子等。

3）步骤:治疗师可做出示范,并让患者完成前凸嘴唇动作,过程中让患者通过镜子观察自己双唇状态及位置的变化,治疗师观察患者前凸范围,并佩戴指套用手指触摸患者唇部,感受患者唇部前凸力量。

4）注意事项:对于凸唇无力的患者,治疗师可通过牵拉推挤唇部,使唇部被动向前凸起,用指腹轻轻叩击口周引起口轮匝肌收缩,并引导患者主动收缩口轮匝肌,使唇部收缩向前凸起。对于前凸力量减小的患者可用手指施加轻微的向后推挤唇部的力量,增加唇部前凸时的阻力,并让患者进行抗阻力的运动,并维持数秒,以提高唇部前凸的力量。对于前凸力量较强的患者可用手指向不同方向施加阻力,并逐渐加大阻力,让患者对抗阻力方向,进一步加强双唇前凸的运动范围、力量及稳定性。对于运动范围减小的患者,可利用笔或筷子等棒状物品,让患者用前凸的嘴唇及鼻夹住固定,提高患者唇部前凸范围。

（5）唇内收训练

1）目的:通过该练习,可改善患者口轮匝肌内收、后缩等运动功能,提升唇部运动范围及与下颌开闭运动的协调性。

2）工具:镜子、橡胶手套等。

3）步骤:治疗师可做出示范,让患者分别将上唇、下唇及双唇收缩至口内,或用牙齿分别轻轻咬住上唇外侧、下唇外侧或同时咬住上下唇并努力使唇部向口内运动,也可反复交替进行并维持数秒,该动作可促进下颌的参与与唇部运动相配合,同时可提升口周肌肉的稳定性和协调性。另外,可用舌分别舔上、下唇外侧并配合内收上、下唇,可促进下颌及舌的参与与配合,也可提升口周肌肉的稳定性和协调性。以上两组训练动作结合下颌及舌部运动训练,对口腔运动的整体协调性的提高有很大的帮助。

4）注意事项:对于不能完成唇内收的患者,治疗师可用手推挤唇部,轻微辅助患者完成此动作,通过反复进行,并逐渐减少辅助的量,逐渐使患者能够主动完成此运动。

（6）唇控制力及灵活性训练

1）目的:通过让患者保持某种唇形,并在几种唇形间变换,改善患者唇部运动的稳定性、灵活性及协调性。

2）工具:镜子。

3）步骤:让患者保持某种唇形如:圆唇动作,类似"呜"的口型;扁唇,类似"鱼"的口型等,提升患者唇部的控制能力。然后可在几种唇形间快速转换,提高唇的灵活性。如:张唇、闭唇、凸唇、缩唇、露齿、展唇、圆唇、鼓腮、吮颊、咂唇等动作的转换,反复进行并逐渐加快速度,通过快速转换练习提高唇的力量、灵活性及协调性。

4）注意事项:以上几项训练均需要循序渐进,并应保证一定的重复性,每次训练应完成一定的强度,具体训练量应根据患者的能力以及体力,以患者需要尽力坚持完成的量为宜,每日重复,方可取得较好的训练效果。

2. 下颌运动训练技术 下颌运动的训练,包含下颌的开、闭运动及下颌的侧方运动。

(1) 下颌开、闭的训练

1) 目的:通过该训练,改善患者下颌的运动范围、灵活性以及协调性,提高患者的咀嚼范围。

2) 工具:镜子、橡胶手套、长棉棒、小岛勺、橡胶咀嚼棒等。

3) 步骤:可让患者尽量正常范围打开下颌,可至稍微过度张口位,如发现患者张口范围受限或范围减小,可首先对患者下颌关节周围及相关肌肉进行按摩放松,对于中枢性运动障碍的患者,可通过 K 点法,刺激患者张口(具体方法可参看本章上一节 K 点刺激),对于周围性运动障碍的患者,需进行手法牵拉及推压下颌逐渐改善张、闭范围。然后,可利用不同粗细及软硬度的橡胶咬合训练棒进行下颌开、闭及侧向运动的咬合训练。通过对不同强度训练工具的咬合训练,来模拟切割、研磨等咀嚼动作提高患者下颌的运动功能,使患者逐渐获得更大的下颌咀嚼范围及咀嚼力量。对于咬合过度、张口困难的患者可首先放松患者颈部,让患者头稍稍向上昂起,用冷毛巾放松咬肌,治疗师可戴手套沿患者颊龈沟进入,轻轻按摩磨牙后部牙龈(K 点对应外部位置),当患者张开口后,可用橡胶咬合训练棒进行训练。

4) 注意事项:进行 K 点刺激时应注意刺激工具以及接触刺激时的力度,避免刺伤或过度用力损伤黏膜,造成出血或溃疡。推压牵拉下颌时应循序渐进,注意分散受力点保护患者牙齿,避免暴力撬压下颌损伤牙齿。如果张口过大且关节囊过分松弛时,下颌头可滑至关节结节前方而不能退回关节窝,造成下颌关节脱位。手法复位时,必须先将下颌骨拉向下,超过关节结节,再将下颌头纳回下颌窝内。因此,进行下颌开、闭的训练时,不可过度要求运动范围或急于求成,而导致患者下颌关节脱位或其他损伤,训练需建立在循序渐进的基础上,通过更多协调的下颌运动而获得。

(2) 下颌控制力及稳定性的训练

1) 目的:通过此训练,改善患者下颌的力量、运动稳定性及协调性,提高患者的咀嚼范围。

2) 工具:镜子、橡胶手套、纱布、橡胶咬合训练棒、不同强度的硬质食物等。

3) 步骤:训练时可让患者咬住硬质食物(如条状磨牙饼干),让患者咬住饼干的一侧并保持饼干稳定,需控制咬合力量及稳定性,减少饼干的上下晃动,同时需持续保持下颌的闭合,避免饼干从口内掉落。并可配合唇、舌运动移动和调整饼干在牙齿中的位置,可同时使多个器官参与该运动,促进口腔运动的整体协调性、稳定性及控制能力。

当患者下颌的控制能力及稳定性提高时,可逐渐增加训练的难度,选取质地稍脆的食物(如各种韧性饼干、苹果条等),让患者咬住饼干的一侧并保持饼干稳定,由于饼干质地的变化,要求患者需要更好地控制下颌的力量,避免将饼干咬断,保持数秒后,可让患者继续做实物转移的动作,移动饼干,最后可根据患者吞咽功能情况吐出或完成咀嚼动作。

为进一步加强患者下颌运动协调性,治疗师可以用纱布包裹住不同质地的食物块(如苹果块、口香糖等),然后放在患者其中一侧磨牙中间,尝试让患者咀嚼至食物变软或呈糊状;咀嚼过程中治疗师可同时手持纱布的另一端,通过适当移动固定食物在患者口内的位置。当其中一边磨牙咀嚼完成后,可用相同的方法尝试另一边。此方法在患者咀嚼食物时,食物的汁液和味道会从纱布缝隙漏出,患者会更有咀嚼的欲望,同时纱布可防止患者咀嚼功能不足引发的危险,具有较高的安全性。

4）注意事项:训练中的食物参与,虽然可以提高患者的训练积极性,但训练相应的风险性增加,训练前需对患者的吞咽功能有所了解,确保安全性后方可进行。

3. 颊部运动训练技术　颊部运动训练包括颊肌力量、颊肌灵活性及协调性训练。

（1）颊肌力量训练

1）目的:通过训练改善患者颊部肌肉的力量,改善食物加工处理时对食物的控制能力,减少颊部残留,并提升对流体食物的吸吮力以及食团运送时口腔内向后方推送的压力。

2）工具:镜子、橡胶手套、软毛巾、硅胶软勺等。

3）步骤:可让患者鼓腮,并进行左、右侧交替鼓起动作,同时观察对侧颊部收缩情况,当患者可以完成该动作时,治疗师可用手指在患者鼓起侧颊部施加轻微压力,观察患者对侧颊部及双唇肌肉收缩力量。如患者颊肌萎缩无力或力量下降时,首先可对颊部肌肉进行按摩及推压刺激,同时用软毛巾快速擦刷面颊部并让患者进行主动颊肌收缩运动,然后,可用示指佩戴橡胶或硅胶软质指套(也可用硅胶软勺、按摩棒等)从口内沿颊部伸入并向外侧施加轻度牵拉力量牵拉颊肌,力量循序渐进,以引发患者颊肌收缩为宜,可逐渐加大拉力以提高患者颊部力量。

4）注意事项:如患者颊部松弛无力,为改善患者患侧颊部肌肉张力,可用同侧拇指和示指夹住患侧面颊,并用拇指由远端向唇角侧轻轻按摩颊肌,快速圆唇和唇角上提。或用拇指沿颊肌外侧由下至上进行推压及按摩,促进患侧颊面部感觉以及肌肉功能改善。另外,还可配合对患者颊部进行拍打、擦刷及冷、热等刺激以促进颊部肌肉功能恢复。

（2）颊肌灵活性及协调性训练

1）目的:通过此训练改善患者颊肌灵活性及协调性,减少颊部残留,提高患者咀嚼时食团加工的能力。

2）工具:不同质地的食物等。

3）步骤:可让患者鼓腮或含住一口水,做左、右同时或交替鼓腮的漱口动作,逐渐加快速度,持续动作数秒,重复数组,以提高颊部肌肉运动的灵活性。由于颊肌在咀嚼过程中与舌配合将食物固定于上、下磨齿之间,训练时可利用食物,通过选取不同质地的食物,让患者直接进行咀嚼的练习,以提高颊肌灵活性及协调性。通过进行反复咀嚼练习,强化咀嚼动作,可最大限度地提升口腔各器官整体的运动协调性。

4）注意事项:从训练的安全角度出发,由于直接食物参与训练,须根据患者的吞咽功能,选取相对安全的食物,应避免过于光滑,容易卡住的球、块状食物,可将食物加以改造,切成相对安全的形状,如条状、片状等。因此,训练前应对患者吞咽功能有充分的了解或进行吞咽评估,确保训练的安全性。

4. 舌运动训练技术　舌的运动训练针对力量、运动范围、灵活性、协调性、稳定性等多方面。在训练中,针对患者的不同情况,舌的运动训练采取被动运动训练、主动运动训练、抗阻训练等不同的方法。

（1）舌的被动运动训练

1）目的:当患者舌运动受限或舌运动范围减少时,通过对舌的各种被动活动,使舌肌得到一定程度的本体感觉以及运动刺激,纠正舌肌异常的状态,从而减少舌肌失用性萎缩,促进舌肌功能恢复。

2）工具:镜子、橡胶手套、指套、吸舌器、硅胶勺、按摩棒、电动口腔振动棒、棉签、冰棉棒、海绵拭子、柠檬汁等。

3）步骤：①舌的运动范围训练：让患者放松，张嘴，治疗师戴手套轻轻拉动或用吸舌器轻轻固定患者舌头，并做出伸舌、缩舌、舌上抬、舌下降以及舌向两侧口角等各个方向的运动范围的被动运动训练。②按压训练：治疗师使用手指、硅胶勺、按摩棒等软质工具按压舌体，可以采取不同的力度，或采用专用电动振动棒对舌体进行本体感觉的刺激，促进舌运动感觉功能的恢复。③擦刷训练：治疗师使用手指佩戴指套、棉签或海绵拭子等工具轻轻擦刷舌体，促进舌运动感觉功能的恢复。④冷刺激以及味觉训练：使用冰棉棒、棉签、硅胶勺等进行舌的刺激训练。通过冷、热觉以及味觉刺激（如使用酸味的柠檬汁），促进舌运动感觉功能的恢复。被动运动以及刺激舌的目的就是通过对舌内肌施以反复的、适当的机械刺激，帮助患者获得对其舌内肌自身运动的感受，从而促进舌运动感觉功能的恢复。

4）注意事项：舌的运动范围训练时，注意被动拉伸舌体时力量须平稳、轻柔，范围由小至大逐渐扩大，不可过度拉伸舌肌造成舌肌损伤。被动拉伸次数不宜过多，避免过多操作损伤舌肌及黏膜。

（2）舌的主动运动训练

1）目的：当患者舌出现一定的主动运动时，应逐渐减少被动运动的量，可增加辅助主动运动、主动运动及抗阻运动。通过主动运动的参与可大大提高患者对舌运动的感知，会更好地促进舌运动、感觉功能的改善。

2）工具：镜子、橡胶手套、指套、训练用食物等。

3）步骤：①舌的各方向运动：可让患者将舌头抵住上齿背处，并保持数秒（视患者能力而时间不同），也可以尝试抵住口唇及面颊、牙齿或其他部位，例如：让患者用舌尖沿上列或下列牙齿由一侧至对侧连续滑动，让患者注意感受牙齿间的缝隙对应的牙齿及牙齿的数量，以提高舌的运动范围、稳定性及精确性。或用舌尖触碰左、右嘴角、唇周内、外侧或颊部的内侧等位置，若患者完成情况较好也可用手指在对应位置施加一定阻力并让患者保持一段时间，以提高患者舌的力量及稳定性。②舌尖上舔的练习：下颌微张口位，让患者舌尖抵住上牙齿背或者上卷舌头至硬腭处，也可以将食物（如巧克力酱、果酱、酸奶、海苔等）放置在舌运动的目标位置处，让患者卷舌舔下。③舌根部运动训练：让舌头尽力后缩，做类似漱口时舌的动作或让患者发舌根音如"哥""科"等音。也可模仿打哈气舌体回缩动作。④舌中部运动训练：舌中部抵硬腭后缩至软腭处和舌中部贴紧硬腭做上下运动；舌背上抬练习（弓舌练习），提高舌的控制能力。

4）注意事项：有咬合反射的患者，治疗师需避免手指或硬勺进入患者口中。

（3）舌的抗阻训练

1）目的：当患者舌主动运动功能增强时，引导患者对抗一定的阻力，增强患者舌部的力量及耐力，提高患者舌部运动稳定性。

2）工具：橡胶手套、吸舌器、硅胶勺、不锈钢勺等。

3）步骤：①使用硬度弹性不同的训练工具，可让患者张口，首先以弹性稍好的软质工具（如硅胶勺背侧）按压患者舌面，并施加一定的压力，让患者对抗阻力做等长运动，维持 $10\sim15s$ 左右，反复数次。并可以逐渐改变及施力方向，如：向舌体下方、口腔后下方、上方、舌的侧方等，引导患者对抗阻力，随着患者力量、耐力以及稳定性的提升，可增加勺背硬度（如使用钢制勺）。从而提高患者舌部各个方向运动的力量、耐力以及运动稳定性。②使用吸舌器轻轻吸住舌前部，让患者于伸舌位，治疗师轻拉或固定吸舌器，让患者完成舌后缩动作，对抗向前阻力。

4）注意事项：使用吸舌器时应注意，吸引的力度不宜过大，能固定住舌部即可，牵拉轻柔避免损伤舌体，抗阻训练需根据患者的完成情况逐渐增加阻力的大小以调整训练难度。

（4）舌灵活性训练

1）目的：当患者舌运动范围、力量均达到一定程度时，需要注重提升舌灵活性，通过各种舌的运动速度及准确性的练习，提升舌的灵活性。

2）工具：镜子、橡胶手套、黏性训练食物（如酸奶、果酱、巧克力酱等）。

3）步骤：主动控制舌准确、快速地向各方向移动。如快速伸缩舌以及两侧交替摆动练习。用长棉签触碰或放置在口内、口周的某个地方，让患者用舌头快速触碰。让患者伸舌绕口唇四周环转，也可选取患者喜欢的并带有一定黏性的食物（如巧克力酱）涂抹在患者口唇四周，鼓励患者用舌快速、准确地舔取。需要鼓励患者控制舌头运动，尽量准确地环绕嘴唇。若患者未能掌握该动作，治疗师给予示范并让患者模仿治疗师的动作。为了让患者更好地控制自己舌的运动，治疗师可放一面镜子在患者面前，让患者看着镜子来完成。

4）注意事项：当患者某个运动位置受限时可能会利用其他代偿的方法舔取嘴唇上的巧克力酱，例如：嘴唇过度回收，用唇或牙齿刮掉唇上的巧克力酱，治疗师应指出并调整食物位置适当降低难度。

（5）发音轮替运动练习

1）目的：选取不同舌位的音节，让患者通过发音完成舌的不同位置运动功能。并通过发音轮替运动使舌在不同位置间快速准确地运动，提高舌的运动功能以及整个口腔运动的灵活性与协调性。

2）工具：镜子、秒表等。

3）步骤：练习舌前部运动，如选取舌尖音如：d、t，让患者连续快速地完成"da、da、da……""ta、ta、ta……"；练习舌中部运动，选取舌面音如：j、q，让患者连续快速地完成"ji、ji、ji……""qi、qi、qi……"；练习舌后部运动，选取舌根音如g、k，让患者连续快速地完成"ga、ga、ga……""ka、ka、ka……"；然后可选取不同发音位置的音让患者连续快速地完成"ba""da""la""ga"，快速、准确重复数组，可计时比较练习前后变化。

4）注意事项：注意发音练习时动作要准确，不可因追求速度而忽视运动位置的准确性。构音时构音器官运动可做适当夸张，提高运动准确性，加大运动难度，速度循序渐进、逐渐加快。

（6）舌与各吞咽器官的协调性训练

1）目的：利用咀嚼运动、吸吮动作，使舌与口唇动作协调。

2）工具：镜子、纱布、吸管、口香糖、长棉签、各种训练用食物等。

3）步骤：①食团的递送能力的提高：用硅胶勺或不同软硬度橡胶咬合训练棒轻压舌面，让患者用唇、齿控制同时用舌将其分别推送至两侧磨牙间，用舌侧方与颊部固定，并轻轻咬合及研磨，然后移至对侧反复进行，用口唇维持训练棒不滑出口外，重复数次后，用舌推出口外。重复数组。②物体在口内的前后移动，如：让患者用唇夹住一条状物体（如球囊导尿管类的软管以及压舌板之类的较硬材质的物体），让患者用牙齿及舌配合唇将其逐渐向口内移动，至一端到达口腔后部并用相反动作吐出，逐渐加快速度，重复数次，以提高各吞咽器官的协调性。③提高舌对食团的移动能力。通过咀嚼口香糖进行：舌前部推挤练习、舌侧面推挤练习、舌中部推挤练习、舌根部上抬练习、反复咀嚼口香糖练习。④舌前部挤压运动：可利用吸管将少量水或柠檬汁虹吸入管内并堵住另一端(或用长棉签或海绵拭子蘸取),放置于患者舌前部,让患者用舌前部用力挤压并完成吞咽,应注意患者吞咽安全,应在训练前予以吞咽功能评估。⑤食物的咀嚼练习:当患者咽期吞咽功能较好时,可利用咀嚼不同状态食物来整体促进舌及各个吞咽器官的配合提高运动协调性。

4)注意事项:食物的参与应确保吞咽过程的安全性,应选取与患者咽期吞咽功能相适应的食物进行训练,并注意患者训练体位及一口量,训练前应做相关的吞咽检查及评估。

5. 软腭运动训练技术　　正常情况下,软腭的上抬运动可封闭鼻咽腔,实现不同的吞咽及构音功能需求,软腭运动功能的下降会导致下咽压力减弱、食物鼻腔反流、鼻漏气以及鼻音化构音加重等问题。训练前应注意观察安静下软腭的形态,相对于中线位置的偏差,软腭上抬的能力,软腭连续上抬的能力,腭咽反射以及共鸣能力等,从而有针对性地进行软腭的训练。

(1) 软腭的被动训练

1)目的:当软腭运动功能减弱或丧失时,常常会造成软腭下垂,鼻漏气明显,通过被动上抬软腭以及对软腭的冷刺激,改善软腭功能。

2)工具:冰棉棒、冰水、杯子、弹性硅胶勺、长柄钢勺等。

3)步骤:首先让患者放松、张口,治疗师使用冰棉棒、冰勺等对软腭进行冷刺激并被动上抬软腭,可在软腭辅助上抬的状态下,同时引导患者进行呼气、发声等动作,使患者体会软腭上抬运动,以及软腭上举位时的呼吸、发声的感觉。当患者具有轻微的软腭活动时,可让患者进行主动运动,同时治疗师给予一定的辅助,让患者感受软腭的运动变化及位置改变,从而改善软腭功能。

4)注意事项:冷刺激时注意刺激力度及接触时间,避免冻伤。如患者咽反射明显需减少接触刺激。

(2) 推撑训练(pushing exercise)

1)目的:利用推撑的方法,使患者体会软腭的运动。

2)工具:桌子。

3)步骤:患者可采取坐位或站立位面对一固定物体(如桌子、墙壁),双手扶住物体并全身用力推挤,同时发"啊"声,持续一段时间,体会用力模式下,软腭参与的情况,感受用力程度、用力方向与声音变化的关系,从而促进软腭功能的恢复。

4)注意事项:注意推撑方向与推撑物的稳定性,确保安全。如患者一侧肢体功能下降明显,注意推撑训练时左右两侧的平衡。

(3) 引导气流的训练

1)目的:通过练习吹气的动作,体会吹气过程中气流的流动方向与大小,通过吞咽-构音器官的调整,以及吹气时动作的技巧,努力使气流更多地从口内流出,而减少鼻漏气的量,通过患者对吹气技巧的调整,在相对整体的协调运动下促进软腭的参与,从而改善软腭本身的功能。

2)工具:风车、蜡烛、口哨、小球、吸管等。

3)步骤:具体操作过程中可以选取有一定趣味性的工具进行吹气训练,可让患者在吹的过程中保持气流的强度,通过视觉观察风车转动情况,感受气流流动的方向,调整动作尽力提高气流使用效率,使风车持续转动,可调整风车距离改变训练的难度。

4)注意事项:进行吹气训练时应注意患者其他相关器官,如肺、喉、下颌、唇等功能,选择适合的训练工具。儿童患者可选取有一定趣味的训练工具。

（4）提高腭咽闭合力量的训练

1）目的：当患者具备一定的腭咽闭合功能时，让患者进行有一定阻力的吹气及吸气动作，以提高患者腭咽闭合力量。

2）工具：不同粗细的吸管、单向空气阀门吹管、气球等。

3）步骤：将长度较长的吸管插入有水的玻璃杯中吸吮或吹气，或把吸管的一端封住，用力吸吮吸管。可在吸管中放入少量酸奶、各种果汁等刺激物，提升患者的训练欲望，尤其对于儿童患者，可大大加强训练的趣味性。通过调整吸管的粗细或软硬程度来调整训练难度，也可以改变液体黏稠度来改变吹吸的难度。

4）注意事项：有液体食物参与的训练需注意吞咽的安全，需评估者的整体吞咽功能，避免误吸。

（5）发音练习改善软腭功能

1）目的：对于有一定发音功能的患者，利用言语性口腔运动训练（speech oral-motor exercises）改善软腭功能。

2）步骤：音的选取，选取"啊"音，起始位置口腔打开，舌自然放平，双唇自然展开。发音时声带颤动，软腭上升挺起，关闭鼻腔通路，使音波从口腔发出，避免通过鼻腔，造成鼻音化。选取 g、k，通过软腭与舌根之间的接触，形成阻塞，软腭挺起，关闭鼻腔通路，气流在阻塞部位后积蓄，瞬间解除阻塞。可反复发"ka-a ka-a ka-a……""ga-a ga-a ga-a……"等音，感受声音的变化及舌根、软腭的运动变化。

3）注意事项：构音功能障碍严重的患者，因构音困难，更需强调听觉反馈的重要性，并可在发音过程中施加一定的辅助，帮助患者完成目标构音运动。

6. 口腔联合运动模式以及分离的训练　口腔运动中也常常会出现联合运动模式，某些有目的的联合运动可能会对患者功能的改善起到促进作用，如用力吞咽法、推撑训练等，而某些联合运动模式会影响运动的功能、灵活性和整体的协调性，如：下颌和唇部的联合运动，当上、下颌咬合时唇部也会跟着闭合而无法独立分开，而当唇部放松分开时，下颌也会同时放松张开。再如伸舌舔上唇时，舌尖向上的同时，下颌骨也会同时向前方移动等。再进行口腔器官运动时，全身也会出现一些其他的联合反应，如口部用力时头颈部不由自主地向患侧偏移及后方仰头等。

口腔的分离运动训练以增强口部肌肉的独立、分离的运动能力为目标。同时，口腔的活动依赖于颈部、肩胛带、躯干、骨盆的稳定支撑，在进行口部运动训练时，也应同时关注身体核心肌群的训练。使肩、颈、躯干及骨盆稳定性增强。加强身体的稳定性，从而提供最佳的口部活动条件。促进分离运动能力，还可通过对运动的分段控制，如利用紧绷的姿势，来补偿减弱的稳定性所造成的联合运动模式，从而阻碍异常联合运动模式的出现。

具体训练包括以下方法：

（1）练习下颌与唇的分离运动时，保持咬紧牙齿的姿势，来确保下颌的闭合姿势稳定，下颌相对稳定的同时，能更容易引导唇部的独立放松及唇部的独立开闭等运动分离。

（2）练习伸舌与下颌前移的分离运动时，治疗师可用手抵住患者下颌施加一定的阻力，使下颌前移时阻力增大，而相对稳定的同时活动舌体，练习前伸及上舔等动作，可引导舌独立运动的分离。

（3）咬舌训练：首先让患者轻轻咬住舌尖，然后逐渐前伸舌并用牙齿轻轻咬住舌前部、中部、后部并固定舌体，保持数秒，反复多次。通过该训练可提高下颌及舌的协调性，并可以减少下颌与舌的联合运动，引导舌独立运动的分离。

（4）采用张口位，保持张开的动作并紧绷，该动作确保下颌相对稳定，同时活动舌体，做前伸动作。分离运动训练需加强患者对联合运动中某一组肌肉控制能力后，再完成其他肌肉或肌群独立的稳定性和足够的力量为基础的分开独立活动。

7. 舌制动吞咽训练　　在食物的摄取、加工以及运送过程中，可以适当利用代偿的运动或姿势来补偿患者不足的口腔运动功能。舌制动吞咽法（Masako exercise）可促进咽后壁肌群代偿性向前运动。

（1）目的：吞咽时，通过对舌的制动，促进咽后壁肌群代偿性向前运动，使咽后壁向前突运动和舌根相贴近，强化咽后壁向前膨出运动，增加咽部的压力，使食团推进加快。增加舌根的力量；延长舌根与咽喉壁的接触时间。

（2）步骤：吞咽时，将舌尖稍后的小部分舌体固定于牙齿之间或治疗师用手拉出小部分舌体，然后让患者做吞咽运动。此方法运用于咽后壁向前运动稍弱的吞咽障碍患者。舌略向外伸，用牙齿轻轻咬住舌头或操作者戴手套帮助患者固定舌头，嘱患者吞咽，维持舌位置不变。

（3）注意事项：要注意训练过程中出现的某些代偿运动，可能会影响训练的针对性，如：舌尖上舔困难的患者在完成舔上嘴唇上方外侧的动作时，会代偿性地出现下唇的同时向上运动。凸唇困难的患者，做凸唇动作时颈部或身体也同时向前方运动等。训练时应注意控制其他肌肉的代偿运动，提高目标肌肉的运动功能。

8. 生物反馈训练

（1）目的：通过使用可视化舌肌压力感受器，让患者直观感受到舌压的力量数值，达到生物反馈的作用，强化舌肌向口内挤压时肌肉所产生的压力，同时也可辅助增强吞咽时舌骨上抬前移幅度；舌的控制、协调能力；从而增强舌运送食物能力。适用于多种原因（如：脑干病变、脑外伤、鼻咽癌放疗后、舌癌术后等疾病）导致的舌部肌肉力量及协调不足。

（2）工具：各种生物反馈训练仪器。如：舌压抗阻反馈训练仪器、肌电生物反馈仪器等。

（3）步骤：将肌电生物反馈仪器肌电采集电极，放置于相应的训练肌肉上，当患者肌肉兴奋产生肌电变化时，即可产生可视化的数值、图形或光柱变化，从而让患者直观感受到通过控制肌肉的兴奋或收缩运动带来的可视化数值变化，利用生物反馈的作用改善运动功能。

具体操作可根据仪器的使用说明来完成，同样的原理也可用于唇部、颊部及咬合的压力反馈训练。训练时需要患者充分适应仪器的压力感应装置形状大小及质感。熟练后再让患者用力完成各种训练动作，同时利用仪器上显示的数值或灯光柱的变化以及对应音量的变化，通过维持某一数值或靠近目标数值，来进行力量的保持及提高的练习。压力抗阻反馈治疗时，可以根据舌的肌力不同，设定不同的目标值，达到更好的治疗效果。

（4）注意事项：生物反馈仪器的使用效果，取决于信号采集装置的灵敏度与准确性，每次训练时必须按照操作流程连接、调试设备，并仔细检查压力感应装置、感应电极的灵敏度与准确性，以确保训练的效果。

三、临床研究和应用

（一）国内目前对于口腔运动训练的研究和应用现状

SRJ 口肌训练法（Sara Rosenfeld Johnson's oral motor exercises），是由美国言语及语言病理学家莎拉·罗森菲德·庄臣（Sara Rosenfeld Johnson）创立的，该技术主要针对各种原因引起的进食、吞咽障碍、口部感觉运动障碍、构音障碍、流畅障碍等。SRJ 口肌训练法是基于口部肌肉活动和神经支配原理，采用层次式训练方式，强调训练发音、说话时所需的腹腔、软腭、下颌、唇部和舌的肌肉组织，同时增强这些肌肉的功能和力量，以及这对于进食和发音、说话发展的重要性。目前在多个国家应用较为广泛，自 21 世纪初以来开始引入我国香港地区，近年来已在我国香港及内地进行了培训和指导，在国内得到不断的推广应用。

（二）存在的不足和发展方向

目前我国受过正规培训的言语治疗师很少，至今仍未建立言语治疗师的资格认证制度。在很多地区无论是康复训练机构，还是特教学校或者综合医院，大部分都没有配备受过正规培训的言语治疗师，致使很多存在各种言语语言障碍、吞咽障碍的患者，没有办法得到最有效的康复治疗。同时导致在进行口腔运动训练时缺乏专业理论支持，经验不足，对训练技术盲目操作。

而从专业技术的角度，口腔运动训练在国内开展时间较短，对训练技术的理解与实践不足，导致方法选择盲目，训练效果不佳。同时存在很多问题，如对局部功能与整体的关系把握不当，忽视整个吞咽过程，或过分强调某些运动方法或某些训练设备的作用，对于治疗的整体把握欠缺，治疗过程死板缺乏灵活性。

目前我国言语治疗师仍严重不足，国际上目前言语治疗师的需求量标准是万分之二。按此标准推算，我国至少需要 24 万名言语治疗师，还有很大的专业缺口。随着语言治疗学在中国 20 多年间的快速发展，从业人员逐年增加，除专业的言语治疗师外，目前国内由物理治疗师（PT）、作业治疗师（OT）、中医师、护理人员等其他医疗相关专业人士或特教、师范等教育专业人员转为从事语言治疗工作的也很多，甚至还有一些是同时兼做物理治疗、作业治疗、语言治疗等多种康复治疗工作。而语言治疗学专业对实践性的要求很高，这就需要广大从业人员从实践入手多多积累经验。优秀的言语治疗师不仅要有扎实的康复理论知识，更应具有丰富的治疗实践经验。这样才会为广大患者带来满意的康复效果。

随着社会科技与智能化的发展趋势，利用口腔运动器官表面肌电或其他体感装置等现有的口腔运动训练的基础，可将口腔的运动训练以及各种吞咽相关运动训练可视化、趣味化，如开发由口腔器官运动操控的游戏、手机 app 等，解除口腔运动训练的空间、时间限制，同时减少运动训练中枯燥的重复，让患者在训练中获得很大的乐趣，并使患者在娱乐的同时提升口腔运动相关肌肉功能。也可以通过智能化 app，使口腔运动达到完成各种日常作业活动的目的。

（袁永学　温箫　谢纯青）

参 考 文 献

[1] 李胜利. 语言治疗学[M]. 2 版. 北京：人民卫生出版社，2013.

[2] 窦祖林. 吞咽障碍治疗与评估[M]. 2 版. 北京：人民卫生出版社，2017.

［3］姚泰，罗自强. 生理学［M］. 北京：人民卫生出版社，2001.

［4］柏树令，应大君. 系统解剖学［M］. 北京：人民卫生出版社，2001.

［5］万桂芳，窦祖林，谢纯青，等. 口腔感觉运动训练技术在吞咽康复中的应用［J］. 中华物理医学与康复，2013，35（12）：955-957.

［6］马悦颖，李沧海，霍海如，等. 瞬时感受器电位 V 亚家族离子通道——温度感受器［J］. 医学分子生物学杂志，2007，4（1）：174-177.

［7］杨秀文，刘洪臣，李科，等. 疼痛性冷刺激和非痛温热刺激口腔时对大脑皮层反应强度的影响［J］. 华西口腔医学杂志，2014，32（6）：552-555.

［8］张庆苏. 语言治疗学实训手册［M］. 北京：人民卫生出版社，2013.

［9］［日］熊仓勇美，椎明英贵. 摄食吞咽障碍学［M］. 苏佩珍，译. 台北：合记书局有限公司.

［10］大西幸子，孙启良. 摄食·吞咽障碍康复实用技术［M］. 2 版. 北京：中国医药科技出版社，2000.

［11］Ebihara S, Kohzuki M, Sumi Y, et al. Sensory Stimulation to Improve Swallowing Reflex and Prevent Aspiration Pneumonia in Elderly Dysphagic People［J］. Journal of Pharmacological Sciences, 2011, 115: 99-104.

［12］Brady SL, Wesling MW, Donzelli JJ, et al. Swallowing frequency: Impact of accumulated oropharyngeal secretion levels and gustatory stimulation［J］. Ear Nose &Throat Journal, 2016,95（2）:E7-E10.

［13］Knowlton WM, Bifolck-Fisher A, Bautista DM, et al. TRPM8, but not TRPA1, is required for neural and behavioral responses to acute noxious cold temperatures and cold-mimetics in vivo［J］. Pain, 2010, 150（2）: 340-350.

［14］Kojima C, Fujishima I, Ohkuma R, et al. Jaw opening and swallow triggering method for bilateral-brain-damaged patients: K-point stimulation［J］. Dysphagia, 2002, 17（4）:273-277.

［15］Muttiah N, Georges K, Brackenbury T. Clinical and Research Perspectives on Nonspeech Oral Motor Treatments and Evidence-Based Practice. American Journal of Speech-Language Pathology,2011,20（1）:47-59.

［16］McCauley RJ, Strand E, Lof GL, et al. Evidence-based systematic review: effects of nonspeech oral motor exercises on speech. American Journal of Speech-Language Pathology,2009,18（4）:343-360.

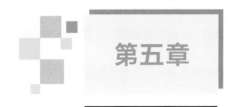

第五章

吞咽技术策略

　　吞咽技术策略为自主控制特定神经肌肉的时间与力量，借以改变咽部功能，减少误吸及帮助食物进入食管。吞咽技术策略结合代偿与康复训练，不仅可作为进食当中结合代偿策略使用，同时也可作为改变神经生理的康复技术（rehabilitative technique）。吞咽技术策略包括门德尔松吞咽法、声门上吞咽法、超声门上吞咽法、用力吞咽法、Shaker训练、舌-喉复合体运动训练技术。这些方法适用于能够配合、可听从简单指令者，对于认知不佳或有严重的语言障碍者或是容易疲劳者则不适用。需要一定时间和技巧多次锻炼，需消耗较多体力，应在治疗师指导和密切观察下进行。通常吞咽技术策略在患者的康复过程中为暂时使用的方法，当吞咽生理恢复至正常时，即可不再使用（Logmann，1998）。吞咽技术策略均以改变某种咽部特定功能为目标，可通过临床床边检查或吞咽仪器检查（如吞咽造影检查或鼻咽内视镜检），得知吞咽技术策略是否可让咽部残留或误吸状况有所改善。

第一节　门德尔松吞咽法

一、概念

　　门德尔松吞咽法（Mendelsohn maneuver）是为了增加喉部上抬的幅度与时间而设计，并借此增加环咽肌开放时间与宽度的一种呼吸道保护治疗方法。此手法可以改善整体吞咽的协调性。

二、原理

　　门德尔松吞咽法为吞咽治疗中常运用的手法，吞咽时自主将喉部上抬至顶端并停留数秒，以增加喉部上抬及舌骨前移，延长食管上括约肌的开放时间，让食团更容易通过咽部，此手法也可以使咽期吞咽的时间控制正常化，改善吞咽的协调性，见图5-1。

三、操作方法

1. 对于喉部可以上抬的患者，当吞咽唾液时，让患者感觉有喉向上抬时，同时保持喉上

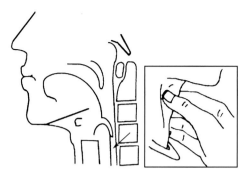

图 5-1　门德尔松吞咽法

注:气道保护示意图及增加环咽肌开放的时长与宽度,箭头所指

引自:窦祖林.吞咽障碍评估与治疗.2版.北京:人民卫生出版社,2017

抬位置数秒;或吞咽时让患者以舌尖顶住硬腭、屏住呼吸,以此位置保持数秒,同时让患者示指置于甲状软骨上方,中指置于环状软骨上,感受喉结上抬。

2. 对于上抬无力的患者,治疗师用手上推其喉部来促进吞咽。只要喉部开始抬高,治疗师即可用置于环状软骨下方的示指与拇指上推喉部并固定。注意要先让患者感到喉部上抬,上抬逐渐诱发出来后再让患者借助外力帮助,有意识地保持上抬位置,此法可增加吞咽时喉提升的幅度并延长提升后保持不降的时间,因而也能增加环咽段开放的宽度和时间,起到治疗作用。

四、临床应用

门德尔松吞咽法在临床应用时,应向患者详细解释,以求最大限度配合,其适应证、禁忌证、注意事项及作用原理见表 5-1。

表 5-1　门德尔松吞咽法的适应证、禁忌证、注意事项及作用原理

适应证	1. 适用于环咽肌完全不开放或不完全开放者 2. 喉部移动不足及吞咽不协调者
禁忌证	有呼吸系统疾病和吞咽呼吸运动严重不协调的患者
注意事项	1. 对于血压控制不良高血压患者需小心使用 2. 呼吸疾病者如慢性阻塞性肺疾病或肺气肿患者,需小心监控及评估其适用性
作用原理	用来增强喉部上抬的幅度与时长,借此增加环咽肌开放的程度与时间

环咽肌的功能异常原因是环咽肌无法适当地开放,使喉部无法维持在上提与前移的位置;喉部向上与向前的动作不足;食团向下的力量不足,以致食团无法通过括约肌并加宽括约肌开口处。故这类患者,存在喉部向上和向前的动作不足,以及吞咽时咽部压力不足,很多患者采用导管球囊扩张术也无法达到立竿见影的效果,需要同时采用门德尔松吞咽法以及 Shaker 训练加强喉上抬的动作以及咽部肌群的力量,达到改善吞咽的目的。相同的观点认为在拟定治疗前,治疗师需确定每个患者损伤原因,如果问题是环咽肌痉挛,且强度足以阻止喉部向上向前移动,建议进行环咽肌切开手术。若问题是喉部向上与向前的动作不足,门德尔松吞咽法可能会有帮助;若吞咽时咽部压力不足,适合用运动练习增加其压力。有研究表明,导管球囊扩张术能提高环咽肌失弛缓所致吞咽困难患者治愈率,但对存在喉部向上和向前动作不足患者无法达到立竿见影的效果,需结合相应的手法才能达到治愈的目的。

学者 Gary H 对 60 例正常人和 18 例脑卒中患者采用门德尔松吞咽法,并结合功能磁共振成像(fMRI)发现门德尔松吞咽法的动作增加了皮质激活,特别是在上额、额前回、角回、扣带回和下顶叶。门德尔松吞咽法长时间的喉部反应,或者可能是呼吸和吞咽的复杂协调的努力,与正常和努力时吞咽相比也增加了辅助运动区域的活动,从门德尔松吞咽法开始的改进可能存在于肌肉结构、角度和潜在的超舌肌的力量。使用门德尔松吞咽法创造了最大的肌肉舌骨肌的生理变化。

研究者将 Masako 手法和门德尔松吞咽法用于治疗亨廷顿病(Huntington disease,HD)吞咽障碍进行临床研究。超过 30 名的 HD 患者使用 Masako 手法和门德尔松吞咽法进行训练。提示大多数患者治疗均有效。吞咽困难是 HD 的常见问题,增加了误吸和肺炎的风险,这是死亡的最常见原因。研究证实 Masako 手法和门德尔松吞咽法对 HD 和疾病阶段的干预是有效的。

第二节　声门上吞咽法

一、概念

声门上吞咽法(supraglottic swallow)是在吞咽前及吞咽时通过呼吸道关闭,防止食物及液体误吸,吞咽后立即咳嗽,清除残留在声带处食物的一项呼吸道保护技术。声门上吞咽法第一次应用时可在吞咽造影检查时进行,或在床边是检查时进行。

二、原理

声门上吞咽法又称为自主的呼吸道闭合技巧或安全吞咽法(safe swallow),由 Logmann(1993)所发展,目的是在吞咽前及吞咽时关闭声带,以保护气管避免发生误吸(aspiration)现象,见图 5-2。

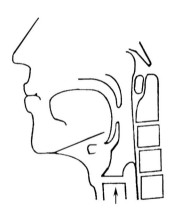

图 5-2　声门上吞咽法
注:屏气时,声门闭合的解剖生理功能位置改变
引自:窦祖林. 吞咽障碍评估与治疗. 2 版. 北京:人民卫生出版社,2017

三、操作方法

1. 一般患者操作方法
(1)训练前先让受治者吞口水做练习。
(2)深吸一口气后屏气,保持闭气状态。
(3)进食一口食物—吞咽—呼出一口气后立即咳嗽。
(4)再空吞咽一次,正常呼吸。
(5)若以上方法不能立即关闭声门则应反复训练喉内肌功能(即闭气)。

声门上吞咽法屏气时声门闭合的解剖生理功能改变,可通过吞咽造影检查显示;完成这些步骤前需要让患者做吞水练习,患者在没有食物的情形下,能正确遵从上述步骤成功练习数次后,再给予食物练习。

2. 针对某些特殊患者,声门上吞咽法应做适当的调整,可进行个体化训练。

(1)扩大型部分喉切除或双侧闭合型声带麻痹患者,采用声门上吞咽法无法完整地保护呼吸道,还需进行声带闭合运动训练。对某些患者,如无法控制好深吸气且屏气时的步骤,声带未能完全闭合。需让患者先练习吸气,然后轻轻呼气、屏气,在屏气的同时立即做出吞咽动作,或让患者练习吸气后发"a"音促使声带闭合,停止发声,同时屏气,以上为声门上吞咽法分级的训练项目。

（2）舌灵活度严重不足或因口腔癌手术而舌体缩小的患者，基本上只有短暂的口腔通过期或根本没有口腔通过期。在吞咽造影检查中，治疗师需指导患者抬高下颌，将少数的液体食团利用重力由口腔送至咽。具体按下列步骤执行：

第一步：用力吸气后屏气。

第二步：将 5~10ml 的液体全部倒入口中。

第三步：持续屏气且将头向后甩，然后将这些液体全部倾倒入咽。

第四步：在持续屏气时，吞咽 2~3 次或依需求而吞咽更多次，以清除大部分残留的液体。

第五步：咳嗽以清除咽所有的残留物。

当患者对这种方法已掌握，能成功地完成吞咽动作时，可逐渐增加至 20ml 液体。在维持呼吸道关闭下，重复吞咽 5~6 次。在吞咽步骤结束，患者需咳嗽清除咽所有的残留物。这样可使舌严重损伤的患者在短时间内摄取较多量的食物。

四、临床应用

声门上吞咽法临床上常作为训练呼吸道保护主要方法之一，其适应证、禁忌证、注意事项及作用原理见表 5-2。

表 5-2　声门上吞咽法适应证、禁忌证、注意事项及作用原理

适应证	吞咽反射触发迟缓及声门关闭功能下降者
禁忌证	有高血压、冠心病、慢性阻塞性肺疾病、肺气肿患者应禁用
注意事项	患者需要在清醒且放松状态下施行，还必须能遵从简单指令，患者必须能领悟动作的每一环节
作用原理	吞咽前或吞咽时，用来关闭声带处的呼吸道

在吞咽过程中，呼吸道保护主要是依赖于气道入口和声门的完全闭合。声门上吞咽法主要是使气道入口关闭的作用，保护气道避免发生渗漏、误吸。声门上吞咽法在操作上只是嘱患者作用力屏气，体会会厌遮盖气道入口的运动。此方法屏气姿势较简单，能够达到全喉关闭的效果，而且能缩短吞咽的时间。

第三节　超声门上吞咽法

一、概念

超声门上吞咽法（super-supraglottic swallow）目的是让患者在吞咽前或吞咽时，将杓状软骨向前倾至会厌软骨底部，并让假声带紧密闭合，使呼吸道入口主动关闭。

二、原理

超声门上吞咽法为在吞咽前或吞咽时，将杓状软骨向前倾至会厌软骨底部，并让假声带

紧密的闭合,使呼吸道入口主动关闭。正常吞咽中,是利用喉上抬来帮助呼吸道关闭,喉上抬可使杓状软骨接近会厌软骨的后侧表面,以关闭呼吸道。超声门上吞咽法的作用为在吞咽前及吞咽时增加杓状软骨前倾幅度,以帮助假声带及呼吸道入口的关闭,见图5-3。

三、操作方法

1. 治疗者与受治者相对而坐,受治者一手放于自己腹部;另一手放于治疗者腹部,嘱受治者深吸气并且紧紧地闭气,将闭住的气用力下压,让其体会气下压的感觉。

2. 吸气并且紧紧地屏气,用力将气向下压。当吞咽时持续保持屏气,并且向下压,当吞咽结束时立即咳嗽。

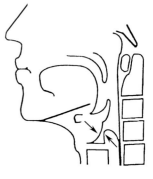

图 5-3　超声门上吞咽法
注:屏气时,声门闭合的解剖生理功能位置改变
引自:窦祖林. 吞咽障碍评估与治疗. 2版. 北京:人民卫生出版社,2017

四、临床应用

超声门上吞咽法是吞咽策略方法中气道保护作用最强的一种方法,特别是对于全气道保护功能差的患者应用最多,其适应证、禁忌证、注意事项及作用原理见表5-3。

表 5-3　超声门上吞咽法的适应证、禁忌证、注意事项及作用原理

适应证	1. 呼吸道入口闭合不足的患者,特别适合做过喉声门上切除术的患者 2. 超声门上吞咽法可在开始增加喉部上抬的速度,对于颈部做过放射治疗的患者特别有帮助
禁忌证	高血压、冠心病、慢性阻塞性肺疾病、肺气肿等
注意事项	1. 用力闭气可能引发血压升高,对于血压控制不良的高血压患者需小心使用 2. 呼吸疾病者如慢性阻塞性肺疾病或肺气肿患者,需小心监控及评估其适用性
作用原理	吞咽前或吞咽时,用来关闭呼吸道入口

超声门上吞咽法是关闭呼吸道入口及声门,保护气管免于发生误吸现象的呼吸道保护技术,此方法与声门上吞咽法的差异是吞咽前用力屏气的程度不同,超声门上吞咽法需要用尽全力屏气,屏气的基础上增加了用力憋气动作,并协助杓状会厌襞关闭声门的后部,确保声门闭合。喉内镜检查可直视它们之间声门闭合的差异。喉内镜检查附加录音分析表明,声门上吞咽法与超声门上吞咽法只是声门闭合模式反映正常吞咽声音闭合的两个阶段,即:①最初会厌的关闭由声带的内收运动完成;②当喉上抬时,杓状软骨向前倾并靠近会厌骨。

第四节　用力吞咽法

一、概念

用力吞咽法(effortful swallow)也称作强力吞咽法,主要是为了在咽期吞咽时,增加舌根向后的运动而制订。多次干吞,少量剩余在咽喉的食物被清除干净,并借此改善会厌软骨清

除食团的能力。

二、原理

用力吞咽时舌与腭之间更贴近,口腔内压力增大,往下挤压食团的压力增大,减少会厌谷的食物残留;用力吞咽增加了舌根向后运动能力,使舌根与后咽壁的距离减少,咽腔吞咽通道变窄,咽腔压力增大,咽食管段的开放时间持续增加,食团的流速加快,减少吞咽后的食物残留,见图 5-4。

三、操作方法

当吞咽时,所有的咽喉肌肉一起用力挤压。这样可以使由舌在口中沿着硬腭向后的每一点以及舌根部都产生压力。每次食物吞咽后,也可采用空吞咽即反复几次空吞唾液方法,将口中食物吞咽下去。当咽已有食物残留,如继续进食,则残留积聚增多,容易引起误吸。因此,采用此方法使食团全部咽下,然后再进食。亦可每次进食吞咽后饮少量的水,约 1~2ml,继之再吞咽,这样既有利于刺激诱发吞咽反射,又能达到除去咽残留食物的目的,称之为"交互吞咽"。具体操作如下:

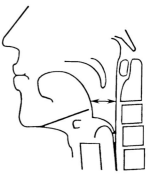

图 5-4　用力吞咽法

注:气道保护示意图,箭头所指

引自:窦祖林.吞咽障碍评估与治疗.2版.北京:人民卫生出版社,2017

(1) 吞咽时头稍低使下颌内收,调动咽部所有的肌肉用力挤压。
(2) 让舌头在口中沿着硬腭向后的每一点以及舌根部都产生压力。
(3) 嘱患者双唇紧闭,口角向外展开用力吞咽。

四、临床应用

用力吞咽法既是吞咽的代偿方法,也是吞咽的治疗方法,主要是使上咽腔的压力增加来达到治疗的作用,其适应证、禁忌证、注意事项及作用原理见表 5-4。

表 5-4　用力吞咽法的适应证、禁忌证、注意事项及作用原理

适应证	舌根部后送不足的患者
禁忌证	仪器检查提示口咽力量弱或者声带不能闭合的患者慎用
注意事项	用力过程中有可能引起头晕不适,视患者生理状况渐进式调整
作用原理	吞咽时用来增加舌根部后缩力量,清除咽残留食物

有研究者利用颈部听诊法分析健康青年人在自主控制吞咽时吞咽音的参数变化。研究表明经过采集吞咽声音参数的变化对健康个体的主动控制吞咽行为进行分析,在一口量的液体吞咽条件下(一口量不超过 10ml),健康人对于不同形式吞咽的主动控制反映在吞咽音的频率变化上,而吞咽时间和振幅不随吞咽形式而变化,并且只有当用力吞咽时,才具有与正常吞咽和轻吞咽显著的频率差异。说明吞咽动作主动启动后,吞咽时间和相关肌肉运动幅度不随吞咽形式而变;而用力吞咽时,个体会增加下咽时肌肉收缩的频率,从而提高下咽的力量,因此用力吞咽时频率会显著提高。另外,轻吞咽与正常吞咽在吞咽音参数上无显著

性差异也证实吞咽动作具有肌紧张性,在吞咽启动后,肌肉的收缩力不能进行减弱的控制,这证明了吞咽动作具有阈值性的特点,健康个体必须满足基本吞咽力量后才能完成吞咽动作。正确并客观地评价吞咽能力,是吞咽障碍患者获得良好康复的前提,同时也是避免因潜在吞咽异常带来风险的有效方法。

第五节　Shaker 训练

一、概念

Shaker 训练即头抬升训练(head lift exercise,HLE),也称等长/等张吞咽训练。目的是:①有助于增强食管上括约肌(upper esophageal sphincter,USE)开放的肌肉力量,通过强化口舌及舌根的运动范围,增加 USE 的开放;②有助于增加 UES 开放的前后径;③减少下咽腔食团内的压力,使食团通过 USE 入口时阻力较小,改善吞咽后食物残留和误吸;④加强舌部肌肉以及甲状软骨等吞咽相关肌肉的力量,同时,通过拉伸下颌改善食管上括约肌的运动,从而达到促进吞咽功能恢复的作用;⑤改善吞咽功能,尤其能够增加脊髓萎缩症患者的舌压。

二、原理

舌骨上肌以及其他肌肉如颏舌肌、甲状舌骨肌、二腹肌使舌骨、喉联合向上向下运动,对咽食管段施以向上向前的牵拉力,使食管上括约肌开放,从而减少因食管上括约肌开放不良导致吞咽后食物残留和误吸的发生,见图 5-5。

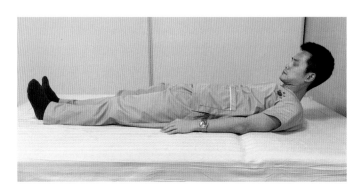

图 5-5　Shaker 训练法操作示意图

三、操作方法

Shaker 训练的操作为取平卧位于床或舒适的平面上,向上抬起头颈(双肩不可抬离床面),尽力使双眼盯住脚尖,保持 1min。头放松回原位,休息 1min,重复此动作 30 次以上。在此期间,双肩抬离平面累计不可超过 3 次。对于最初不能完成此动作的患者,可予助力运动。如果患者不能维持抬头 1min,那么可以在开始训练时根据患者的情况选择不同的时间。

但由于对患者的身体状态有一定的要求,包括颈椎活动状态及心肺功能等,很多患者无法完成。在此情况下,吞咽治疗师们根据临床工作情况,将 Shaker 训练进行改良,由仰卧位调整为坐位,其改善舌骨肌群的作用依然存在。

Shaker 训练改良法有两种不同的操作方法,具体操作分别如下:

（1）患者保持坐位。治疗师立于患者前方,用手掌根部在患者额头处给予向前上方的推力,嘱患者用力将额头向前下方压,抵抗治疗师的推力。每次用力保持 1min,重复 30 次。

（2）患者保持坐位。治疗师将手握拳,拇指压于四指上,拳孔朝上,然后将握好的拳,置于患者的下颌和胸骨柄之间。嘱患者将下颌下压,用力将治疗师的拳压在胸骨柄上,并保持 1min,然后放松,重复 30 次。或指导患者端坐位,治疗师将一充气皮球放置于患者下颌处,告知患者努力缩拢下颌,使其尽量挤压皮球,如此反复做 30 次,或反复该动作 1min,再放松 1min,如此反复 30 次,30 次为 1 组,每天早、中、晚做 3 组。

四、临床应用

Shaker 训练的治疗作用是间接训练颈部吞咽肌群,促使环咽肌打开,其适应证、禁忌证、注意事项及作用原理见表 5-5。

表 5-5　Shaker 训练的适应证、禁忌证、注意事项及作用原理

适应证	1. 环咽肌完全不开放或不完全开放者 2. 喉部移动不足患者
禁忌证	颈椎术后、颈椎不稳等有颈椎疾病的患者
注意事项	颈椎病、颈部运动受限（如一些头/颈部癌症的患者）、有认知功能障碍以及配合能力差的患者应慎用
作用原理	增强颈部的吞咽肌群力量来增加 UES 开放的前后径,改善吞咽后食物残留和误吸

仰卧位与坐位的比较:由于 Shaker 训练对患者的身体状态有一定的要求,包括颈椎活动状态及心肺功能,有些患者可以用坐位进行训练,有学者专门对此进行了研究。研究的目的是运用表面肌电图(sEMG)比较两种方法的治疗效果,对于咽部吞咽困难的患者,包括不完全开放的环咽肌,加强练习有助于舌骨肌群打开,可以提高吞咽能力。这个肌群的参与通过在仰卧的位置上进行头部提升来增强的,患者被要求看他们的脚趾。这个练习通常被称为振动练习。仰卧位练习包括持续的头部提升(等距)和连续的头部提升(等动力),舌骨肌的收缩促进了喉部和舌骨的向上、向前运动,加强舌骨肌群的锻炼,提高了环咽肌的开放性。通过对患者进行仰卧位的锻炼来增强舌骨肌群力量,这对于环咽肌不开放而引起的吞咽障碍患者恢复经口进食是有效的。而平卧位为抗阻运动,治疗师将一充气皮球放置于患者下颌处,告知患者努力缩拢下颌,使其尽量挤压皮球,在练习舌骨肌时可达到与仰卧位相似的治疗效果。坐位抗阻训练也有可能提高患者的依从性,因为他们发现在仰卧位运动中所需的仰卧姿势是不方便或不舒服的。顺应性是一个重要的问题。胸肌乳突肌在仰卧位时会感到疲劳。当患者在进行坐位抗阻训练时,相对容易,这可能是由于在抬头的过程中减少了头部的重量。特别是老年患者能够在此基础上控制运动水平,有助于提高依从性,并达到治疗师设定的锻炼目标。此外,坐位抗阻训练具有相对的便利,适合户外积极锻炼的患者,没有床位的限制。研究表明两种运动获得的结果同样有效。

第六节 舌-喉复合体运动训练技术

一、概念

舌-喉复合体向前、向上运动是治疗核心,强化舌肌上抬肌力,增加吞咽时舌骨上抬前移幅度,增强舌控制、协调能力及舌运送食物的能力。感觉运动吞咽训练(舌压抗阻反馈训练)、吸吸管训练、发假音训练、门德尔松吞咽法等都可以训练舌-喉复合体向前、向上运动。

二、原理

正常情况下,经舌搅拌形成的食团,触及腭弓,刺激吞咽神经,触发自发性吞咽反射,进入咽期,此期以舌-喉复合体向前、向上运动最为关键,经一系列神经肌肉反射活动,确保食团顺利通过口咽及喉咽,经食管下行进入胃,完成吞咽动作。

三、操作方法

1. 舌压抗阻反馈训练操作方法

(1)打开舌压抗阻反馈训练仪,等待机器进行自我检测,自检结束后检查机器与电脑是否连通。

(2)让患者将舌压气囊放在舌端前部,用牙齿轻轻固定舌压管,让患者先不要用力,等待机器加压完毕,此时机器度数为0。

(3)让患者用力向上(向硬腭方向)顶起气囊,尽量将气囊压扁,观察舌压反馈机器及电脑显示屏上读数及波形的变化,让患者尽量维持在最大压力值的50%~80%,并维持尽可能长的时间,用秒表记录下此时间。

(4)每完成一次舌压训练后,应至少休息30s。

(5)每天完成10~15次即可。

上述操作见图5-6。

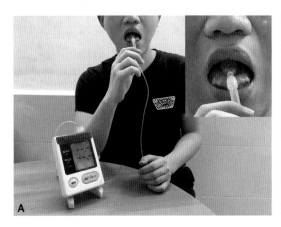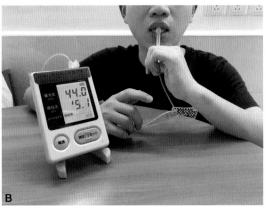

图5-6 舌压抗阻反馈训练

A.把舌泡放在舌部;B.让患者用力向上(向硬腭方向)顶起气囊,尽量将气囊压扁,观察舌压反馈仪及电脑显示屏上读数及波形的变化

2. 吸吸管训练法操作方法

（1）取一根长吸管,封闭一端。

（2）将吸管未封闭的一端放入患者口中,吸管口放于患者舌中部。

（3）让患者尽力以舌上抬夹紧吸管做吸的动作,尽可能将吸管吸扁。

四、临床应用

舌-喉复合体运动训练技术也是吞咽策略技术的常用方法,是根据吞咽过程中舌-喉复合体的运动使咽部产生一系列的运动原理而设计,其适应证、禁忌证、注意事项及作用原理见表 5-6。

表 5-6 舌-喉复合体运动训练技术的适应证、禁忌证、注意事项及作用原理

适应证	脑干病变、脑外伤、鼻咽癌放疗后、舌癌术后等疾病导致舌部肌肉力量及协调不足
禁忌证	有认知障碍或失语不能配合者
注意事项	舌压抗阻反馈训练时,可以根据舌肌力不同来选择球囊内注水量,设定不同的目标值,达到更好的治疗效果
作用原理	强化舌肌上抬肌力,增加吞咽时舌骨上抬前移幅度,增强舌控制、协调能力及舌运送食物能力

舌-喉复合体的充分运动是安全、有效吞咽必不可少的因素。舌-喉复合体向前、向上的运动是吞咽功能的关键特征,能确保喉口关闭、会厌折返,环咽肌开放,顺利安全完成吞咽活动。吞咽时舌骨和喉向上的运动利于气道的保护,主要受舌骨后上肌群收缩的影响;向前的运动与食管上括约肌的开放有关,主要受舌骨前上肌群收缩的影响。甲状舌骨肌是引起喉上抬的主要肌肉。舌骨的运动幅度经常用来衡量舌-喉复合体的运动。已有研究表明,吞咽障碍患者的舌骨运动幅度减低。运动速度取决于运动量和运动时间,与单独的每个运动指标比较具有高敏感性。有研究报道了食团体积对于舌骨运动速度的影响,在成人中舌骨运动速度在大的食团体积下增快。发现提高喉上抬的速度,可以减少误吸发生的风险及脑卒中后误吸性肺炎的发生率,因此可改善患者预后。

有学者对舌最大压力与吞咽障碍的关系进行了研究,该研究利用对 25 名肌萎缩侧索硬化(amyotrophic lateral sclerosis,ALS)患者进行了舌压评估,并通过视频荧光法观察了他们吞咽酸奶的能力。发现测量舌压的设备可作为早期检测 ALS 患者吞咽功能障碍的一种新的诊断工具,因为它与吞咽功能有良好的关系。舌最大压力有助于从口腔到咽部的食团的推进,舌从前到后移动,舌尖与上腭保持接触,然后,舌根发挥推动作用,推动食团进入咽部,在加强喉部闭合的过程中起到重要作用。

（万桂芳 刘丽容）

参 考 文 献

[1] 窦祖林.吞咽障碍评估与治疗［M］.2 版.北京:人民卫生出版社,2017.

[2] 王璇,陈艳,潘翠环,等.球囊扩张术结合手法治疗对环咽肌失弛缓症所致吞咽障碍的疗效观察[J].中国康复,2013,28(2):96-98.

[3] 张庆苏,柴本勇.利用颈部听诊法对健康青年人自主控制吞咽时吞咽音变化的分析[J].中国康复理论与实践,2012,18(2):149-151.

［4］ Yoon WL，Khoo JK，Rickard Liow SJ. Chin Tuck Against Resistance（CTAR）：New Method for Enhancing Suprahyoid Muscle Activity Using a Shaker-type Exercise［J］. Dysphagia,2014,29:243-248.

［5］ Nagy A,Molfenter SM,Peladeau-Pigeon M,et al. The effect of bolus volume on hyoid kinematics in healthy swallowing［J］. Dysphagia,2015,30(4):445-451.

［6］ Zhang J,Zhou Y,Wei N,et al. Laryngeal elevation velocity and aspiration in acute ischemic stroke patients ［J］. PLos One,2016,11(9):0162257.

［7］ Hiraoka A，Yoshikawa M，Nakamori M,et al. Maximum Tongue Pressure is Associated with Swallowing Dysfunction in ALS Patients［J］. Dysphagia, 2017,32(4):542-547.

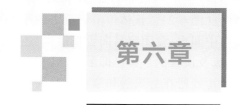

第六章

姿 势 治 疗

所谓姿势治疗,主要是令患者采取一定的体位或者头部姿势,通过改变食物经过的通路或方向来减轻吞咽障碍的症状,减少吞咽过程中的误吸和残留,提高吞咽效率。姿势治疗操作简便、无副作用、不同年龄患者均可采用,是吞咽障碍治疗的首选策略,主要用于神经系统疾病(如脑卒中)、头颈部肿瘤患者的进食治疗。姿势治疗包括躯干姿势治疗和头部姿势治疗,治疗师应根据患者的全身状况、上肢功能、口腔期吞咽功能、咽期吞咽功能等来选择最佳的治疗姿势。临床实践中,最好利用吞咽造影检查或内镜检查,先观察有效的吞咽姿势,然后再选取这种有效姿势进行进食训练。

一般来说,姿势治疗是代偿性的,其不能改变异常的吞咽生理。因此,姿势治疗只是暂时使用,待患者的吞咽生理功能恢复后再慢慢停用。此外,Logemann 指出,没有一种姿势可以改善所有患者的吞咽问题,对于不同类型的吞咽障碍患者,治疗师可以使用一种或多种代偿性姿势来促进其安全吞咽。除此之外,治疗师还可将姿势治疗与其他治疗方法相结合,以达到最大的代偿效果。

第一节 躯 干 姿 势

躯干姿势治疗是早期吞咽功能未改善的患者常用的一种代偿方法,通过调整进食体位,引起食团流向、流速等的改变,从而减少误吸和残留,改善和消除吞咽障碍的症状。在选择躯干姿势时,既要考虑代偿作用,又要考虑安全。躯干姿势选择的一般原则是:能坐起来就不要躺着,能在餐桌上就不要在床边进食。通常,躯干姿势包括自然坐位、半坐卧位和侧卧位。

一、自然坐位

当患者体能容许时,应尽早提倡坐位下进食。正常进食的坐姿(图 6-1):双脚面平稳接触地面,双膝关节屈曲 90°,躯干挺直,前方放一高度适宜的桌子,双上肢自然放于桌面上。食物放于桌上并且保证患者能看到食物,通过食物的色、香、味刺激,提高患者的食欲。

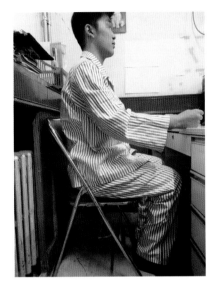

图6-1 坐位

二、半坐卧位

对于不能坐起的患者,一般先尝试30°仰卧、颈部前屈的半坐卧位(图6-2)。该体位由于重力的作用,食物不易从口中漏出,食团容易向舌根运送,还可以减少鼻腔反流及误吸的危险。仰卧时,气管在食管上方,可以防止残留在会厌谷和梨状隐窝的食物掉入气道,防止误吸及吸入性肺炎。另有研究报道,仰卧位可增加下咽部压力,增加咽食管段(pharyngoesophageal segment, PES)开放程度,减少PES开放的持续时间,这些生理变化可能有助于改善一些患者的吞咽功能。

颈部前屈是预防误吸的一种方法。颈部伸展(图6-3A)时,咽部和气道在一水平线上,气道打开,咽部残留物在声门打开时容易进入气道,容易引起呛咳和误吸。而且颈部伸展时,与吞咽活动有关的颈前部肌肉紧张、喉上抬困难,也容易发生误吸。而颈部前屈(图6-3B)时,咽部和气道之间存在一个角度,这样咽部残留物就不容易掉进气管,可以避免误吸。

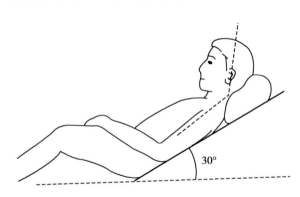

图6-2 30°仰卧、颈部前屈的半坐卧位

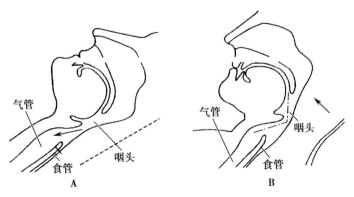

图6-3 颈部伸展(A)和颈部前屈(B)

如果患者的功能有所改善,可抬高床的倾斜角度。在床倾斜至 60°之前,均应采取防止误吸的颈部前屈位。

三、侧卧位

当患者不能维持坐位,且左右两侧咽功能存在差异时,如偏瘫患者,可以采取健侧卧位或健侧半卧位进食。健侧侧卧是指健侧在下、患侧在上的体位。该体位下进食时,食团因重力作用从健侧咽部咽下,可降低误吸概率,有利于顺利进食。所谓的健侧是根据患者吞咽肌有无损害来定义的,未损害侧即是健侧。双侧吞咽肌都有损害的患者,可采用吞咽肌功能相对较好的一侧卧位进食,以确保进食安全。存在严重胃食管反流性疾病或依靠胃管进食的患者,采用健侧半卧位可减少或预防反流性误吸的发生。

第二节　头 部 姿 势

头部姿势治疗是指通过调整头部姿势,使吞咽通道的走向、腔径的大小和某些吞咽器官(如喉、舌、杓状软骨)的形态发生变化,从而减少误吸和残留,改善或消除吞咽障碍的一种治疗方法。头部姿势治疗包括低头、仰头、转头、侧头等,每种头部姿势对吞咽机制都产生不同的影响,因此每一种头部姿势治疗都有特定的临床适应证。

一、低头姿势

低头(head flexion)　姿势是指吞咽时尽量使颈部前屈,将下颌贴近胸骨的姿势(图 6-4B)。低头姿势能使口咽的解剖结构变窄,使舌骨与喉之间的距离缩短;同时会厌软骨接近咽后壁,两者之间的距离缩小,会厌软骨与杓状软骨之间的距离也缩小,从而使气道入口变窄。低头吞咽是一项气道保护技术,其对吞咽时气道保护功能欠佳者,能提高其气道保护功能。

低头姿势能使舌根向后移动,促进食团进入食管,对舌根后缩不足的患者有一定的帮助。低头姿势也能使会厌处于更好地保护气道入口的位置,防止食团进入气道,对气道入口关闭不全或喉上抬不足的患者,可避免其误吸。低头姿势还能扩大会厌谷的空间,能够有更大的空间容纳进入咽部的食物,对于吞咽延迟的患者,可以使食物先聚集在会厌谷内,避免提前进入下咽部引起误吸。

然而,也有研究表明,低头姿势会降低吞咽时咽的收缩能力;倾斜姿势(60°)结合低头姿势(60°)可显著增加吞咽呼吸暂停的持续时间,影响呼吸和吞咽的协调性;低头姿势对吞咽启动延迟和吞咽后梨状隐窝有残留的患者无作用,同时对咽食管功能不全或多种吞咽功能障碍者,也不能达到最佳的治疗效果。可见,低头姿势可以减少或消除一部分吞咽障碍患者的误吸,但它并不能对所有的患者都起效。而且有报道显示,在某些患者中,低头姿势的疗效不如增稠液体的疗效好。因此,低头姿势需与其他治疗方法相结合,如改变食团大小或质地,才能产生更好的治疗效果。

二、仰头姿势

仰头(head extension)　姿势是指吞咽时尽量使颈部后伸、头部后仰的吞咽姿势(图 6-

4A)。仰头姿势能使口咽的解剖结构变宽,加之重力的作用,仰头吞咽时食团容易通过口腔进入咽部。因此,舌切除、其他口腔器官切除或重建的患者、舌麻痹的患者均可采用仰头姿势。已有研究证实,少数口腔癌术后的患者采用仰头姿势吞咽,可减少误吸,有利于顺利进食。相反,也有研究表明,仰头姿势吞咽,约1/3的患者会出现喉闭合不良,而头在中立位吞咽,喉闭合功能却显示正常。另有研究显示,仰头姿势可减少吞咽时咽的蠕动,使会厌谷的间隙变窄,并将残留在会厌谷的残留物挤出,会加大误吸的风险。因此,应用仰头姿势的前提是:患者应具有较好的咽功能和喉闭合功能来保护气道,对气道保护功能欠佳的患者应慎用。

会厌谷是容易残留食物的部位之一。当颈部后伸仰头时会厌谷变得狭小,残留于会厌谷的食物可能被挤出,紧接着颈部尽量前屈(即点头),同时用力吞咽,可帮助舌运动能力不足以及会厌谷残留的患者清除咽部残留物(图6-4)。此方法适用于舌根无力或咽上缩肌无力造成会厌谷残留的患者。值得注意的是,仰头姿势会使喉闭合功能降低。因此,对存在气道保护功能欠佳或PES功能障碍的患者,此方法会加大误吸的风险。

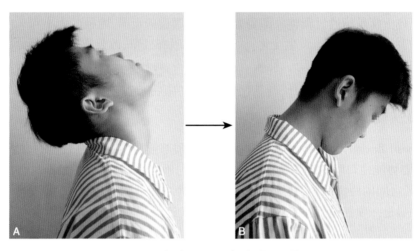

图 6-4　仰头(A)——➤低头(B)吞咽

三、转头姿势

转头(head turn)或头旋转(head rotation)　姿势是指吞咽时,头向一侧旋转(图6-5)。一般吞咽时,食团在会厌谷水平分开,经过喉的两侧,然后在梨状隐窝汇合,通过打开的食管上括约肌进入食管。转头时,头转向侧的咽部会被挤压向后方,食团容易从位于前方的咽部经过。这种姿势适用于一侧咽肌麻痹的患者。如左侧咽肌麻痹,将头转向左侧,食团从右侧通过,不经过麻痹侧,充分利用右侧咽肌对食团的推动力,使吞咽效率指数(口咽通过时间/食团顺利通过量)增高,减少咽部的滞留和误吸的发生。如果不采用转头姿势,食团从喉的两侧通过,经过患侧咽部时,患侧咽壁在咽肌收缩时

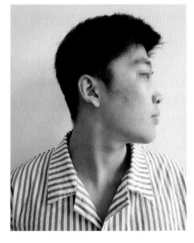

图 6-5　转头吞咽

反而膨出,推进食团通过食管上括约肌的力量减弱。

　　另外,头旋转能增加头转向侧 PES 的压力,而降低对侧 PES 的压力,并且延迟 PES 的闭合(如延长 PES 的开放时间),从而促进更多食物通过 PES,减少食物残留,防止误吸。因此,PES 开放减少的患者(如环咽肌失弛缓)可以采用转头姿势。如果患者存在一侧声带麻痹导致的喉关闭不全,将头转向患侧,可促进麻痹的声带向中线移动,增加声带关闭的功能,也可以减少误吸。

四、侧头姿势

　　侧头(head lateral flexion)姿势是指吞咽时,头向一侧倾斜(图 6-6),吞咽通道的解剖结构在头偏向侧变得狭窄或关闭,这一关闭作用只局限于舌骨水平的咽上方,而咽下方则是保持开放的。头偏向一侧,该侧梨状隐窝变窄,残留食物被挤出;对侧梨状隐窝变浅,咽部产生高效的蠕动式运动,可去除残留物。如果患者存在同一侧的口腔运送障碍和咽部功能障碍,头偏向患侧可使患侧的梨状隐窝变窄,这样吞咽时食物将不通过该侧,充分利用健侧完成吞咽动作,减少咽部的滞留和误吸。此方法适用于神经损伤导致的一侧口咽麻痹者。如果双侧受损,令患者将头偏向较重一侧。

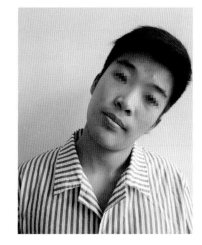

图 6-6　侧头吞咽

　　咽两侧的梨状隐窝是最容易残留食物的地方,让患者分别左、右转头和左、右侧头,同时做吞咽动作,可观察梨状隐窝残留物的清除情况。如左侧梨状隐窝残留食物,采用向右侧转头吞咽,或向左侧侧头吞咽;如右侧梨状隐窝残留食物,采用向左侧转头吞咽,或向右侧侧头吞咽,均可清除梨状隐窝的残留物。

第三节　各种姿势治疗的应用及注意事项

一、各种姿势治疗的应用

　　姿势治疗操作简便,效果立竿见影。在临床应用期间,治疗师应根据吞咽障碍的病因、床旁吞咽评估的结果、仪器评估的结果来选择最佳的进食代偿姿势。表 6-1 列出了目前临床上最常使用的姿势治疗方法及其作用原理。

表 6-1　特定吞咽异常采用的姿势与作用原理

吞咽造影检查所见异常	采用的姿势	作用原理
食团口内运送慢(舌的后推力差)	仰头吞咽	利用重力使食团移动
咽期吞咽启动迟缓(食团已过下颌,咽吞咽尚未启动)	低头吞咽	使会厌谷增宽,防止食团进入呼吸道;呼吸道入口变窄;将会厌后推

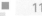

续表

吞咽造影检查所见异常	采用的姿势	作用原理
舌根后推运动不足(会厌谷残留)	低头吞咽;多次吞咽;从仰头至点头吞咽	推舌根部向后靠近咽壁
一侧声带麻痹或手术切除(吞咽时发生误吸)	低头吞咽头转向患侧;	将甲状软骨后推、施压;促使两侧声带接近,呼吸道入口变窄;使食团移向健侧
呼吸道闭合不全(吞咽时误吸)	低头吞咽	使会厌后处于更好的保护呼吸道位置;呼吸道入口变窄;借助外压使声带闭合
咽收缩无力(残留物分布全咽)	侧卧吞咽,空吞咽、多次吞咽	利用重力作用消除咽残留物
单侧咽麻痹(单侧咽有残留)	头转向患侧	使食团从健侧通过
同一侧口腔和咽的无力(同侧口腔和咽有残留)	头侧向患侧	使患侧吞咽通道解剖结构变得狭窄或关闭,把食团挤压下去
环咽段功能紊乱(梨状隐窝残留)	左、右转头	牵拉环状软骨致后咽壁向外,降低环咽段的静息压

二、注意事项

1. 对于因体力限制或认知障碍不能听从指令的患者,姿势治疗不是最好的干预方法。

2. 如无禁忌证,应尽早指导患者被动或主动地选取坐位。

3. 进食或饮水后保持坐位至少 30min,以降低误吸或反流的风险。

4. 躯干姿势的变化,特别是卧位姿势可影响食管运动功能。因此对食管动力差的患者,应检查体位改变对其食管动力的影响程度。此外,卧位姿势还要考虑反流的影响。严重反流的患者(或依靠胃管进食的患者)宜采用半坐卧位;长期有夜间反流者提倡在夜间将床头抬高;反复发生唾液误吸的患者宜采用侧卧位。

5. 存在咽部滞留的患者,无论是由于咽肌麻痹还是环咽肌不开放,在每次吞咽之后,不要紧接着进食,而是反复做几次空咽,使咽部的食团全部咽下后再进食下一口食物,这样可以防止食物不断聚集在咽部超过梨状隐窝的承载能力而发生误吸。或者在每次进食吞咽后饮用少量的水,既有利于诱发吞咽反射,又能除去咽部残留食物。但要注意此时不能饮用大量的水,否则容易发生误吸。

(张 健)

参 考 文 献

[1] 窦祖林. 吞咽障碍评估与治疗[M]. 北京:人民卫生出版社,2009.

[2] 赵性泉,张婧. 脑卒中后吞咽障碍的诊断与治疗[M]. 北京:科学技术文献出版社,2011.

[3] 曾西,许予明. 实用吞咽障碍治疗技术[M]. 北京:人民卫生出版社,2014.

[4] Groher ME, Crary MA. Dysphagia. Clinical Management in adults and children[M]. Philadelphia:Elsevier

Medicine,2009:276-281.

［5］Calvo I, Sunday KL, Macrae P, et al. Effects of chin-up posture on the sequence of swallowing events［J］. Head Neck,2017,39(5)：947-959.

［6］大西幸子,孙启良.摄食·吞咽障碍康复实用技术［M］.2 版.北京:中国医药科技出版社,2000:79-81.

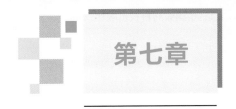

第七章

呼吸功能训练技术

第一节 概 述

一、呼吸的生理功能

人体的呼吸过程由外呼吸和内呼吸组成。外呼吸包括肺通气(外界与肺泡之间的气体交换)和肺换气(肺泡与肺毛细血管之间的气体交换)。内呼吸是指血液与组织、细胞之间的气体交换过程。呼吸过程不仅有呼吸系统和循环系统参与,同时离不开神经与体液的调节。因此,实现良好的呼吸功能离不开肺通气、气体交换和运输以及呼吸的调节。

（一）肺通气

肺通气(pulmonary ventilation)是指肺与外界环境间的气体交换过程。气体进出肺取决于两方面的因素相互作用:一方面是推动气体流动的动力;另一方面是阻止其流动的阻力。气体出入肺是靠肺内外气体的压力差,这种压力差的原动力是靠呼吸肌的收缩和舒张实现的。肺通气的阻力有两种:弹性阻力(肺和胸廓的弹性阻力),是平静呼吸时主要阻力,约占总阻力的70%;非弹性阻力,包括气道阻力、惯性阻力和组织的黏滞阻力,约占总阻力的30%,其中又以气道阻力为主。

（二）气体交换和运输

空气进入肺泡后,和肺毛细血管的血液进行气体交换。空气中的 O_2 由肺泡进入血液,而静脉血中的 CO_2 从血液进入肺泡。这样交换后,动脉血中的 O_2 运到身体各组织,在组织与血液之间再进行一次交换, O_2 最后进入组织细胞,组织细胞代谢所产生的 CO_2 则经细胞间隙液进入血液,随血液循环到肺,再进行气体交换。

（三）呼吸调节

呼吸节律虽然产生于脑,但其活动可受来自呼吸器官本身以及骨骼肌、其他器官系统感觉器传入冲动的反射性调节。

肺牵张反射由肺扩张反射和肺缩小反射相互协调作用来完成。肺扩张反射是肺充气或扩张时抑制吸气的反射。肺缩小反射是肺缩小时引起吸气的反射。呼吸肌本体感受性反射是肌梭和腱器官的本体感受器所引起的反射。如肌梭受到牵张刺激时可以反射性地引起受刺激肌梭所在肌的收缩,为牵张反射,属本体感受性反射。在肺康复手法治疗中常常会用到,具体见本章第二节详述。近年来的研究表明,来自呼吸肌其他感受器的传入冲动也可反射性地影响呼吸。防御性呼吸反射是指在整个呼吸道都存在着感受器,它们是分布在黏膜上皮的迷走传入神经末梢,受到机械或化学刺激时,引起防御性呼吸反射,以清除激惹物,避免其进入肺泡。

另外,动脉血或脑脊液中的 O_2、CO_2 和 H^+ 等化学因素也对呼吸产生反射性调节。

二、呼吸肌

(一)吸气

吸气是一种膈和肋间肌都进行收缩的主动运动。对一个健康人而言,用力呼吸时也会有辅助呼吸肌参与。在疾病状态下,这些辅助呼吸肌在吸气中的作用甚至比静止时更重要。这些辅助呼吸肌有胸锁乳突肌、斜角肌、前锯肌、胸大肌和胸小肌、斜方肌和竖脊肌。

(二)呼气

呼气是在肋间肌和膈肌放松时的一种被动过程。肋间肌和膈肌的放松使肋骨恢复到吸气前的位置,同时膈肌上升。这些运动对肺产生压力,使肺内压力高于大气压,从而有助于气体排出。呼气肌中的腹直肌、腹内斜肌、腹外斜肌和腹横肌,除了参与构成腹壁、稳定骨盆和脊柱外,在呼气时,它们的协同收缩也对腹腔形成压力,促使气体排出。腹肌在咳嗽过程中也占有重要地位。

三、呼吸模式

呼吸是通过肺和气道吸入及呼出空气的机械过程。呼吸过程涉及骨骼和肌肉的协调运动,有的研究者将呼吸分为平静吸气、用力吸气、平静呼气和用力呼气。以下内容简要介绍不同情况下呼吸的骨骼、肌肉的运动模式。呼吸由可扩张胸腔体积的主动力和被动力的合力驱动而完成。其中膈肌是最为重要的一块肌肉,在吸气过程中60%~80%的功是由它执行的。膈肌在吸气过程中的主导作用主要是由它在垂直、左右和前后 3 个直径增加胸腔体积导致的。在吸气过程中,附着在肋骨和胸骨上的肌肉通过收缩增大了胸腔体积。随着胸腔的扩张,已经是负值的胸膜间空间的压力进一步减小,从而产生了扩张肺部的引力。由此产生的肺部扩张降低了大气压力下的肺泡压力,最终将空气从大气中吸到肺部。呼气是将肺部的空气排到自然环境中的过程。肌肉和胸廓的弹性回缩,减少了胸腔的体积,增加了肺泡压力,进而将肺泡中的空气排出肺部。平静呼气是一个被动的过程,该过程不依赖肌肉收缩。当吸气肌肉在收缩之后放松时,肺部、胸部以及被动扩张的吸气肌的结缔组织的弹性回缩通常会减少胸腔的体积,见图 7-1。

呼吸时胸廓内体积的变化如下:

1. **垂直变化**　在吸气过程中,胸部的垂直径主要通过吸气肌特别是膈肌的收缩、膈肌顶部的下降来增加。平静呼气时,膈肌放松,使得顶部向上回缩直到其静止位置,胸腔的垂直径减小。

2. **前后和内外变化**　肋骨和胸骨的上提及下压产生了胸腔前后直径和内外直径的变化。在吸气过程中,肋骨体沿着一条基本与穿过肋横突关节和胸肋关节的旋转轴垂直的路径被提升。向下倾斜的肋骨体向上、向外旋转从而增加了前后直径和内外直径的胸腔体积。在用力吸气过程中,肋骨的移动与胸椎轻微的伸展联合在一起。在呼气过程中,呼气肌肉放松,肋骨和胸骨能够回到它们吸气前的位置。肋骨体下降以及胸骨向后下方运动,缩短了胸腔的前后直径和内外直径。在用力呼气过程中,肋骨运动伴随着胸椎的轻度屈曲。

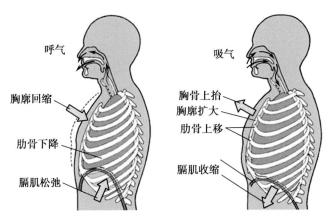

图 7-1   呼气与吸气胸廓和呼吸肌的变化

四、呼吸与吞咽的协调

呼吸和吞咽都是维持生命的主要功能,呼吸和吞咽之间有着重要联系,只有两者协调工作,才能保证呼吸和吞咽良好的生理功能。在正常吞咽过程中,口腔准备期咀嚼的时候,用鼻呼吸。在咽期,食团刺激了软腭部的感受器,引起一系列的反射性收缩,使软腭上抬,咽后壁向前突出,封闭了鼻咽通道。声带内收,喉上抬并紧贴会厌,封闭了咽与气道的通道。呼吸暂时停止(会厌关闭呼吸道可持续 0.3~0.6s),让食团通过咽部。由于喉头前移,食管上口张开,食团就从咽被挤入食管。随后,重新恢复的呼吸过程由呼气开始。见图 7-2。

呼吸时,位于喉口声带松弛并张开,声门间形成一个间隙;在吸气时,空气通过声带门裂,从咽进入气管;在呼气时,可通过气管进入咽(图 7-2A)。

吞咽时,被称为会厌的扁平软骨倾斜及喉向上提升,声带相互靠拢,声门关闭,喉口被封闭,食物进入食管后,声门再打开(图 7-2B)。

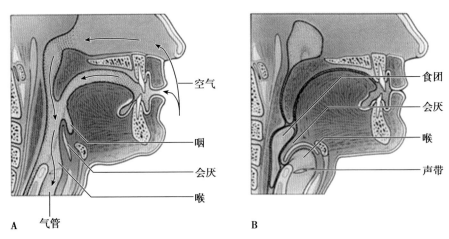

图 7-2   呼吸与吞咽的关系
A. 呼吸与吞咽(呼吸时);B. 呼吸与吞咽(吞咽时)

吞咽障碍患者丧失了正常的吞咽反射或吞咽的时序性,可能会发生在吞咽过程中吸气,造成食物的误吸。此外,因为中枢神经损伤或局部损伤造成胸廓过度紧张或呼吸肌肌力低下,一方面通气效率降低,呼吸频率反射性增加,误吸的风险增加;另一方面,咳嗽能力减弱,无法完全咳出误吸物,则会引起吸入性肺炎。出现吸入性肺炎后,进一步降低了肺的通气和换气功能,影响到吞咽功能。因此,通过呼吸训练可以达到改善吞咽功能的目的。

第二节　技术内容及操作

一、呼吸训练前若干问题的考虑

1. 患者目前最重要的问题点是吞咽障碍、呼吸功能障碍,还是吞咽与呼吸的协调性有问题。

在康复实践过程中,很多功能障碍往往互为因果,治疗师应从整体出发,仔细分析判断目前的关键点是什么,而不是单独去治疗某一功能障碍,那样就会"一叶障目"。因吞咽障碍所致吸入性肺炎、反复肺部感染,治疗的关键就应该是改善吞咽功能,或者采用补偿策略或替代策略(鼻胃管或胃造瘘),避免误吸发生,同时积极进行呼吸康复治疗,改善呼吸功能。反之亦然。

2. 通过呼吸功能训练能否改善患者的呼吸问题。

呼吸功能训练是康复中广泛应用的一种治疗手段,但不是万能的。呼吸困难的原因有很多,常见的有心功能不全、感染、运动神经元病、疼痛、焦虑抑郁等。在康复治疗过程中,重点是要分析和判断呼吸问题的原因,切忌盲目使用,因此,只考虑用呼吸功能训练改善呼吸问题也是不够的。

3. 患者能否适应呼吸功能训练,耐受度如何,适用什么具体的康复技术。

临床实践中,呼吸康复技术种类繁多,采用什么康复技术一定是根据患者的病情,而不是所有的康复技术均适合患者。患者存在胃食管反流,采用腹部推力辅助呼吸可能会加重患者食管反流。胸部畸形的患者不适胸廓辅助呼吸技术;骨质疏松的患者,胸廓挤压时,要避免骨折的发生;脊柱不稳定的患者也不适合反向旋转辅助技术和蝴蝶技术。

4. 什么体位适合患者进行呼吸功能训练。

临床实践中,呼吸训练会优先考虑的体位是尽可能模拟正常的重力生理效应的体位,考虑体位变化对氧转运的影响,直立和活动是基本的生理体位。住院患者常保持仰卧位,这种非生理体位对氧转运是有害的。侧卧位介于直立位和仰卧位之间。一个最佳体位并非固定不变,需要考虑影响氧转运的所有因素:疾病的种类、是否活动受限、与患者照护相关的外在因素。

(1)直立位:直立位与日常活动要求一致,如坐位活动、步行、跑步、骑行等。直立位能够最大化肺容积和肺容量,直立位的功能残气量比坐位高,并超过仰卧位50%。

(2)仰卧位:长期以来,仰卧位被认为可以使内脏得到休息复原,被不正确地广泛应用。长时间的卧床休息和过度的应用带来很多医疗问题。长时间的仰卧位休息会改变腹腔外形、膈肌的位置、胸腔内压、腹压、心脏功能,造成腹腔脏器移位。仰卧位时胸腔内血容量增加,功能残气量和肺顺应性降低,呼吸道的阻力增加,从而容易导致气道关闭和呼吸做功增加。

（3）侧卧位：理论上侧卧位的危害比仰卧位小。侧卧位以依赖侧胸壁横断面偏移来代偿胸廓前后的扩张。侧卧位时，由于下方脏器的挤压，使得膈肌的位置出现向头侧偏移。整体来说，可使呼吸运动更大地偏移并促进肺通气和肺的气体交换。侧卧位的功能残气量下降水平在直立位和仰卧位之间。与仰卧位相比，侧卧位时顺应性增加，阻力降低，呼吸做功减少；与直立位相比，侧卧位的这些变化正好相反。

尽管直立位有很多优势，但临床中患者往往不能耐受直立位，因此，物理治疗师在临床实践中，应选择合适的体位或者患者能耐受的体位进行。尽管直立位有利于患者呼吸，但是脑梗死急性期的患者，存在低血压，显然直立位是不适合的。颈段脊髓损伤患者，直立位的呼吸康复一定注意体位性低血压的发生。

5. 了解患者意识、认知，如有疼痛，明确部位和原因。

呼吸康复实践中，了解患者的意识和认知尤为重要，除了被动的肢体活动，大都需要患者参与其中。如果患者意识不清，或者不能正确理解和执行治疗师的意图，效果会大大降低。脑卒中早期，患者意识障碍合并肺部感染，需要呼吸康复介入，要根据具体情况，选用合适的呼吸治疗技术。同样，疼痛也是阻碍呼吸康复的一个原因。卒中后肩痛，应避免肩关节屈曲-伸展模式下的呼吸康复，或采用其他替代技术。外伤所致肋骨或脊柱骨折，因为疼痛导致呼吸受限，呼吸康复中应避免疼痛发生和影响骨折愈合。

二、基础训练

1. 上肢运动与呼吸　吸气时将患者置于易于呼吸的体位后，开始进行治疗。通过让患者手臂抬高、肩关节前屈、躯干伸展同时吸气。上肢的运动被动牵拉胸廓，胸腔体积增加，从而使吸气更加容易。吸气末，让患者放下抬高的手臂、伸肩关节、躯干略前屈，同时配合呼气。上肢的运动放松了被动牵拉的胸廓，胸腔体积减小，躯干前屈增加了腹部压力，从而使呼气更加容易。

2. 翻身与呼吸　让患者尝试翻身，并观察他们是否能够用躯干屈曲或伸展来启动。躯干伸展启动翻身的患者，嘱其在翻身时吸气并向上看。躯干屈曲启动翻身的患者，指导他们翻身时首先要吸气，然后在翻身过程中呼气并收下颌。

3. 坐起与呼吸　患者从侧卧位撑起至坐位的时候，应该以同样的方式进行评估。如果患者在躯干伸展时坐起更有效，就让患者在撑起至坐位的过程中吸气。让患者在坐起过程中向上看可以加强这个动作。如果患者身体虚弱，躯干屈曲比较容易成功坐起，移动前先吸气，移动过程中应呼气并收紧下颌。需要关注的是患者在变换体位时不要屏气。

4. 站立与呼吸　站立不仅需要躯干屈曲还需要躯干伸展。患者通常使用一个节律性运动来开始从坐位到站立位的变化。让患者吸气，然后嘱其身体向前，呼出气体；身体向后时，躯干伸展并吸气。在完成站立之前，可以有几个循环来控制呼吸。患者应在呼气时启动躯干前倾；然后用力吸气启动站立，同时躯干和颈部伸展。站立时颈部主动伸展，不仅仅可以促进吸气，而且因紧张性迷路反射促进更明显的躯干伸展和伸髋肌的收缩。回到坐位时，为了最大限度地在重力影响下有控制地降低身体，应缓慢控制呼气，如缩唇呼吸或大声数数。

三、咳嗽训练技术

咳嗽是呼吸系统疾病中出现最频繁的症状之一。实际上，咳嗽有多种用途：是一种反射,也可以自主控制,是一种诊断的标志,也是一种治疗技术。本节将重点讲述咳嗽的训练技术。

1. 咳嗽的评估

(1) 咳嗽的姿势不要简单地要求患者从任何能够咳嗽的位置咳嗽,而是要问:"当你感觉需要咳嗽时,你喜欢处于哪个姿势?"然后要求患者尝试做那个姿势,或辅助患者尽可能达到其习惯的姿势。密切注意患者选择的姿势。患者自发地选择增加躯干前屈的姿势,这有助于有效呼气和气道保护。如果患者选择了不利于有效呼气和气道保护的姿势,应该根据患者的实际情况做相应的调整。

(2) 咳嗽的准备不要错误地要求患者"咳嗽一下给我看"或者让患者只是简单地"展示给你咳嗽"。这不是患者清除分泌物的咳嗽方式。相反应该做的是,激励患者成功咳嗽,问患者:"你能展示一下如果你有分泌物或者异物,你感觉到需要咳出的时候,你会怎么做?"

(3) 提高咳嗽效果的体位和指令,确保在上述过程中患者积极主动参与;调整患者在能够成功咳嗽的体位,尤其是躯干直立;最大限度地进行吸气,通过语言暗示、体位、主动的手臂运动;通过语言暗示和体位延长屏气时间;通过肌肉收缩、物理方法辅助或躯干运动尽可能增加胸腔和腹腔的压力;指导患者在适当时机进行躯干运动和呼气。

2. 咳嗽的四个阶段

(1) 第一阶段:需要吸入足够的空气为有力的咳嗽提供必要的气体,一般来说,咳嗽时应充分吸气,吸气量至少达到此人肺活量的 60%。

(2) 第二阶段:涉及关闭声门和准备腹部和肋间肌肉的收缩。

(3) 第三阶段:腹部和肋间肌肉的收缩。

(4) 第四阶段:即最后阶段,是声门打开和用力呼出空气。通常,一次用力呼气过程中患者可以咳嗽 3~6 次。患者 $FEV_1\%$[第一秒用力呼气量(FEV_1)/用力肺活量(FVC)]至少大于 60% 是能够进行有效咳嗽的肌肉力量很好的指标。

3. 咳嗽的训练技术

(1) 泵式咳嗽:泵式咳嗽是哈气技术的延伸,而且在临床中非常有效。指示患者进行 3 次中等强度哈气,然后以低的肺通气量进行 3 个短而浅的咳嗽,不要深呼吸或高的肺通气量。按照以下顺序进行:哈气,哈气,哈气;咳嗽,咳嗽,咳嗽;重复 3~4 次。通常情况下,如果分泌物存在,会自发地咳嗽,或者轻的咳嗽将移动分泌物或异物。

(2) 连续咳嗽:连续咳嗽就是由一个小呼吸和一个小咳嗽组成的一系列咳嗽,然后是一个中等呼吸和一个中等咳嗽,最后是一个深呼吸和一个大的咳嗽。这对于术后的患者是一个很好的技术,每次尝试最大限度的咳嗽时,他们往往容易疲劳。对于这些患者,努力使空气进入肺组织远端的各个部分,接触到分泌物,让咳嗽成为自主引流的一种方式。

(3) 呼吸叠加和徒手胸部按压:呼吸叠加技术通过患者独立地吸气至最大吸气量,然后屏住呼吸,在初始的呼吸基础上增加 2 次或 3 次以上的最大吸气,来增加肺活量。在此期间伴随着咳嗽。治疗师可以在呼气期间做胸部按压辅助咳嗽。

(4) 徒手辅助技术

1) 肋膈辅助:肋膈辅助是一种辅助咳嗽技术,可以用在任何体位。临床中大多采用卧位或坐位。治疗师将手放在患者的剑突下并指导患者最大限度地进行 4 个咳嗽的阶段。在患者一次呼气结束时,治疗师快速地将手伸向患者的肚脐方向,利用牵张反射,促进在随后吸气时较强的膈肌和肋间肌收缩,见图 7-3。治疗师也可以应用一系列的 PNF 方法,以促进最大化的吸气。肋膈辅助技术对于肋部或腹部肌肉力弱或瘫痪的患者有明显作用。治疗师必须评估每种体位下重力和体位对该技术的适用性。

2）腹部推力辅助：腹部推力辅助即 Heimlich 操作手法。这种方法需要治疗师将掌根部水平放置在患者的肚脐水平，并注意避免直接放置在较低的肋骨上。适当的定位，指示患者"深吸一口气并保持住"，然后治疗师可以促进呼气。应用 Heimlich 操作手法如图 7-4 所示。指示患者咳嗽时，治疗师用掌根在横膈下迅速向上、向里推。让患者尽可能以适当的躯干动作辅助咳嗽。技术上，此过程对于咳嗽时强行排出气体非常有效，但要注意以下几个原因可能会导致患者极度不适：推动时的接触面积过于集中；引起了不希望出现的神经肌肉反应；造成了胃肠功能紊乱，如胃食管反流、呃逆等。因此 Heimlich 操作手法一般用于患者对其他技术没有疗效并且需要更有效的咳嗽时。

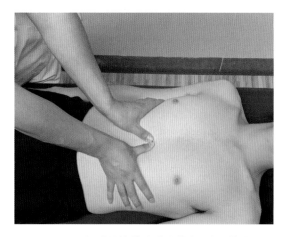

图 7-3 仰卧位的辅助咳嗽技术：肋膈辅助

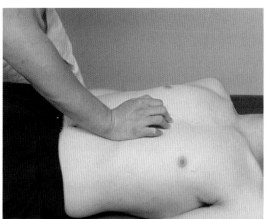

图 7-4 Heimlich 操作手法示意图

3）前胸按压辅助：前胸按压辅助是在咳嗽期间按压患者前胸的上部和下部。治疗师一侧的前臂放在患者的胸大肌部位按压上胸部；另一侧前臂平行放置在胸下部（避免剑突）或腹部，或按 Heimlich 操作手法放置，见图 7-5。与其他技术的要求一样。由于直接徒手接触胸部，可以很容易地首先促进吸气，然后是"保持住"。在呼气阶段，治疗师的双臂快速用力进行刺激。力的方向是：在上胸部向下、向后；在下胸部向上、向后。当一起进行时，两只手

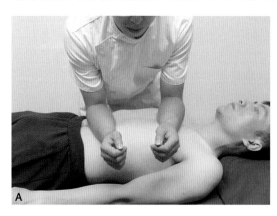

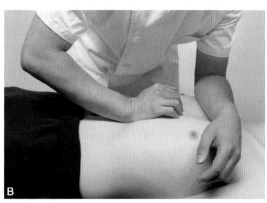

图 7-5 前胸按压辅助

A. 前胸按压辅助；B. 前胸按压辅助结合 Heimlich 操作手法

臂施加的压力,形似字母"V"。对于前胸壁消瘦的患者,因为压缩了附着在前胸壁的肌肉,前胸按压辅助比肋膈辅助更有效。研究发现侧卧位或四分之三仰卧位是针对这种技术最有效的位置。

4) 反向旋转辅助:反向旋转辅助有助于降低过高的神经肌肉张力,增加胸廓的活动度。反向旋转辅助也是一种非常有效的辅助咳嗽技术。脊椎骨骼不稳定的患者是禁忌证。

首先在第一阶段中使患者取床上或垫上侧卧位,膝盖弯曲,手臂舒适地放在头部和肩关节前面。上肢在舒适范围内能被放置得越高,效果就越好。患者自然放松,让其处在一个开放舒适的体位,因为不适的感觉会增加患者的神经肌肉张力。治疗师的体位也很重要,因为会影响到施加在患者胸部的力量。治疗师站在患者身后,垂直于患者躯干。如果患者左侧卧位,治疗师把左手放在患者肩上,右手放在患者的髋关节上,见图7-6。然后治疗师的手不动,简单地跟随患者的呼吸循环。这使得治疗师能够对患者的主观呼吸频率和节律以及整体的神经肌肉张力进行评估。评估后,才可以进入技术的主动阶段。使用PNF的节律启动技术,让处于侧卧位的患者轻轻地旋转一个很小的活动度。然后逐渐增加从侧卧位到俯卧位的旋转角度。这个活动的进展通常可以降低神经肌肉的高张力,且让这个技术的第二阶段更有效。

第二阶段需要治疗师慢慢地改变体位。过渡到对角线的位置,治疗师站在或半跪在患者身后,靠近患者髋部,然后转向一个对角位置,直到大约45°时面对患者的头部。在患者呼气周期开始时,治疗师的左手缓慢滑过患者的肩膀,到达右侧胸肌的位置上,见图7-7。一定要小心,避免使用拇指或指尖,治疗师右手缓慢地回到患者右侧骶髂关节附近。治疗师在患者呼气末,轻轻将患者肩膀向后、向下牵拉,同时将患者的臀部向上、向前推,让患者尽量努力咳嗽,同时在患者躯干前屈时,治疗师迅速而有力地用手按压患者的胸部。这个活动可以促使患者更完全地呼气,促进充分的咳嗽。

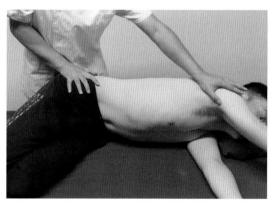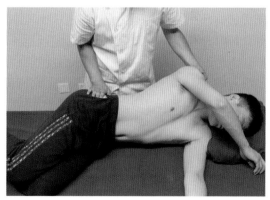

图7-6 反向旋转辅助——吸气　　　　　图7-7 反向旋转辅助——呼气—咳嗽

当患者开始下一个吸气时,治疗师的左手回到患者的右侧肩胛,右手滑向患者的右侧髂嵴。当患者吸气时,治疗师慢慢牵伸患者的胸部以促进吸气。治疗师的左手向上并远离脊柱的方向推动患者的肩胛骨,右手将骨盆向下向后牵拉至最大化三个平面的通气,促进吸气。治疗师指导患者在吸气末"保持住"。为呼气咳嗽做好准备。

这套手法一般重复3~5个周期。意识不清或者没有反应的患者仍然可以通过该技术完成气道的廓清。如果患者能主动参与可以更有效地排出分泌物或异物,但技术中患者参与并不是决定性的。绝大多数患者和治疗师发现,反向旋转辅助是最舒适、最有效的清除痰和分泌物的辅助手段。

5)自我辅助:自我辅助咳嗽技术是用于患者咳嗽时的自我辅助。体位有肘部支撑、长腿坐位、端坐位、手膝位等。以下介绍端坐位自我辅助咳嗽。

患者端坐在床边或轮椅上,双手放在腿上,下肢放置在地面。要求患者在强烈的自主咳嗽后最大吸气的同时躯干向后伸展。咳嗽时,患者将手按在膈肌下部,类似 Heimlich 操作手法的动作。手模仿腹部肌肉收缩促使膈肌上下移动。对于膈肌或者腹部肌肉力弱的患者是有效的自我辅助技术。如果患者不能独立坐位,可给予一定的辅助。在这个技术中同样可以加入 PNF,让患者在运动中吸气、保持、咳嗽,躯干屈曲和手臂向对侧膝关节伸展。

(5)咳嗽辅助器具:如果患者不能独立咳嗽,需要咳嗽辅助技术或器械来清除分泌物。吸痰一直是最常用的协助去除分泌物的方法,但是不是所有患者都能耐受,经口吸痰比较简单,气管切开后气管内吸痰由于其侵入性,患者感觉更不舒服。随着科技的发展,出现了很多既舒适安全,又能提高排除分泌物的新设备——咳嗽辅助机。具体不在此处详细介绍。

四、呼吸促进训练技术

1. 缩唇呼吸 缩唇呼吸是指吸气时用鼻子,呼气时嘴呈缩唇状施加一些抵抗,缓慢呼气的一种方法。此方法气道的内压增高,能防止气道的陷闭。使每次通气量上升,呼吸频率、每分通气量降低,可调解呼吸。吸气和呼气的比例在 1:2 进行,逐渐达到吸气和呼气的比例在 1:4。

2. 腹式呼吸 腹式呼吸的目的是横膈的活动变大,胸锁乳突肌、斜角肌等呼吸辅助肌的活动减少,从而使每次通气量、呼吸效率、动脉氧分压上升,使呼吸频率、每分通气量减少。腹式呼吸法中主要使用的呼吸肌是膈肌,因此也称为横膈呼吸。在进行深呼吸时,膈肌可有上下 7~13cm 的移动,也就是横膈有 1 750~3 250ml 的通气能力。仰卧位对横膈的影响最大,由于受重力影响,位置比立位高 2cm。腹式呼吸训练时,物理治疗师应注意把握患者的呼吸节律,在开始训练时,顺应患者的呼吸节律进行呼吸指导是非常重要的。在开始时不要进行深呼吸,腹式呼吸不是腹式深呼吸。一开始就进行深呼吸可能加重患者的呼吸困难。腹式呼吸的指导应在肺活量的 1/3~2/3 通气量的程度上进行。患者也可使用姿势镜等视觉反馈进行训练。

3. 肋间肌放松手法 患者取床上仰卧位或侧卧位,自然放松,让其处在一个开放舒适的体位,治疗师站立在患者一侧,一手放在患者肋弓下缘,沿肋骨向下走行放置,张开手指,另一手放在患者上一节段的肋骨上,见图 7-8。然后治疗师的手不动,简单地跟随患者的呼吸循环。这使得治疗师能够对患者的主观呼吸频率和节律以及整体的神经肌肉张力进行评估。评估后,才可以进入技术的主动阶段。嘱患者吸气,在吸气终末,双手向相反方向,像拧毛巾一样运动,吸气时解除压迫。方向从下部肋骨到上部肋骨逐一肋间进行牵张放松,两侧胸廓分别进行,重复 3~5 次。

4. 胸廓辅助法

(1)下部胸廓辅助法:患者仰卧位或侧卧位,治疗师站在患者的侧方,肘关节轻度屈曲,双手放在患者下部肋弓处上,见图 7-9。首先治疗师的手不动,简单地跟随患者 2~3 个呼吸循环。然后逐渐开始加压,在呼气时,向下、向内挤压患者的胸廓,辅助患者呼气的方法。压迫的方法是呼气时施加治疗师的体重,吸气时,让胸廓自然回弹,不施加压力。注意手法操作过程中不要影响正常的呼吸运动和节律。

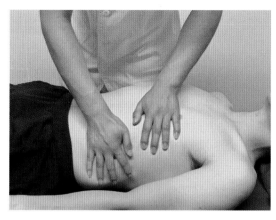

图 7-8　肋间肌放松

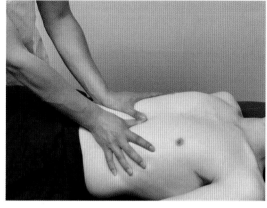

图 7-9　下部胸廓辅助法

（2）上部胸廓辅助法：患者仰卧位或端坐位，卧位时治疗师站在头侧，坐位时治疗师站在身后。双手放在锁骨稍下方，两拇指放在胸骨上，其余四指张开覆盖在两侧上胸部，见图 7-10。首先治疗师的手不动，简单地跟随患者 2～3 个呼吸循环。然后逐渐开始加压，在呼气时，向下、向内挤压患者的胸廓，辅助患者呼气的方法。此方法主要针对呼吸困难伴有上部胸廓活动度差的患者，以及上腹部术后横膈运动受到抑制须辅助呼吸的患者。

（3）一侧胸廓辅助法：患者仰卧位或侧卧位，治疗师站在患者的侧方，一手放在上部胸廓，另一手放在下部胸廓，见图 7-11。首先治疗师的手不动，简单地跟随患者 2～3 个呼吸循环。然后逐渐开始加压，在呼气时，向下、向内挤压患者的胸廓，辅助患者呼气的方法。

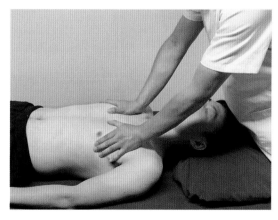

图 7-10　上部胸廓辅助法

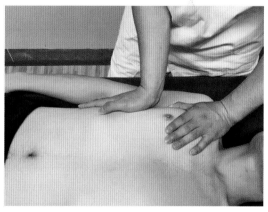

图 7-11　一侧胸廓辅助法

5. 腹部肌肉激活手法　患者仰卧位，治疗师一手经患者头后至对侧肩部，用手固定肩部，另一手放置在腹直肌上。嘱患者坐起，肩后的手给予一定的辅助，腹部的手向下按压，促进腹直肌收缩，见图 7-12。这个过程要根据患者的实际情况而给予适当的辅助。如果患者坐起时，嘱患者躯干向右侧膝关节方向旋转，则激活左侧的腹外斜肌和右侧的腹内斜肌，见图 7-13。

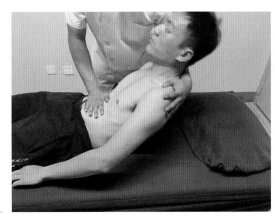

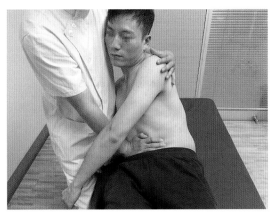

图 7-12　腹直肌激活　　　　　　　　图 7-13　腹内、外斜肌激活

6. 关节松动手法　关节松动手法主要是针对肋横突关节和胸肋关节,患者坐位或侧卧位,治疗师站在患者侧方。治疗师一手握着患者前臂,另一手放置在肋横突关节外侧。患者吸气并引导患者屈曲肩关节,另一手向上推肋骨以助肋骨上移。呼气时,引导患者伸肩关节,另一手向下推肋骨以助肋骨下降。通过关节松动手法,促进呼吸运动,见图 7-14。强化呼吸运动时,可改为抗阻手法。

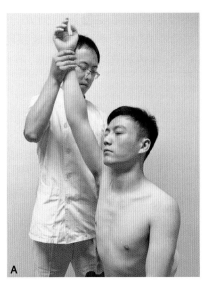

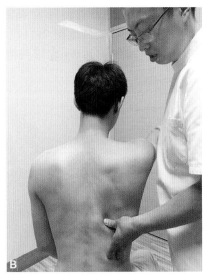

图 7-14　关节松动手法
A. 关节松动前面观;B. 关节松动前面观

7. 蝴蝶技术　如果患者有很好的活动控制,可能更适合直立状态下实施的技术。患者取无支撑坐位,治疗师根据患者平衡的需要,站在其后面或者前面,让患者双臂抬高,形成一个类似蝴蝶的姿势。蝴蝶技术同其他技术一样促进患者更深地吸入气体和呼出气体:吸气时,肩关节屈曲,躯干伸展;呼气时,肩关节伸直,躯干屈曲,见图 7-15。

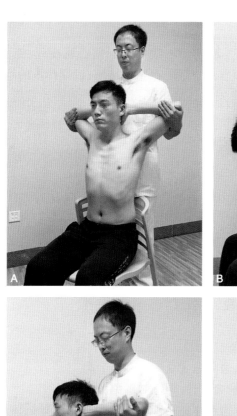
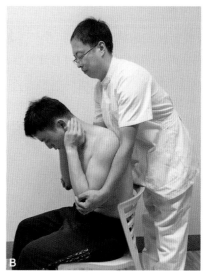
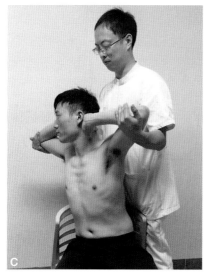
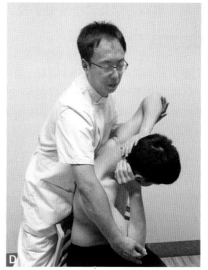

图 7-15　蝴蝶技术
A. 蝴蝶技术促进吸气；B. 蝴蝶技术促进呼气；C. 蝴蝶技术与躯干旋转促进吸气；
D. 蝴蝶技术与躯干旋转促进呼气

第三节　临床应用

一、适应证

1. 呼吸系统疾病导致的呼吸障碍　阻塞性通气障碍、限制性通气障碍。
2. 中枢神经系统疾病导致的呼吸障碍　脑血管意外、获得性颅脑损伤。
3. 神经肌肉疾病导致的呼吸障碍。
4. 高位脊髓损伤导致的呼吸障碍。

二、禁忌证

1. 全身性疾病临床病情不稳定者 不稳定型心绞痛及近期心肌梗死,充血性心力衰竭,糖尿病酮症酸中毒,慢性疾病的急性发作期,气胸,严重肺结核、近期严重的咯血,难以控制的高血压,有出血倾向者,有高风险的自发性气胸患者,凝血因子功能异常者,转移瘤,明显的肝功能异常等。

2. 严重肺高压、肺水肿者。

3. 呼吸衰竭者。

4. 感染未得到控制者。

5. 严重的认知功能障碍及影响记忆和依从性的精神疾病。

6. 疼痛明显或明显不合作者。

7. 因训练而导致病情恶化的其他临床情况者。

8. 有严重胃食管反流、有明显的发热、呼吸困难的患者慎用体位引流。

9. 有近期脊柱损伤或脊柱不稳、近期肋骨骨折、严重骨质疏松等疾患的患者禁忌使用胸壁叩击、震颤等胸部治疗及辅助咳嗽手段。

三、注意事项

1. 尽可能在安静的环境中进行训练,避免患者受到过多的干扰。

2. 充分向患者说明呼吸训练的目的和合理性,训练时避免情绪紧张。

3. 指导患者穿着轻便的衣服,根据病情选择尽可能保持全身放松的舒适体位:仰卧、侧卧、坐位、半坐位、立位等进行治疗。

4. 呼吸功能锻炼不宜空腹及饱餐时进行,宜在饭后 1~2h 进行。

5. 对患者的日常呼吸方式进行观察评定,因人而异选择合适的呼吸训练,限制性通气障碍选择做吸气比呼气长的吸气训练,阻塞性通气障碍选择做呼气比吸气长的呼气训练,对有呼吸困难的患者,首先考虑辅助呼吸法和氧气吸入,维持呼吸通畅。

6. 对患者进行放松技术的指导,主要是针对呼吸辅助肌如胸廓上部、肩胛带肌的放松。

7. 呼吸功能训练时,全身肌肉要放松,节奏要自然轻松,动作由慢而快。避免过度憋气和过度换气,不主张过慢的呼吸频率,训练时间不宜过长,以免引起气管内的气流紊乱,诱发支气管痉挛、诱发呼吸性酸中毒或碱中毒。

8. 呼吸功能锻炼不可操之过急,要长期坚持锻炼,循序渐进,因人而异。逐步增加运动量,根据个人病情进行,以不引起明显疲劳为宜,否则可能诱发或加重肺部疾病。

9. 支气管扩张、慢性支气管炎等患者禁忌过度深吸气,以免引起肺破裂。

10. 在室外新鲜空气中做呼吸训练,在室内宜打开门窗。

11. 辅助咳嗽避免用力过度造成骨折的危险,在未腹部并发伤或麻痹性肠梗阻的情况下,避免直接向腹部施加压力,尤其是急性期患者,治疗师应将患者的手摆放在受伤区域外协助咳嗽。

12. 胸部叩击和震颤治疗前必须保证患者有良好的咳嗽功能,或者在叩击后进行体位引流或者吸引,以免痰液进入更深的部位,而难以排出。

13. 辅助排痰技术宜在每日痰量在 30ml 以上时进行。

(田伟   曾友华)

参 考 文 献

［1］孟申.肺康复［M］.北京:人民卫生出版社,2007.

［2］唐纳德·A.诺伊曼.骨骼肌肉功能解剖学［M］.2 版.刘颖,师玉涛,闫琪,译.北京:人民军医出版社,2014.

［3］唐娜·弗罗恩菲尔特(Donna Frownfelter).心血管系统与呼吸系统物理治疗证据到实践［M］.2 版.郭琪,曹鹏宇,喻鹏铭,译.北京:北京科学技术出版社,2017.

［4］窦祖林.吞咽障碍评估与治疗［M］.北京:人民卫生出版社,2009.

［5］朱大年,王庭槐.生理学［M］.8 版.北京:人民卫生出版社,2013.

［6］霍明,陈立嘉.康复治疗技术:神经肌肉关节促进法［M］.北京:人民军医出版社,2009.

［7］Yagi N, Oku Y, Nagami S, et al. Inappropriate Timing of Swallow in the Respiratory Cycle Causes Breathing-Swallowing Discoordination［J］. Front Physiol, 2017, 8: 676.

［8］Nagami S, Oku Y, Yagi N, et al. Breathing-swallowing discoordination is associated with frequent exacerbations of COPD［J］. BMJ Open Respir Res,2017,4(1):e202.

［9］Mokhlesi B, Logemann JA, Rademaker AW, et al. Oropharyngeal deglutition in stable COPD［J］. Chest, 2002,121: 361-369.

［10］Cabré M, Serra-Prat M, Force L, et al. Oropharyngeal dysphagia is a risk factor for readmission for pneumonia in the very elderly persons: observational prospective study［J］. J Gerontol A Biol Sci Med Sci,2014, 69: 330-337.

［11］Jennifer A Pryor,S Ammani Prasad.成人和儿童呼吸与心脏问题的物理治疗［M］.4 版.北京:北京大学医学出版社,2011.

［12］Martino R, Foley N, Bhogal S, et al. Dysphagia after stroke: incidence, diagnosis, and pulmonary complications［J］. Stroke,2005,36:2756-2763.

［13］吴江,贾建平.神经病学［M］.3 版.北京:人民卫生出版社,2016.

［14］Wakerley BR, Warburton K, Plaha P, et al. Progressive dysphagia without dysarthria ［J］. Pract Neurol, 2013,13:197.

［15］Maltais F. Glossopharyngeal breathing ［J］. Am J Respir Crit Care Med, 2011, 184(3):381.

［16］Alvarez S, Peterson M, Lunsfod B. Respiratory treatment of the adult patient with spinal cord injury ［J］. Physical Therapy,1981,61(12):1737-1745.

［17］Gosselink R. Breathing techniques in patients with chronic obstructive pulmonary disease (COPD)［J］. Chron Respir Dis,2004,1(3):163-172.

［18］Koppers RJ,Vos PJ,Boot CR. Exercise performance improves in patients with COPD due to respiratory muscle endurance training ［J］. Chest,2006,129(4):886-892.

［19］Spruit MA, Singh SJ, Garvey C,et al. An official American Thoracic Society/European Respiratory Society statement: key concepts and advances in pulmonary rehabilitation ［J］. Am J Respir Crit Care Med, 2013, 188(8):13-64.

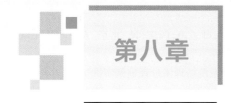

第八章

导管球囊扩张技术

第一节 概 述

一、定义

用适当型号导管球囊经鼻孔或口腔插入食管,在食管入口处,用分级注水或注气的方式充盈球囊,通过间歇性牵拉环咽肌,激活脑干与大脑的神经网络调控,恢复吞咽功能,主要应用于神经疾病导致的环咽肌功能障碍患者。

二、分类

（一）按扩张的人群分类

可分为儿童导管球囊扩张、成人导管球囊扩张。

（二）按导管通过的途径分类

可分为经鼻导管球囊扩张和经口导管球囊扩张。

（三）按应用的手法分类

可分为主动导管球囊扩张和被动导管球囊扩张。

三、适应证

1. 神经系统疾病导致的环咽肌功能障碍、吞咽动作不协调,咽部感觉功能减退而导致吞咽反射延迟。

2. 头颈部放射治疗导致环咽肌纤维化形成的狭窄;头颈癌症术后瘢痕增生导致食管狭窄。

四、禁忌证

1. 鼻腔、口腔或咽部黏膜不完整或充血严重、出血者。

2. 呕吐反射敏感或亢进者。

3. 头颈部癌症复发者。

4. 食管急性炎症期。

5. 未得到有效控制的高血压或心肺功能严重不全。

6. 其他影响治疗的病情未稳定者。

第二节 技术内容

一、扩张前准备

（一）了解病情及辅助检查

1. 了解病情，包括了解致病的性质、部位，有无高血压、心脏病以及患者的配合能力等。如是再次扩张的患者，还需了解前一天的反应，以决定今天扩张的指标。

2. 施行导管球囊扩张术需做必要的辅助检查：①吞咽造影检查确诊环咽肌失弛缓；②必要时进行喉内镜检查确定舌、软腭、咽、喉无进行性器质性病变及水肿，如有水肿，慎重施行。

（二）患者及操作者准备

患者可选取舒适的半坐卧位或端坐位，头部给予枕头低头约20°位固定，此姿势有利于插管。经鼻扩张时一般由2人合作完成此项治疗操作；经口扩张可由1人操作，见图8-1。

（三）物品准备

导管球囊扩张术所需物品有导管球囊、注射器、记号笔、碗、纱布、1%丁卡因，见图8-2。

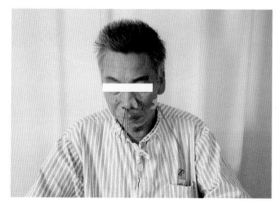

图8-1　患者的准备

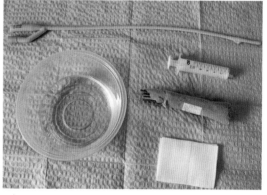

图8-2　物品准备

（四）环境准备

环境安静，靠背椅、枕头。

二、操作步骤

（一）检查导管球囊

在导管球囊内注水或气3~6ml，观察球囊是否充盈，检查球囊的完整性，见图8-3。

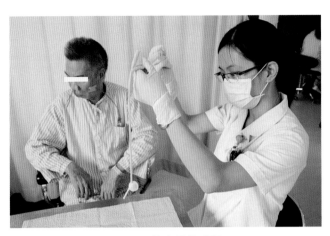

图 8-3   检查导管球囊
检查导管球囊是否漏气或漏水,以检查球囊的完整性

（二）插管

经口腔或经鼻腔插管,使导管球囊置于环咽肌下缘,确认导管球囊在环咽肌下方的方法:①将导丝端的头部置于装有水的碗里,无随呼吸气流冒气泡;②嘱患者发"衣"音,声音与插管前相比保持一致的清晰度。见图 8-4。

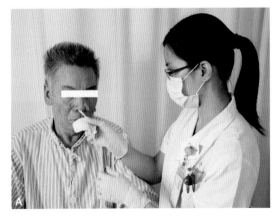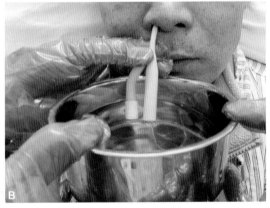

图 8-4   确认导管球囊在环咽肌下方的方法
A. 经鼻插管;B. 将导丝端的头部置于装有水的碗里,无随呼吸气流冒气泡,确认导管球囊在环咽肌下方

（三）标记和扩张基数测定

向球囊内注水 3~6ml,轻轻上提导管球囊至食管上口,有"卡"住感(此处为环咽肌处),并做标记。逐级回抽球囊内的水,缓慢向上牵拉导管致球囊能轻松地滑出患者的环咽肌处,此时球囊内的水量就是扩张的基数。见图 8-5。

（四）扩张

1. 主动扩张   从基数开始,每增加 0.5~1ml 逐级扩张,扩张时操作者指令患者做主动吞咽动作,同时轻轻地缓慢向上牵拉导管,至球囊通过环咽肌狭窄处阻力锐减时,嘱助手迅速将球囊中的水抽出。此法主要应用于脑干损伤致环咽肌失弛缓。

2. 被动扩张   从基数开始,每增加 0.5~1ml 逐级扩张,扩张时操作者指令助手向球囊内注一定量的水,将导尿管球囊轻轻向上牵拉至环咽肌狭窄处(阻力较大),并保持在环咽肌处数秒后再轻轻地缓慢向上牵拉导尿管,至球囊通过环咽肌狭窄处阻力锐减时,嘱助手迅速将球囊中的水抽出。扩张时可结合放松训练,如叹气等。此法主要应用于鼻咽癌放疗术后良性狭窄和初接触扩张者。

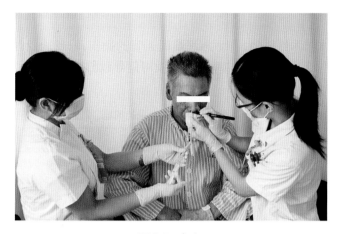

图8-5 标记

一般地,每天1次,用时约半小时。环咽肌的球囊容积每天增加 0.5~1ml 较为适合。

三、操作流程

实施导管球囊扩张术需熟练掌握整个操作过程中每一个步骤的操作,上述操作流程总结如图8-6所示。

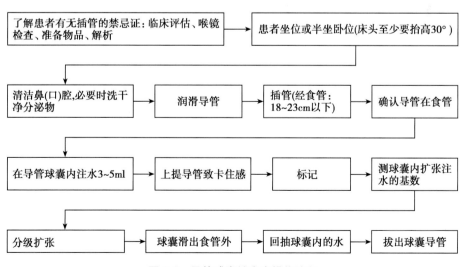

图8-6 导管球囊扩张术操作流程

第三节   临床应用评价及研究进展

一、临床应用评价

导管球囊扩张术技术性较强,需要熟练掌握插管的操作,以及能及时解决遇到的问题,否则无法施行。施行此技术时常见以下问题以及可能导致的原因,可采取相应的措施,见表8-1。

表8-1   施行导管球囊扩张术临床常见的问题、原因及解决措施

问题	原因	解决措施
插管时过频地打喷嚏,或鼻黏膜疼痛	鼻黏膜敏感;过度摩擦	用1%丁卡因作鼻黏膜表面麻醉;换管径较小的导管;增加导管的润滑度
插管时导管的前端或下端有阻力	导管头端在鼻咽部或会厌谷	转动导管
强烈咳嗽	插入气道	拔出管重插
插管后管口冒大量水泡	管头端插入气道	拔出管重插
拔管时球囊容易滑出	球囊注水量过少	往球囊内加注 0.5~1ml 水
管壁上有血丝	鼻黏膜过度摩擦	停止球囊扩张训练
扩张后出现声音嘶哑或咽部有胀痛	扩张次数过多,咽部或食管上口水肿	减少球囊内注水量或暂停此治疗

二、注意事项

1. 扩张前要作内镜检查确认舌、软腭、咽及喉无进行性和器质性病变,才可操作。

2. 经鼻扩张,插管前及扩张上下提拉时鼻孔可用棉签蘸 1%丁卡因插入鼻孔以行局部黏膜麻醉,降低鼻黏膜的敏感性,因移动导管容易引起鼻黏膜处疼痛、打喷嚏等不适,影响插管进程。

3. 插管时常有导管盘在咽喉部,或导管插入气道中。

4. 在提拉球囊过程中,可能会由于球囊过大,不容易滑出,此时不可强制拉出,否则会损伤黏膜,导致黏膜水肿或出血。

5. 扩张后,可给予地塞米松+α-糜蛋白酶+庆大霉素雾化吸入,防止黏膜水肿,减少黏液分泌。

6. 遇到以下情况无法插管时需作调整:驼背,可去掉导丝插管;咽腔变形,去掉导丝或边插边改变导管方向;鼻咽癌食管入口僵硬,用钢丝导丝;婴幼儿哭闹,使用钢丝导丝。

7. 治疗师急于求成,一天中给患者频繁增加扩张的次数,导致患者易感疲劳,食管上口水肿,影响治疗成效。

8. 终止扩张治疗标准

(1) 引出协调的吞咽动作,进食改善吞咽功能改善即可。

（2）主动扩张，一般注水容积量不等，吞咽功能改善，即可终止扩张治疗。

（3）被动扩张，一般注水容积达 10ml 并顺利通过环咽肌时或吞咽功能改善，终止扩张治疗。

三、球囊扩张术的滥用情况

临床上有些医生、治疗师未经过严格培训，对患者的适应证没有经过严格评估与检查，就给患者施行导管球囊扩张术。主要存在以下滥用的现象：

1. 未经吞咽造影检查，无法明确患者是否存在环咽肌失弛缓。

2. 一些严重认知障碍患者，甚至意识不清的患者。

3. 一些口腔期吞咽障碍患者，如帕金森病所致的吞咽障碍患者。

4. 对导管球囊扩张术进行盲目操作，盲目追求增加扩张的注水量、扩张的次数，不注重吞咽功能的再学习、口腔功能基础训练及手法治疗等联合治疗。

滥用与误用这项技术，有可能会导致严重后果。

四、临床研究进展

窦祖林教授等在我国首创使用普通导尿管作为治疗环咽肌功能障碍的球囊扩张术工具，对吞咽障碍患者进行治疗，取得了很好的治疗效果。丘卫红等在 2007 年的研究进一步证实了球囊扩张术能够使患者的吞咽功能得到明显改善。此项技术的应用方式、范围、适应证不断扩大，不仅可经鼻插入，也可经口插入导尿管。随后有研究证实经口腔插管与经鼻腔插管相比，操作方便，患者接受度高，同时也可降低并发症。导尿管球囊扩张术既适用于成人，也可用于小儿环咽肌功能障碍，以改善吞咽功能，对老年脑卒中患者环咽肌功能障碍、吞咽障碍也具有显著疗效，能够减少误吸的发生，从而有效预防老年脑卒中患者窒息、吸入性肺炎等不良并发症。庄秀等在早期采用导尿管球囊扩张联合注冰水方式进行刺激，可促进吞咽障碍患者的病情康复。袁春兰等人的研究表明导尿管球囊扩张术不仅对脑卒中后环咽肌功能障碍近期疗效明确，而且远期效果显著，而导致远期效果下降的原因主要是食管再狭窄。该方法除对脑卒中等脑损伤患者有效外，对重度吉兰-巴雷综合征的患者、鼻咽癌放疗后患者也有效。扩张方式有被动、主动两种方式，被动扩张适宜于 UES 良性狭窄的患者，而主动扩张更适宜于神经源性 UES 功能障碍的患者，主动扩张能够更好地促进环咽肌开放和缩短食团的咽通过时间，吞咽功能的改善与球囊扩张的最大直径相关。张百祥等研究表明，导尿管球囊扩张术可以显著改善神经源性环咽肌功能障碍患者的吞咽功能，主要是减轻误吸、改善咽部功能，对改善口腔期障碍并无特殊作用，而且常规康复治疗无法代替其针对性的作用。目前，也有研究表明柱状球囊较球形球囊能很好地实施持续稳定的牵拉以缓解食管上括约肌的高张力问题，能减少相关并发症；另外，也能更清楚地了解和判定食管上括约肌处的张力情况，可明显减轻患者痛苦和提高操作的有效性。

导管球囊扩张术虽在临床实践中取得了良好的疗效，但此方法也存在不足之处：①导尿管的球囊呈球状，很难将一个球形球囊固定在食管上括约肌处，再加上患者的吞咽、呼吸等动作影响，球囊容易滑动，不能持续稳定地牵拉食管上括约肌。②导尿管扩张法是逆吞咽方向牵拉，与黏膜表面产生摩擦力，容易导致黏膜损伤等一系列并发症。③导尿管球囊质地柔软，若环咽肌张力过高，则会使扩张难以达到有效的直径，此时扩张时需反复进出确认，导致操作次数过多,损伤食管。④导管球囊扩张术在术中需要患者更高的依从性及理解能力,若配合度不够导致扩张不到位容易产生并发症,使环咽肌再度狭窄的风险增加。

(万桂芳)

参 考 文 献

[1] 王显飞,戴俊臣,任权,等.球囊导管扩张术治疗食管贲门癌术后吻合口狭窄的探讨[J].四川医学,2010,31(5):596-597.

[2] 杨震,何琳.球囊导管扩张术治疗食管癌和贲门癌术后吻合口狭窄30例临床分析[J].中国现代药物应用,2012,6(18):62-63.

[3] 白山·军斯汗,叶尔努尔,王红.球囊导管扩张术治疗食管贲门癌术后吻合口狭窄的探讨[J].新疆医学,2013,43:96-97.

[4] 牛永超,寇志平.球囊扩张术治疗贲门、胃癌术后幽门不全梗阻疗效观察[J].中外医疗,2012,12:94.

[5] 牛孝敏,施光亚.球囊扩张术治疗食管贲门良性狭窄17例[J].蚌埠医学院学报,2004,29(5):413-414.

[6] 陈家焱,于江,周亚军,等.食管球囊扩张术治疗食管癌术后吻合口狭窄效果分析[J].当代医学,2015,21(21):89-90.

[7] 窦祖林,万桂芳,王小红,等.导尿管球囊扩张治疗环咽肌失弛缓症2例报告[J].中华物理医学与康复杂志,2006,28(3):166-170.

[8] 窦祖林.吞咽障碍评估与治疗[M].2版.北京.人民卫生出版社,2017.

[9] 胡佑红,卫小梅,窦祖林.导管球囊扩张治疗环咽肌功能障碍的机制[J].中华脑科疾病与康复杂志(电子版),2011,1(1):82-87.

[10] 丘卫红,窦祖林,万桂芳,等.球囊扩张术治疗吞咽功能障碍的疗效观察[J].中华物理医学与康复杂志,2007,29(12):825-828.

[11] 郭钢花,李哲,关晨霞,等.不同方式球囊扩张治疗环咽肌失弛缓症的疗效分析[J].中华物理医学与康复杂志,2011,33(12):909-912.

[12] 张百祥,华何柳,王秀玲,等.导尿管球囊扩张术对神经源性环咽肌失弛缓症所致吞咽障碍的疗效观察[J].中国医药指南,2016,14(34):8-10.

[13] 万桂芳,胡昔权,窦祖林,等.球囊扩张术在儿童环咽肌失弛缓症患者中的应用1例[J].中国康复理论与实践,2010,16(3):279-280.

[14] 于洋,郭玉娟,张琳瑛.球囊扩张术治疗老年脑卒中后环咽肌失弛缓症的疗效观察[J].中华老年心脑血管病杂志,2013,15(6):620-622.

[15] 庄秀,林婵兰,李燕玲,等.早期导尿管球囊扩张联合冰刺激治疗脑卒中后吞咽障碍[J].护理学杂志,2015,30(9):35-36.

[16] 袁春兰,彭化生.导尿管球囊扩张术对脑卒中后环咽肌失弛缓症的疗效及随访研究[J].中国物理医学与康复杂志,2012,18(10):976-979.

[17] Kim YK, Choi SS, Choi JH, et al. Effectiveness of rehabili-tative balloon swallowing treatment on upper esophagealsphincter relaxation and pharyngeal motility for neurogenic dysphagia[J]. Ann Rehabil Med, 2015, 39(4):524-534.

[18] 席艳玲,黄海霞,王宝兰,等.球囊肌力训练法治疗重度格林-巴利综合征吞咽障碍1例[J].中华物理医学与康复杂志,2011,33(12):933-935.

[19] 罗子芮,陈子波,李世刚.球囊扩张术用于治疗鼻咽癌放疗后环咽肌失弛缓的疗效观察[J].中国康复,2014,29(3):189-191.

[20] 万桂芳,窦祖林,兰月,等.球囊扩张术中球囊容积与吞咽功能恢复的相关性分析[J].中华物理医学与康复杂志,2009,31(12):820-822.

［21］黄绍春,杨永超,刘莉,等.主动球囊扩张术治疗卒中后环咽肌失弛缓所致吞咽障碍的效果［J］.中国脑血管病杂志,2016,13(8):398-402.

［22］Katoh J,Hayakawa M,Ishihara K,et al. Swallowing rehabilitation using balloon catheter treatment evaluated by videofluorography in an elderly patient with Wallenberg's syndrome［J］. Nihon Ronen Igakkai Zasshi,2010,37(6):490-494.

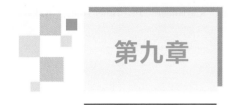

第九章

说话瓣膜佩戴技术

第一节 概　念

一、定义

吞咽通气说话瓣膜(swallowing-ventilation-speaking valve)是一种单向通气阀,安放在气管切开患者的气管套管口处,用于改善吞咽、通气和说话功能。其应用的最主要目的是为拔除气管套管创造条件,恢复吞咽与说话功能,由于患者佩戴此通气阀后,恢复了发声、语言交流功能,故被俗称为说话瓣膜(speaking value)。

二、工作原理

说话瓣膜是一种单向通气阀,使用前其瓣膜处于密闭状态,当吸气时开放,吸气末自动关闭,呼气时气体不能再从瓣膜排出,而是经气管套管周围与气管壁之间的间隙,通过声带,自口鼻排出(图 9-1)。此时声门下压力增高,气流通过声带可以自然发声。

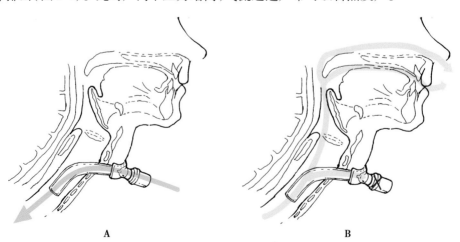

A   B

图 9-1　说话瓣膜工作原理
A. 吸气时;B. 呼气时

三、种类

说话瓣膜类似于人工鼻,在美国等西方国家应用普遍,常用的有 Montgomery、Shikani-French、Shiley、Passy-Muir 瓣膜等。近年来国内也逐步推广应用,也有厂家开始致力于此类产品的开发。

现将国外常用说话瓣膜的主要特点介绍如下。

(一) Montgomery 说话瓣膜

这是一种开放式单通道说话瓣膜,吸气时开放,呼气时关闭。其瓣膜与管壁只有一点相连接。这种瓣膜只有在高压时才开放,如果能保持持续高压或发生高压的话,如人工通气时,这种说话瓣膜的优势方得以显现。

不足之处:肺的气体和分泌物易反流入气管和瓣膜,可能会降低吞咽时的潮气量。此外,瓣膜因振动常常漏气。

(二) Shikani-French 说话瓣膜

这种装置设计呈圆帽状,在其上端内置一个球囊状活瓣。吸气使球囊离开开口处,气流进入气管,呼气将球囊推进套管入口处,由于套管入口小,可即刻关闭。此设计属于可调节设计,完全随着使用者的能力而选择瓣膜开放的状态,可以配合患者的呼吸能力,避免呼吸能力弱的患者窒息。

其不足之处与 Montgomery 说话瓣膜一样,易受痰液或分泌物影响,而使球囊活动失灵,且患者在说话时会漏气。

(三) Shiley 说话瓣膜

鉴于开放式瓣膜受痰液等分泌物反流影响带来的潜在问题,此装置设计上在前端开放,在通气的同时以便清除分泌物,后端有网格用于阻挡黏液进入。Shiley 说话瓣膜属于偏开放式设计,即在静止时瓣膜打开,呼气时才让瓣膜关闭,让空气能进入声道,这样可以让使用者更易呼吸。此外,Shiley 说话瓣膜分为带氧气管和不带氧气管两种,主要根据患者情况选择,若患者不用吸氧的尽量选择不带氧气管,容易清洗(图 9-2)。

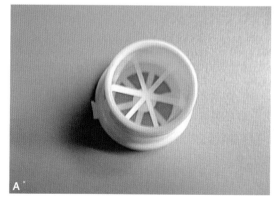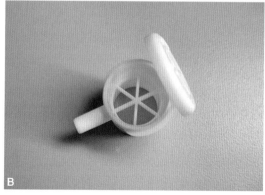

图 9-2　Shiley 说话瓣膜
A. 上面观;B. 下面观

其不足之处是吞咽闭气时能维持的声门下正压会比较低,较难用力咳嗽,食物容易进入气道。

(四) Passy-Muir 吞咽说话瓣膜

Passy-Muir 吞咽说话瓣膜(Passy-Muir swallowing and speaking value,PMV)不仅用于说

话,更重要的是具有改善吞咽功能的作用,是由美国发明家、5 岁时患肌萎缩后发展到四肢瘫患者 David A. Muir 在他父亲的帮助下发明的,他本人也是一位气管切开,长期不能拔掉气管套管的人。该瓣膜 1991 年获美国发明专利并于次年投入临床应用。目前是美国最普遍用于气管切开,改善吞咽与说话的装置,本节后述内容将以此装置为例。

与 Shiley 说话瓣膜相比较,Passy-Muir 吞咽说话瓣膜属于偏闭合式设计,即吸气时才让瓣膜打开,静止时保持闭合的状态,比较接近正常呼吸系统的状态,因此它可以维持声门下正压,有助于吞咽时保护气道,并且可以避免外来物从开口进入气道,引起肺炎。Passy-Muir 吞咽说话瓣膜有多种型号,透明的适合家居使用,紫色的适合住院使用,而浅绿色的可用于使用呼吸机的患者(图 9-3)。

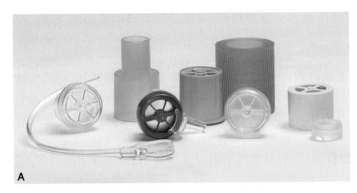
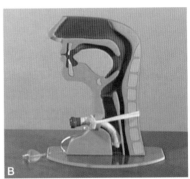

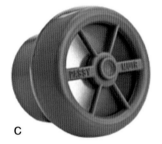
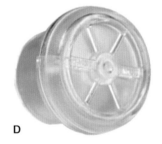
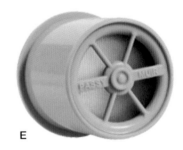

图 9-3　Passy-Muir 吞咽说话瓣膜
A. 各种类型 PMV 瓣膜;B. 与气管套管连接示意图;C. 紫色;D. 透明;E. 浅绿色

（五）RUSCH 气管套管说话瓣膜组件

该产品在气管套管弧形凸面处上打有 10 个小孔,内套管上对应位置也打有 5 个斜窗,当内套管插入气管套管后,即形成一排窗孔(图 9-4)。将其带有瓣膜的组件置于器官套管入口时,即形成吸气时经气管套管入口进气,呼气时气流经气管套管内通过窗孔经过声带由口鼻排出,达到说话作用。其优势在于放置瓣膜时无需考虑气管气囊是否处于充气状态,患者佩戴更安全。

四、临床作用

（一）恢复喉和上气道中的气压和气流

1. 患者佩戴 PMV 等说话瓣膜后,上气道有气流通过,将增强上呼吸道的感觉功能。此外,由于感觉功能的恢复,患者能感受到有分泌物的存在,并且意识到必须清除掉,因此会出现咳嗽、清嗓子且诉喉咙有分泌物。

2. 经肺功能检测,可恢复生理性的呼气末正压,这将有助于减少误吸的发生(图 9-5)。

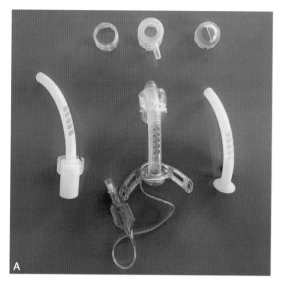
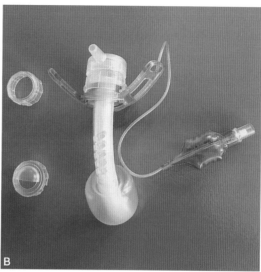

图 9-4　RUSCH 气管套管说话瓣膜组件
A. 组装前；B. 组装后

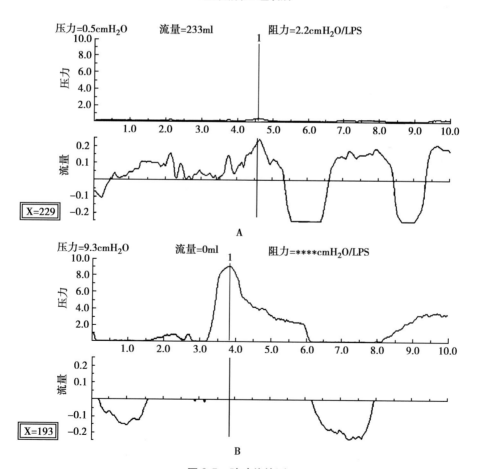

图 9-5　肺功能检测
A. 佩戴 PMV 前的声门下压测定；B. 佩戴 PMV 后的声门下压测定

3. 当 PMV 佩戴一段时间后,由于恢复了生理性呼气末正压,且上气道有气流通过,所以在不需要拔掉的情况下可以进行正常咳嗽。此外,声门下生理性呼气末正压的恢复及气流通过上气道,呼吸训练及咳嗽训练也得以实现,这有助于强化患者的呼吸功能及咳嗽能力。

（二）改善吞咽功能

佩戴说话瓣膜后,由于恢复声门下生理性呼气末正压,可以减少误吸,改善吞咽功能,增加经口进食的机会,减少管饲的需要(图 9-6)。此外,也可通过呼吸训练及咳嗽训练增强患者吞咽过程的气道保护机制,同样可减少误吸。

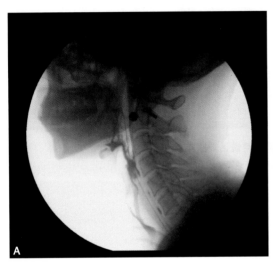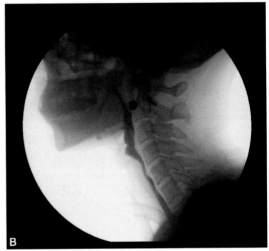

图 9-6　佩戴 PMV 前后患者的吞咽情况
A. 佩戴 PMV 前发生误吸;B. 佩戴 PMV 后患者未发生误吸

（三）恢复语言交流能力

患者佩戴说话瓣膜后,声门下压力增高,气流通过声带可以自然发声,恢复患者的语言交流能力,这可使患者重建尊严、重拾信心,对于因重症气管切开后有病情变化的患者,通过与患者直接交谈,医护人员更了解患者的特殊主诉,对及时诊断和正确处理将十分有帮助。

此外,如佩戴 PMV 后不能发声说话,可能揭示患者存在认知语言障碍或声带损伤,应进行相应的检查与评估,找出病因及存在问题,进行相应治疗(图 9-7)。

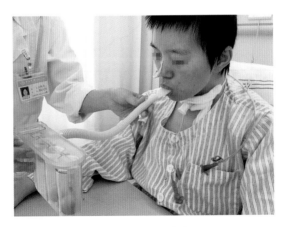

图 9-7　呼吸训练

第二节　装　配　技　术

说话瓣膜具有改善吞咽功能和交流能力的作用,特别对于气管切开长期不能拔除气管套管的患者,可作为首选方法。但是,使用说话瓣膜前,必须明确其使用的适应证和禁忌证,并经由临床医生、言语治疗师评估后决定在什么时候、什么条件下使用说话瓣膜,如何放置这种瓣膜。

一、适应证

1. 患者清醒,有警觉,有恢复语言交流的愿望。
2. 需要吞咽治疗的患者　下列疾病常有吞咽障碍,气管切开后可考虑佩戴说话瓣膜:①四肢瘫;②神经肌肉疾病;③脑血管意外;④没有明显气管阻塞的双侧声带麻痹;⑤闭合性头颅损伤或创伤。
3. 不能耐受用塞子堵住气管套管开口的患者。

二、禁忌证

1. 无意识/昏睡的患者。
2. 严重行为障碍。
3. 临床情况不稳定,特别是肺功能差,肺顺应性、弹性降低。
4. 严重的气管狭窄或水肿。
5. 任何套管之上的气道阻塞,有可能阻止气流沿声门向上呼出。
6. 持续放置瓣膜后引起大量黏稠的分泌物,且不易咳出者。
7. 泡沫制作的气管套管气囊,因无法放气,放置瓣膜后有窒息的危险。
8. 全喉切除术或喉气管离断术后。
9. 气管切口处肉芽增生,气管套管周围没有足够的空间允许气体通过。
10. 气囊放气后不能维持足够的通气量。

三、评估

佩戴说话瓣膜之前需进行以下评估,评估患者是否适合佩戴说话瓣膜,评估内容包括:

1. 评估有无放置说话瓣膜的适应证及禁忌证,如患者要清醒且有言语交流的意愿,不存在套管之上的气道阻塞。
2. 明确并记录重要的基本生命体征,包括血氧饱和度及呼吸、脉搏、血压等重要的生理指标。
3. 检查气管套管外径与说话瓣膜装置内径是否一致。在国外均为标准配件,在国内品牌不同的套管其套管径口不同,常出现管口不吻合的情况。若套管口径偏小,通常的改良方法是取出内套管,经消毒后用无纺纸黏带缠绕,扩大其外径,达到瓣膜装置内径刚好吻合,并能套住为宜。若是金属气管套管,也可使用国产配套垫圈套在气管套管外缘以扩大外径,使其与瓣膜内径吻合(图9-8)。

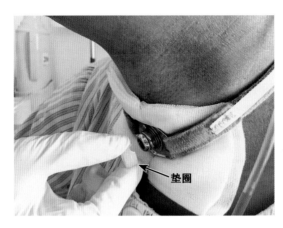

图9-8　金属套管与垫圈

4. 必要时吸痰。

5. 若使用带气囊的气管套管,应使用注射器缓慢回抽气囊中的气体,并观察患者的反应。

6. 确定气囊中气体完全抽空后,治疗师戴上清洁手套,用无菌纱布盖住气管入口,明确气管套管闭合后的通气情况及发声情况。

如明确患者适合佩戴说话瓣膜,应在佩戴前向患者及家属做好充分的解释,如说话瓣膜是如何起作用的;放置瓣膜时可能发生的问题、意外及原因。在使用说话瓣膜过程中需密切监测重要器官及呼吸功能情况,特别注意患者的主观反应,有无窒息的发生。

首次佩戴瓣膜必须记录可耐受的最长时间。通过对首次佩戴说话瓣膜的评估,建议患者可在何种条件下佩戴瓣膜,可持续佩戴的时长等。

说话瓣膜详细评估见表9-1。

四、佩戴说话瓣膜

(一)不依赖呼吸机患者说话瓣膜的放置程序

1. 物品准备　包括合格的说话瓣膜、供氧系统、负压吸痰系统、吸痰包、血氧检测仪等。

2. 体位摆放　让患者处于适当体位,通常取半卧位,床头至少抬高45°以上,头部稍低,防止气囊放气后口腔分泌物误吸进入气管。但要注意避免头部过低挤压到气管套管。

3. 吸痰　护士应给予口腔后部和气管处吸痰,吸出分泌物,以免气囊放气后,这些分泌物误吸入肺部。

4. 气囊放气　气囊缓慢放气,并观察患者有无咳嗽、作呕、吞咽或表情痛苦等反应。通常用注射器将气体从放气管抽出直至球囊变扁,如图9-9所示。放气时,用何种注射器均可,与注射器的大小、充入气囊气体的量无关,但确保气囊完全被抽空非常重要。佩戴说话瓣膜后,患者可经气管套管口吸气,必须经由气管套管的周边呼气,分泌物也必须经套管外径的周边排出,如气管套管气囊未被完全抽空,将影响气体呼出,严重时会造成窒息。此外,气囊放气后咽部及气囊上方分泌物可能会进入气管,因此气囊放气后常需再吸一次痰,必须保持气管通畅。

表 9-1 说话瓣膜评估表

姓名： 年龄： 性别： 床号： 科室： 住院号： 联系电话：
临床诊断： 影像学诊断： 发病日期： 评估日期

主观资料(S)：
病史：

曾经是否行言语训练：
气管切开处是否有疼痛：
说话瓣膜试戴时有何反应：
客观资料(O)：
气管套管管径大小： 分泌物情况：
血氧饱和度： 通气情况：
试戴说话瓣膜：
放气后:成功/失败 上气道开放:成功/失败 发音:成功/失败
测压结果：
说话瓣膜试戴结果：

	开始时	1min	5min	15min
观察指标				
血氧饱和度				
脉搏				
呼吸				
主观反应				
一样				
好转				
更差				

分析(A)：
试戴是否成功? 是/否
试戴说话瓣膜的持续时间：
患者是否可独立佩戴或撤除说话瓣膜?

建议(P)：
请选择患者需要：
□气囊放气后使用说话瓣膜
□睡觉时撤除说话瓣膜
□需在家属监护下使用说话瓣膜
□经口进食时使用说话瓣膜
□使用说话瓣膜前吸痰
□只能在言语治疗师监护下使用说话瓣膜

言语治疗师/护士签名：

注意:说话瓣膜为单通道瓣膜,适合于气管切开患者,可帮助患者发音来达到沟通。但说话瓣膜仅限于气管套管气囊放气后使用

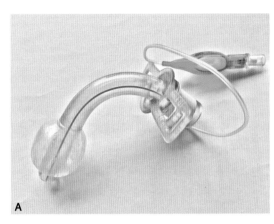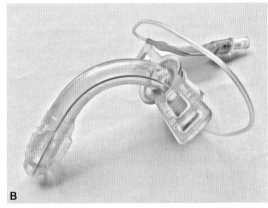

图9-9　带气囊气管套管
A.气囊充盈时状态;B.气囊完全抽空时状态

5. 用戴手套的手指封屏气管套管入口,确定是否有足够多的气体或分泌物通过气管套管周边排出,此时手指尖应感受不到气流,旨在保证患者正式佩戴PMV后,能正常发音并能与人交谈。

6. 操作者用示指、拇指轻轻固定气管套管,用另一只手将瓣膜放在套管入口处。因瓣膜没锁扣,在咳嗽等情况下,可能会突然掉下,需要轻轻扭转一下确保固定,但也不能固定太紧,以免紧急情况下非常用力也咳不出。

7. 将连接于PMV的塑料带子扣在气管套管固定绳上,以免脱落后被污染或找不到。

8. 佩戴说话瓣膜后即刻要求患者再发音,以评估声门上气流大小。监测脉搏、心率、血氧饱和度及患者的主观感受。

9. 严密观察30min,评估患者的主观感受及对瓣膜耐受的情况,确保安全,佩戴PMV后的患者如图9-10所示。

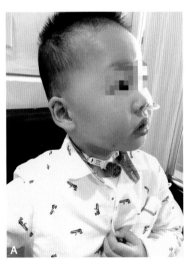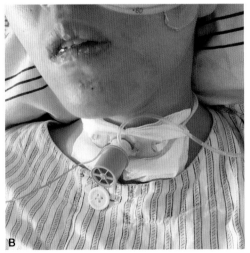

图9-10　患者佩戴说话瓣膜
A.脑干脑炎患儿;B.高位截瘫成人患者

（二）依赖呼吸机患者说话瓣膜的放置程序

只有在监护室里工作的医护人员熟悉适应证、风险并掌握此项技术的前提下，才可以进行安装。

1. 关闭呼吸机的容量警报，安装说话瓣膜完成后再打开。

2. 检查血氧饱和度，将气囊放气，经气管套管吸痰。

3. 增加误吸空气的容量，代偿开放的声门泄漏的气体——通常约 0～200ml 范围，由吸气压力峰值作为基础，决定增加的空气量。

4. 在通气机与气管接口处，放置说话瓣膜，观察患者表情、监测血氧饱和度和重要生命体征，了解通气量是否充足。

5. 如果患者出现呼吸困难，立即取下说话瓣膜。出现此情况的常见原因是套管周围没有足够的空间使气体向上通过声门。如果说话瓣膜拆除后仍无改善，将气囊重新充气。

无论患者是否使用呼吸机，佩戴说话瓣膜后，应鼓励发声，并与之交谈。

五、拆除与清洗

1. 拆除　一手示指、拇指固定气管套管，另一手将瓣膜逆时针轻轻旋转取下；然后将扣在气管套管的固定带上的塑料带解下。

2. 清洗　将瓣膜放在盒子中用清水或无菌注射用水泡洗后取出，阴干；禁忌用热水洗或高温消毒，禁用电吹风机吹干；慎用消毒水清洗。

六、常见问题的处理

除安放瓣膜过程中出现呼吸困难、窒息，需要立即拆除此装置外，尚有下列问题应考虑及处理：

1. 不能发声、说话，或声音过低　安装 PMV 后不能立刻发出声音并说话，或说话声音过低。可能的原因包括：①反常的声带运动；②肌张力障碍的表现；③声带萎缩；④声带麻痹；⑤声带失用。鉴于此类情况应通过纤维喉镜对声带及运动能力进行评估，发现是否由上述可能的原因所致，给予相应的治疗处理。

2. 戴上瓣膜后出现咳嗽或呼吸不畅　①确保患者身体直立，气管套管无弯曲；②确保气管套管的气囊完全放气；③过多的分泌物未清除干净，此时应重新吸痰；④气管切开导致的气道周围组织水肿，可等其消肿后再重新佩戴瓣膜。情况严重时马上拔除说话瓣膜，再进行下一步处理。

3. 气囊已放气，但仍占据气管太多空间　常表现为听诊呼气性高声调的气管喘鸣音，为了保证安装说话瓣膜后，呼吸、吞咽、语言交流能力有更多的改善，可减小或更换带气囊的气管套管，以便气管壁与套管周围间隙更大，更利于气体通过。更换套管可有下列两种选择：①套管大小不变，但无气囊；②减小套管并且无气囊。

4. 瓣膜随呼吸发出异常的声音　①可能是瓣膜漏气，需更换新的瓣膜；②瓣膜黏附痰液影响瓣膜的活动性及封闭性，需重新清洗瓣膜。

第三节　临床应用评价及研究进展

一、临床应用评价

气管切开患者病情稳定后,绝大多数患者可以拔掉气管套管。但仍有部分患者不能在短时间内拔除气管套管或是需长期留置气管套管,对于此类患者来说,说话瓣膜是一种很好的选择。即使是患者要进行气管套管拔除术,暂时使用说话瓣膜,也可以帮助患者进行康复训练,加快从堵管到拔管的过程。

但是,在佩戴过程,除了遵循放置操作步骤外,还应注意以下事项:

1. 每次使用前必须完全清除气道内分泌物,以保持气道通畅。

2. 佩戴时长的控制:①首次佩戴如患者可耐受,一般佩戴30min;②如不可耐受,时间可缩短,以后循序渐进延长时间;③逐渐增加佩戴时间,直至白天全天佩戴。

3. 佩戴说话瓣膜一开始只做短时间应用,慢慢增加应用实践,并且需重新训练呼吸模式。如患者出现恐惧和焦虑,治疗师需做好心理疏导,加强教育及转移焦虑。

4. 下列情况不宜使用:①睡觉时;②严重的活动性上呼吸道或下呼吸道感染导致的气道阻塞或有黏稠的分泌物时;③雾化治疗期间。放置PMV后需观察患者,确保气道通畅。

5. 在机械通气的患者使用时,应有合适的气体交换,保证下列观测指标在正常范围内:①吸入氧浓度(FiO_2)≤40%;②动脉血氧分压(PaO_2)>60mmHg;③动脉血二氧化碳分压($PaCO_2$)<55mmHg;④血流动力学稳定,不需应用血管活性药物;⑤神志保持清醒状态;⑥一旦出现呼吸困难,要立即拔掉PMV并通知医生。

6. 要严密监护那些不能自己拔掉该装置的儿童和成年患者。年龄较小或体力较差的患者,因配合能力有一定限制,起始的佩戴时间较短,需慢慢学会口鼻协调呼吸后才能逐渐延长佩戴时间。

7. PMV等说话瓣膜属消耗性产品,不宜多次反复使用,更不宜混用,使用前应检查此装置是否合格,完好无损。

二、临床研究进展

说话瓣膜作为一种单向通气阀,不仅能促进患者发声,还有改善吞咽功能、口腔感觉、咳嗽能力以及处理口咽分泌物等作用。在气管切开的患者当中,使用说话瓣膜可以重新获得吞咽后上气道的保护性呼气,这样的呼气在吞咽过程中起到驱除误入气管中的液体或食物残渣的作用。Elpern EH等人发现,对于成年气管切开患者,戴上说话瓣膜比脱下说话瓣膜更能有效降低吸入性肺炎发生的频率。中山大学附属第三医院窦祖林吞咽康复研究团队报道,气管切开后伴吞咽障碍、发音不能患儿佩戴说话瓣膜后结合吞咽训练,可减少误吸,改善环咽肌开放程度,恢复发音功能。万桂芳等研究也报道,佩戴说话瓣膜恢复了气道的生理功能,减轻了渗漏、误吸的程度及频率;空气经口鼻呼出,重新建立将渗漏入喉前庭的食物上推至咽部的功能。

说话瓣膜的使用也有助于患者撤除呼吸机。国外Fukumoto M等人发现,对于撤除呼吸机困难的患者,在气管套管上使用说话瓣膜,可以恢复患者声带的功能,防止气道塌陷,使呼吸控制变好,从而改善患者的肺功能,有利于脱离人工通气。对于头颈部肿瘤术后的患者,佩戴说话瓣膜可以早期获得发音能力,可能会降低上呼吸机的天数。

此外,当气管切开患者戴上说话瓣膜,可以有效减少分泌物,提高动脉血氧浓度以及改善嗅觉功能。

(谢纯青)

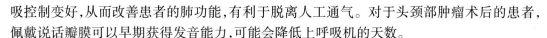

[1] 窦祖林. 吞咽障碍评估与治疗[M]. 2版. 北京:人民卫生出版社,2017.

[2] Stranix JT, Danziger KM, Dumbrava VL, et al. Technique to Improve Tracheostomy Speaking Valve Tolerance after Head and Neck Free Flap Reconstruction[J]. Plastic & Reconstructive Surgery Global Open, 2016, 4(12):e1082.

[3] Elpern EH, Borkgren OM, Bacon M, et al. Effect of the Passy-Muir tracheostomy speaking valve on pulmonary aspiration in adults[J]. Heart & Lung, 2000, 29(4):287-293.

[4] Fukumoto M, Ota H, Arima H. Ventilator weaning using a fenestrated tracheostomy tube with a speaking valve[J]. Critical Care & Resuscitation Journal of the Australasian Academy of Critical Care Medicine, 2006, 8(2):117.

[5] Lichtman SW, Birnbaum IL, Sanfilippo MR, et al. Effect of a tracheostomy speaking valve on secretions, arterial oxygenation, and olfaction:a quantitative evaluation[J]. Journal of Speech & Hearing Research, 1995, 38(3):549.

[6] Prigent H, Lejaille M, Terzi N, et al. Effect of a tracheostomy speaking valve on breathing-swallowing interaction[J]. Intensive Care Medicine, 2012, 38(1):85-90.

[7] 窦祖林,万桂芳,谢纯青,等. 吞咽说话瓣膜在气管切开吞咽障碍患儿中的应用[J]. 中华物理医学与康复杂志, 2011,33(12):906-908.

[8] 万桂芳,窦祖林,丘卫红,等. 说话瓣膜的应用对气管切开并吞咽障碍患者渗漏和误吸的影响[J]. 中国康复医学杂志, 2012, 27(10):949-951.

[9] 谢纯青,温红梅,万桂芳,等. 说话瓣膜配合综合性吞咽康复在气管切开后患儿中的应用1例报道[J]. 中国康复理论与实践, 2015,21(11):1315-1318.

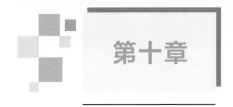

第十章

摄食训练技术

第一节 概　　述

经过间接吞咽功能训练的过程中或以后,患者可逐步介入直接摄食训练。直接摄食训练是指采取相应的措施直接经口进食。措施包括进食环境选择、食物选择及调配、餐具选择、一口量及食团入口位置、进食体位及姿势调整等,进食过程中注意进食前后患者处置,做好观察与记录。

一、适应证

患者意识状态清醒,格拉斯哥评分(GCS)≥12 分,全身状态稳定,能产生吞咽反射,少量误吸能通过随意咳嗽咳出。

二、餐前准备

1. 进食环境　应尽可能尊重患者的饮食文化。进餐的环境要安静、舒适,进餐时不要大声说话,让患者尽量保持轻松、愉快的心情,以促进食欲,减少呛咳,增加进食的安全性。

2. 食物的选择　食物的种类及比例选择,以均衡营养为主,可适当考虑特殊营养成分的补充,如肠内营养素等。食物质地应根据吞咽障碍的程度,本着先易后难的原则来选择准备食物,糊状食物不易误吸,液状食物容易误吸,进食顺序是先糊状食物,吞咽功能明显改善后逐渐过渡到软饭等食物,最后可进食普通食物和液体食物。容易吞咽的食物应符合以下要求:①密度均匀;②黏性适当、不易松散;③有一定硬度,通过咽和食管时易变形且很少在黏膜上残留;④稠的食物比稀的安全,因为它能较好地刺激触-压觉和唾液分泌,使吞咽变得容易;⑤还要兼顾食物的色、香、味及温度等。吞咽障碍患者食物性状分级标准见本章第一节。

3. 餐具的选择　根据患者的功能情况尽量选用适宜、得心应手的餐具,有利于顺利地完成进食。可按以下要求选择餐具。

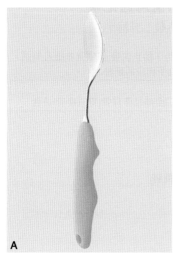
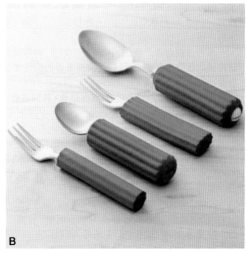

图 10-1　防滑勺子

（1）勺子：患者手抓握能力较差时，应选用柄粗、柄长、勺面小、难以黏上食物、边缘钝的勺子，便于患者稳定握持餐具。一般采用边缘钝厚、勺柄较长，容量约 5~10ml 的勺子为宜，便于准确放置食物及控制每勺食物量，不会损伤口腔黏膜（图 10-1）。

（2）碗：如患者使用单手舀碗中食物有困难，可选择广口平底碗或边缘倾斜的盘子等。也可在碗底放一块防滑垫，或者使用防滑碗，避免患者舀食物时碰翻碗具（图 10-2）。

（3）杯：用普通的杯子饮水时，因患者需头向后仰饮水，则有增大误吸的可能。此时，可选用切口杯等杯口不会接触到患者鼻部的杯子，这样患者不用费力仰头就可以饮用，从而避免误吸。或使用带吸口/吸管的杯子（图 10-3）。

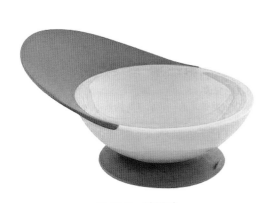

图 10-2　防滑碗

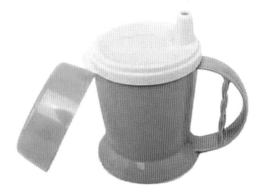

图 10-3　带吸口/吸管的杯子

（4）吸管：普通吸管因为短且细，一般不适合吞咽障碍患者。若患者需要吸管，在吸口部分应改良。如在吸口或注射器上加上吸管等，慎重调整一口量。此外，还可以采用挤压柔软容器，挤出其中的食物。

4. 多方进行饮食病情知情沟通　当患者吞咽功能改善，治疗师可适时对患者进行摄食训练。同时，治疗师与医生、护士、家属（或喂食者）、患者间必须进行充分、清晰的沟通，对摄食训练时的体位、环境、喂食方式、喂食工具、食物选择、一口量、注意事项等进食要求进行讲

吞咽障碍患者饮食病情知情沟通记录

姓名：　　　　科别：　　　　床号：　　　　第　次入院　　住院号：

沟通内容：

患者目前存在严重□,中度□,轻度□　吞咽障碍,为了防止误吸,保障营养摄入,目前请按照此饮食医嘱进食,我们会根据患者的病情变化给予相应的调整。

进食途径：
□全部经口进食；□混合进食(兴趣进食+鼻饲进食)；□全部经鼻胃管(胃造瘘管)进食
食物性状：
□　零级：稀薄(水)
□　一级：轻微稠(配方奶、鼻饲液、肉汤)
□　二级：稍微稠(不能通过奶嘴的液体，如粥水)
□　三级：中度稠/流态型(稀粥、米糊、果泥，加入增稠剂)
□　四级：高度稠细泥型(稠粥、麦片)
□　五级：细馅型(碎肉、碎菜、烂饭)
□　六级：软质型(不需要撕咬,只需要咀嚼:香蕉)
□　过渡型(果冻、威化饼干、曲奇、面包)
□　七级：常规食物(不限制饮食)
经口进食量：　每口量：　　ml;　　每餐量：　　　　　　餐数：　餐
使用工具：□吸管；　　□汤勺；　　□杯子
进食体位：□坐直；　　□半卧　　度； 头颈部位置：□正中；□低头；□头转向健侧；□头转向患侧
食物入口位置：　□正中；□深入口腔
备注：□清洁口腔；□减慢进食速度；□少量多餐；□进食后保持坐位30分钟 　　　□每吞　次食物后清喉咙；□每吞　次食物后吞口水；□每吞　次食物后喝　ml水 　　　□吞服药物：每口吞1粒/碎粒状/粉末状
说明：增稠剂(凝固粉)：是一种特制的粉剂,可以用来调校饮料或已绞碎的固体食物的 质状浓度。以降低窒息和吸入性肺炎的风险,可用于开水、汤、牛奶、果汁、中药、粥等。
特别提醒： 1.经口进食和混合进食都存在窒息风险,请务必在医生、吞咽治疗师和护士指导下进食。 2.尽量避免进食果仁、香蕉、白饼、粽子、果冻、荔枝等食物,胶囊、药丸研碎后进食。 3.进食后至少半小时躺平。

医生签名：　　　　　　　　　　记录时间：

吞咽治疗师签名：　　　　　　　记录时间：

患者或委托人意见：

治疗师已向我详细说明以上饮食医嘱,本人已充分理解,经慎重考虑后,我选择：

1.(　)同意以上饮食医嘱,本人(或被委托人)愿意承担相应的风险和后果,并保证承担全部所需费用。因系本人意愿,目前及以后对此不再提出异议。

2.(　)拒绝以上饮食医嘱,本人(或被委托人)愿意承担由此带来的一切后果。因系本人意愿,以后对此不再提出异议。

患者或被委托人签名：　　　　　　记录时间：

图 10-4　《吞咽障碍患者饮食病情知情沟通记录》

解和指导,然后医生、治疗师、患者(或家属)共同签署《吞咽障碍患者饮食病情知情沟通记录》(图 10-4)。

三、进食要点

(一)食团在口中位置

进食时应把食物放在口腔最能感觉食物的位置,最适宜促进食物在口腔中保持及输送。最好把食物放在健侧舌后部或健侧部,这样有利于食物的吞咽。这种做法不仅适合部分或全部舌、颊、口、面部有感觉障碍的患者,也适合所有面舌肌肉力量弱的患者。

（二）一口量及进食速度

1. 一口量　即最适合吞咽的每次摄食入口量。对患者进行摄食训练时,如果一口量过多,食物将从口中漏出或引起残留导致误吸;过少,则会因刺激强度不够,难以诱发吞咽反射。正常人一口量:①稀液体 5~20ml;②果冻或布丁 5~7ml;③浓稠泥状食物 3~5ml;④肉团平均为 2ml。先以少量试之(稀液体 1~4ml),然后参考国际标准分级酌情增加。为防止吞咽时食物误吸入气管,可结合声门上吞咽法训练,在吞咽时使声带闭合更好后再吞咽,吞咽后立即咳嗽,可除去残留在咽喉部的食物残渣。

2. 进食速度　为减少误吸的危险,应调整合适的进食速度,前一口吞咽完成后再进食下一口,避免 2 次食物重叠入口的现象。

食团的大小和进食速度对某些患者能否顺利吞咽有一定影响。某些咽期启动吞咽延迟或咽缩肌无力的患者常需 2~3 次吞咽才能将食团咽下,如食团过大、进食速度过快,食物容易滞留于并发生误吸。因此,咽缩肌无力的患者慎用或禁用大食团。另外,根据患者吞咽功能情况,指导患者改变和适应饮食习惯,速度过快,提醒放慢,以防误吸(ER10-1)。

（三）进食前后处置

ER10-1　治疗师辅助下进行摄食训练

正常人每 2min 左右会自然产生一次吞咽动作,把口腔及咽分泌物吞入食管处理,进食后口腔及咽如有残留物会有异物感,正常人能反射性咳出及清除,而吞咽障碍患者口腔及咽感觉、反射差,环咽肌失弛缓症患者唾液无法进入食管,通常容易流进呼吸道;进食后残留在口腔及咽的食物容易随呼吸进入呼吸道,导致进食后潜在性的肺部感染。

1. 口腔与咽的清洁　进食前后口腔与咽的清洁对于吞咽障碍患者预防肺部感染是一项重要措施,因此,进食后口腔护理至关重要。进食前后痰液及分泌物的清理,进食后体位引流机械辅助排痰也能很好地预防肺部感染,促进患者康复。

2. 进食记录　为了详细了解患者进食前后情况,观察跟进进食效果,我们在临床上设计了一份记录表,先由护士或负责吞咽的治疗师逐项给家属或陪人讲解记录的内容,要求每餐记录,主管医师或上级医生查房时查看。通过这些真实的客观记录,可以了解患者进食的动态变化,通过对所记录信息的分析,有助于医生、护士、治疗师更精准地实施个体化治疗方案,使患者达到安全有效进食。

四、安全的进食体位

安全的进食体位即通过改变躯干或者头部姿势,从而改变食物经过的通路或方向来减轻吞咽障碍的症状,减少吞咽过程中的误吸和残留,提高吞咽效率。躯干的姿势改变包括自然坐位、半坐卧位和侧卧位,而头部姿势改变包括仰头、低头和头旋转等,具体操作及其应用见第六章详述(ER10-2~ER10-4)。

进食过程应注意以下事项:

1. 患者生命体征稳定、病情允许时,采取最佳进食体位:坐位 90°,头部前屈,头颈部控

ER10-2　仰头吞咽

ER10-3　低头吞咽

ER10-4　转头吞咽

制差的患者需垫一靠枕。

2. 不能坐位时应取舒适卧位

(1) 仰卧位时至少取躯干位大于 30°。

(2) 偏瘫侧患者可取健侧侧卧位,偏瘫侧肩部以枕垫起,喂食者位于患者健侧,避免因体位不适而使患者在进食时分散注意力。

3. 进食结束后

(1) 抬高床头 30°~90°,保持 30min,避免平躺和搬动。

(2) 鼻饲患者 1h 内不要吸痰、翻身、拍背,防止食物反流和误吸的发生。

研究证明,对于不同类型吞咽障碍患者,吞咽姿势(swallow postures)的改变可改善或消除吞咽时的误吸症状。让患者的头部或身体改变某种姿势即可解除吞咽障碍的症状,如在吞咽时通过头颈等部位的姿势调整使吞咽通道的走向、腔径的大小和某些吞咽器官的组成结构(如喉、舌、杓状软骨)位置有所改变和移动,避免误吸和残留,消除症状。此方法能保持患者的正常生理功能,不需要患者在吞咽时进行特别的努力。适用于神经系统疾病(如脑卒中)、头颈部肿瘤术后等情况。不同年龄的患者均可采用,无副作用,Logemann 等报道总有效率达 75%~80%。吞咽姿势改变的方法只是暂时使用,待患者的吞咽生理功能恢复后再慢慢停用。临床实践中,最好在吞咽造影检查下,先观察有效的吞咽姿势,然后再选取这种有效姿势进行训练。培养良好的进食习惯也至关重要,最好定时、定量,能坐起来不要躺着,能在餐桌边不要躺在床上进食。开始训练时应选择既有代偿作用且又安全的体位,具体包括躯干姿势(坐位姿势与半坐位姿势)和头部姿势(低头吞咽、转头吞咽、侧头吞咽、仰头吞咽)等。

第二节　技术内容及操作

一、麦克尼尔吞咽障碍治疗技术

麦克尼尔吞咽障碍治疗技术(McNeill dysphagia therapy program,MDTP)是一个系统化、以运动理论为导向,以经口进食为目的的吞咽治疗方法。该方法可广泛应用于吞咽障碍患者。

所谓系统化是指 MDTP 是利用运动的方式来训练吞咽,以循序渐进、系统的方式来达到正常化进食的目的。该方法必须在治疗前评估患者的吞咽方式,再找出患者不良的进食方式,并加以纠正。同时 MDTP 也强调家庭训练的重要性,进而达到帮助患者正常化经口进食的目的。

所谓以运动理论为导向是指 MDTP 利用运动的原则即运动次数、运动强度,以及速度和协调性作为训练原则,以循序渐进的方式进行吞咽训练。

MDTP 实施之前的主要评估工具包括:①改良曼恩吞咽能力评估量表,详见第三章表 3-11;②功能性经口进食量表(FOIS),详见第三章表 3-13;③食物种类等级(food hierarchy),见表 10-1;④视觉模拟评分法(visual analogue scale,VAS),患者对自己吞咽能力的自我评分;⑤体重及进食状况记录;⑥吞咽造影检查;⑦吞咽障碍严重度量表(dysphagia outcome severity scale,DOSS),详见第三章表 3-14;⑧渗漏-误吸量表(penetration-aspiration scale,PAS),详见第三章表 3-15。

表 10-1　食物种类等级

食物种类等级（food hierarchy）
第一级　碎冰块（5ml）
第二级　浓稠液体：果汁类浓度（5ml）
第三级　浓稠液体：果汁类浓度（10ml）
第四级　稀释液体：水（5ml）
第五级　稀释液体：水（10ml）
第六级　浓稠液体：酸奶类浓度（5ml）
第七级　浓稠液体：酸奶类浓度（10ml）
第八级　需咀嚼的较软食物（需以舌头来咀嚼的食物）
第九级　需咀嚼的较硬食物［需以牙齿咀嚼，如机械性软食（mechanical soft diet）］
第十级　依患者偏好，患者应恢复以往进食数量、进食速度，以及一般进食数量
第十一级　强调任何患者需避免进食的食物，或者教导患者在进食有困难的食物时该如何调整进食方法

　　MDTP 共有 15 次治疗疗程，每次 1h，头两次治疗是适应期，其主要目的是让患者了解治疗方式和学习吞咽的技巧，并且测试吞咽的基本线（baseline）。

　　第 1 次治疗疗程主要内容包括：①介绍吞咽治疗的原则；②陪同患者看以前所记录的资料，包括吞咽造影检查资料；③教导患者吞咽所需技巧，带领患者先以吞口水练习如何吞咽；④处理患者以及家庭成员的问题及忧虑；⑤教导患者如何记录饮食以及如何使用吞咽技巧。吞咽技巧是要求患者：①嘴唇轻闭；②试着不要在嘴巴内移动食物/饮料；③当准备好吞咽时，吞咽愈快/愈用力愈好；④试着将所有在口中的食物一次吞下；⑤此时可能会呛咳，但请尽量克制住，如果无法克制，咳嗽是没有关系的；⑥一旦完成吞咽动作，轻轻地清一下喉咙。用鼻子呼吸并且嘴巴紧闭之后，再进行一次吞咽，此时仍愈快/愈用力愈好。言语治疗师教导患者快速/用力吞咽时，患者必须先学会吞咽的正确形态，包括颈部姿势、嘴唇、吞咽形态等。言语治疗师要观察患者在练习吞咽时是否有吸入异物的迹象，观察患者是否有：①流眼泪、呼吸方式改变、身体姿势改变；②不愿意吃下一口食物，应改变吞咽方式（如多次吞咽）；③延迟咳嗽。如果发现患者有隐性误吸（silence aspiration）现象时，必须做吞咽造影检查。

　　第 2 次治疗疗程是复习上次所设的目标与饮食进展，注意患者是否忧虑并解答患者和家属所提出的问题，另外，也要复习吞咽的正确形态以及吞咽的技巧。先以吞口水复习吞咽的技巧，开始用吞咽造影检查时已确认的饮食阶段，来学习如何正确使用吞咽技巧。

　　第 3~15 次：按照吞咽治疗的步骤，并监督患者进展，每一次治疗要达到 80~100 次的吞咽，在每次治疗结束以后，伸展舌头大约 15~30s，来增加舌头的运动范围，进而减少舌头肌肉的紧张度。

　　在进行 MDTP 时如果患者在 10 次的吞咽之中，有 8 次好的吞咽，则可往下一个食物等级发展（根据患者吞咽的次数，而非食团的大小）。患者在 5 次的吞咽过程中，有 3 次以上吸入食物的情况发生，或者呛咳出食物时，则往后退一级。

每一次的吞咽都要认真监控,并且要记录下来,以此监督治疗的进展。任何呼吸道不畅(airway compromise)的情况都要记录下来,再评估患者的吞咽情况。任何清喉咙、重复吞咽,以及吐出食物的现象都应加以记录。每一次的治疗都应记录患者吞咽成功的百分比(总共吞咽次数除以成功吞咽次数)及达到的最高食物等级。

患者在家中可练习治疗过程中成功吞咽的食物等级,同时需记录下在诊所外三餐所进食的食物内容,最重要的是恢复过去的饮食习惯,恢复过去的正常饮食行为。

总而言之,在训练时要注意吞咽时的身体姿势,嘴唇紧闭、增加容量(5ml)、增加进食速度和时间点,以及增加进食等级。另外,要加强不同强度口腔综合训练(需咀嚼较硬食物),增加耐力,让患者尝试自己喜欢的食物,消除患者不正常的吞咽动作(需要避免的食物),如果患者在吞咽过程中有不适的状况,可给予患者1~2min的休息时间,或退后一级食物等级。

二、安全摄食八步法

预防误吸、窒息是吞咽障碍进食考虑的重要因素,因此需要安全的进食指导,可按八步分述,也叫安全摄食八步法。

1. 对吞咽障碍患者及家属的健康教育及指导　了解患者需帮助的程度、所需食物的质地及性状及食物放在口中的位置;评估患者进食的体位及姿势,以及进食的速度及一口量;评估患者体力及耐受力;家属应熟悉患者的吞咽治疗项目和吞咽的指导内容,有疑问应与康复医生、治疗师及时沟通,建立彼此信任、相互合作关系,为患者提供符合治疗的食物,签好喂食知情同意书;喂食者需接受喂食技巧训练。

2. 进食环境　通常进食和吞咽是一种日常活动,并不需要更多的考虑。然而,存在吞咽问题的患者则需要更加以注意,以便促进吞咽和防止误吸。吞咽困难患者要在安静环境下进食,避免分心,这是非常重要的。进餐时禁止讲话,影响吞咽。

3. 进食体位与姿势　是在不改变患者吞咽生理的情况下通过姿势来改变食物通过的路径,以改善患者的吞咽障碍的方法。采用利于患者吞咽、安全不导致渗漏、误吸而又不容易引致患者疲劳的体位和姿势(见第六章详述)。

4. 食物调配及选择　根据吞咽障碍患者出现障碍的不同时期所选择的食物有所不同,主要从患者容易吞咽,而又不引起误吸的因素考虑,必要时须在吞咽造影下进行选择。食物选择除了对质地要求外还要兼顾食物的色、香、味及温度等。临床实践应用:①首选的食物是糊状食物;②可根据吞咽器官障碍部位导致的吞咽障碍阶段,因地制宜选择适当的食物并进行合理配制;③食物不能放置过久,容易变稀,容易导致呛咳。

口、咽期吞咽障碍患者食物调配要点如下:

(1) 口腔期吞咽障碍患者食物调配要求:①口腔感觉减退,以大食团(3~5ml)、粗糙食物为主;②口腔感觉敏感,以细腻和爽滑质地为主;③口腔运动障碍:以爽滑、稀流质或浓稠食物免咀嚼为主。

(2) 咽期吞咽障碍患者食物调配要求:①咽期吞咽障碍患者恢复的早期,食物的选择可着重于稀薄流质为主;②恢复中期,食物选择以稀流质稍稠的食物为主;③恢复的后期,以浓稠爽滑食物为主。

5. 进食速度及餐具的选择　为减少误吸的风险,应调整合适的进食速度,前一口吞咽完成后再进食下一口,避免两次食物重叠入口的现象。另外,还要注意餐具的选择,应采用边缘钝厚、勺柄较长、容量约5~10ml的勺子为宜,便于准确放置食物及控制每勺食物量。

6. 一口量 即最适合于吞咽的每次摄食入口量。正常人一口量:流质5~20ml,果冻5~7ml,糊状食物3~5ml,肉团平均为2ml。对患者进行摄食训练时,如果一口量过多,食物将从口中漏出或引起咽部残留导致误吸;过少,则会因刺激强度不够,难以诱发吞咽反射。一般先以少量试之(流质1~4ml),然后酌情增加。为防止吞咽时食物误吸入气管,可结合声门上吞咽法训练,以使在吞咽时声带闭合更好后吞咽,吞咽后紧接咳嗽,可除去残留在咽喉部的食物残渣。

食团的大小和进食的速度对于某些患者能否顺利吞咽有一定的影响。某些延迟启动咽期吞咽或咽缩肌无力的患者常需2~3次吞咽才能将食团咽下,如食团过大、进食速度过快,食物容易滞留于咽部并发生误吸,因此,咽缩肌无力的患者慎用或禁用大食团。另外,根据患者吞咽功能情况,指导患者改变和适应饮食习惯,速度过快,提醒放慢速度,以防误吸。

7. 吞咽方式 包括交互吞咽、空吞咽。当咽部已有食物残留,如继续进食,则残留积累增多,容易引起误吸,因此,每次进食吞咽后,不给予食物反复做几次吞咽动作,使食物全部咽下,然后再继续进食称为空吞咽。亦可每次进食吞咽后饮极少量的水(1~2ml),这样既有利于刺激诱发吞咽反射,又能达到除去咽部残留食物的目的,称为"交互吞咽"。

8. 进食后的记录与排痰 记录进食相关情况,患者进食的分量少于一半,应记录所食食物或液体的分量及原因,见表10-2。同时注意观察患者是否有发热、咳嗽、咳痰、呼吸等情况的变化,如有发热、黄痰,咳嗽频率增多,警惕吸入性肺炎的发生。

表 10-2 中山大学附属第三医院康复医学科吞咽障碍患者进食记录表

日期	时间	食物成分	食物性状	每次入量/ml	进食时间	进食的反应	进食途径	24h 总量/ml	签名

第三节 窒息的处理

直接摄食训练是一项高风险操作,操作者随时都要有预防窒息风险的意识并兼备一定的抢救技能。

一、原因

当食团堵塞在呼吸道或咽喉造成气流受阻时,将发生窒息。对于成年人,一块食物可能导致窒息,而对于儿童,吞食小块的食物或布丁就可能造成窒息。

二、临床表现

1. 窒息的先兆 在患者进餐时,应注意辨识窒息的先兆。主要表现是呼吸困难,或呼吸带有杂声,像被人扼住脖子。

2. 如果当事人不能给出明确指示,还可以通过以下迹象来判断:①不能说话;②欲用力咳嗽而咳嗽不出;③皮肤、嘴唇和指甲发绀;④瞳孔散大,意识丧失;⑤大小便失禁等。

三、急救

窒息将导致脑部缺氧,产生严重的后果,应该尽快进行急救。

患者发生窒息时,要立刻对其采取海姆利克急救法(Heimlich emergency)进行施救。

1. 原则   海姆利克急救法是美国学者海姆利克医生发明的一种简便易行、人人都能掌握的急救法。如果在家发生,喂食者是现场唯一的施救者,在拨打120(或您当地的急救号码)之前,应先对患者采取海姆利克急救法进行急救。如果旁边还有其他人,在喂食者对患者施救时另一个人应尽快打电话求助。如果在病房发生窒息,喂食者对患者施救时,应同时呼喊病房医务工作者进行求助。

2. 操作方法

(1) 意识尚清醒的患者可采用立位或坐位,抢救者站在患者背后,双臂环抱患者,一手握拳,使拇指掌关节点顶住患者腹部正中脐上部位,另一手的手掌压在拳头上,连续快速向内、向上推压冲击6~10次(注意不要伤其肋骨),直至异物被排出。

(2) 昏迷倒地的患者采用仰卧位,抢救者骑跨在患者髋部,按上法推压冲击脐上部位。这样冲击上腹部,等于突然增大了腹内压力,可以抬高膈肌,使呼吸道瞬间压力加大,肺内空气被迫排出,使阻塞气管的食物(或其他异物)上移并被驱出。这一急救法又被称为"余气冲击法"。如果无效,隔几秒后,可重复操作一次,造成人为的咳嗽,将堵塞的食物团块冲出呼吸道。

(3) 海姆利克急救法还可以用来自救。如果发生食物阻塞气管时,旁边无人,或即使有人,患者往往已不能说话呼救,患者必须迅速利用神志尚清醒的2~3min左右时间进行自救。此时可自己取立位姿势,下巴抬起,使气管变直,然后使腹部上端(剑突下,俗称心窝)靠在一张椅子的背部顶端或桌子的边缘,或阳台栏杆转角,突然对胸腔上方猛力施加压力,也会取得同样的效果,气管食物被冲出。如果在咽喉的后部或咽部看到异物,就伸进一根手指将引起堵塞的食团轻轻抠出来。注意切勿将食团更深地推入呼吸道,尤其是对儿童进行此操作时。

(4) 心肺复苏:如上述操作之后,异物仍然滞留在呼吸道里而且患者没有任何反应,就要进行心肺复苏。心肺复苏当中压迫胸腔的措施可能会使异物排出。

(5) 环甲膜穿刺:在条件许可情况下,可用12号针头进行环甲膜穿刺,临时建立通气通道。同时,可请相关专业部门帮助,取出异物。

(陈丽珊   梁鹏)

参 考 文 献

[1] 窦祖林.吞咽障碍评估与治疗[M].北京:人民卫生出版社,2009.

[2] 大西幸子,孙启良.摄食·吞咽障碍康复实用技术[M].2版.北京:中国医药科技出版社,2000.

[3] 欧阳来祥.吞咽困难评估和治疗——临床实用手册[M].台北:心理出版社,2008.

[4] 赵性泉,张婧.脑卒中吞咽障碍的诊断与治疗[M].北京:科学技术文献出版社,2011.

[5] 王如蜜,陈建设,郝建萍,等主译.国际吞咽障碍食物标准[M].北京:北京科学技术出版社,2018.

[6] 王广志.肌肉痉挛定量评估的研究进展[J].现代康复,2000,4(5):650.

[7] 罗少红.脑卒中吞咽障碍患者的早期吞咽摄食训练及护理[J].医学理论与实践,2006,(10):1221-1222.

［8］ 格日乐,刘玉海,张淑珍.早期摄食训练对改善老年患者急性卒中后吞咽障碍的临床观察［J］.内蒙古医学杂志,2010,7:823-824.

［9］ 杨艳红,刘再新.吞咽及摄食训练治疗脑卒中后吞咽困难的疗效观察［J］.基层医学论坛,2016,27:3894-3895.

［10］ 王俊娥.误吸标准预防用于老年住院患者摄食管理中的意义［J］.中国卫生产业,2016,27:47-49.

［11］ Liao WH,Chen CS,Liu PF,et al. Heimlich maneuver to relieve choking caused by a duodenal subepithelial tumor that was resected by endoscopic mucosal resection［J］.Endoscopy,2012,44(2):E240-241.

［12］ 董继超,马跃文,耿咏梅,等.吞咽基础训练与摄食训练结合神经肌肉电刺激治疗脑梗死后吞咽障碍［J］.中华物理康复医学杂志,2010,32(9):685-686.

［13］ 陈强,谢增华.摄食训练对脑卒中肺部感染预防的临床研究［J］.现代中西医结合杂志,2011,20(21):2649-2650.

［14］ 李贝,白姣姣.基础摄食训练改善卒中后吞咽功能障碍的研究进展［J］.上海护理,2011,11(2):63-66.

［15］ Newman R,Vilardell N,Clavé P,et al. Effect of Bolus Viscosity on the Safety and Efficacy of Swallowing and the Kinematics of the Swallow Response in Patients with Oropharyngeal Dysphagia:White Paper by the European Society for Swallowing Disorders(ESSD)［J］.Dysphagia,2016,31(2):232-249.

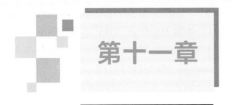

第十一章

吞咽饮食营养与调配

第一节 概 述

一、平衡膳食的种类

平衡膳食是指一段时间内,膳食组成中的种类和比例可以最大限度地满足不同年龄、不同能量水平的健康人群的营养和健康的需求。食物多样性是平衡膳食的基本原则。良好的平衡膳食是保障吞咽障碍患者营养充足的基础。本文所述平衡膳食是营养学的重要原则。在吞咽训练过程中,为患者制作吞咽障碍特殊饮食必须遵守这个原则。

平衡膳食的食物要求品种齐全,种类多样,食物大致划分为五大类:

1. 谷类、薯类、杂豆类。

2. 蔬菜、水果类。

3. 畜禽肉、鱼、蛋。

4. 奶及奶制品、大豆、坚果类。

5. 油、盐。

不同食物中营养素及有益膳食成分的种类和含量不同。单一的食物不能提供全部营养素,亦无法满足人体(婴幼儿除外)的能量需求,因此,在给吞咽障碍患者制作食物时,要本着食物多样性的原则来选材和制作。根据中国专家的建议,每日各类食物的摄入量和比例分别是:

1. 谷类、薯类、杂豆类 250~400g,粮食与豆类的比例是 10∶1。

2. 蔬菜、水果类 500~850g,蔬菜与水果比例为 8∶1。

3. 畜禽肉、鱼、蛋 100~200g。

4. 奶及奶制品 300g,大豆、坚果类 24~35g。

5. 油不超过 25~30g,盐不超过 6g。

平衡膳食是指经过科学设计的理想膳食结构,是遵循了营养学的一项重要原则。平衡膳食能够最大限度地保障人体营养供给、维持人体健康。

由于吞咽障碍患者不能正常进食,在吞咽障碍治疗过程中,治疗师经常会使用全流质、半流质等不同黏稠度的饮食,此时我们的思维容易进入一种固定模式,即通常我们只给患者食用粥,如稀粥、稠粥、大米粥、小米粥等;或者当酸奶的性状符合要求时,就只给患者喝酸奶;或者只给患者喝黑芝麻糊等。这些都是营养搭配不合理、食物过于单一、种类过少的表现。不管是完全经口进食,还是完全鼻饲,或是经口、鼻饲两种方法混合供给食物,如果营养搭配不合理,都将导致患者营养不良发生。因此,为吞咽障碍患者制作食物过程中不仅要考虑吞咽障碍患者的特殊需求,保证治疗安全,还要遵循平衡膳食的原则,兼顾食物的丰富性。

二、食物分级

患者的吞咽功能损害程度不同,所能够安全进食食物的性状因人而异,差别非常大。为了便于操作,我们通常把临床上吞咽障碍患者能够食用的食物,依据黏稠度、软硬程度等划分为如下 7 个级别,见表 11-1。

表 11-1　食物分级(吞咽障碍食物依黏稠度划分)

食物级别	性状描述	食物举例	主要用途及说明
第一级	最稀薄,也是最难吞咽的一个级别。此级是以"水"为参照样板的食物等级	例如:矿泉水、茶水、苹果汁、梨汁、猕猴桃汁、橘子汁、牛奶、椰汁	通过喝水,来评价患者的吞咽功能,例如"洼田饮水试验"。不能够正常饮水,是吞咽障碍最重要的症状
第二级	低黏稠性的稀流质汤类饮食	容易获取的吞咽效果好的食物,如添加了增稠剂的各种"水"、放了少量淀粉的菜汤、稀米汤、奶油汤、添加了增稠剂的果汁等	进食训练通常从该级别的食物开始,一口量则需要在训练中逐一细心摸索来确定
第三级	黏稠度有所增加的中等黏稠度浓汤类饮食	如稍微浓稠的可以搅动的稠米汤	也是较常使用的进食训练的起点食物,如打碎至非常细腻的普通食物,加水和增稠剂调制至合适的黏稠度。这需要掌握每种食物的制作方法
第四级	糊状食物	有黏稠性、可以有形、也可以随意变形的食物,如烂面条等	芝麻糊只是用于描述该级别性状的食物,不是最佳的食物选择,因其黏附性太强。可以用增稠剂或者用某种食物将该级别的食物调成所需要的不同形状,例如添加香蕉等,食物形状可以调整。这个级别也有跨度,可以根据需要调出黏稠度稍有差异的食物,供吞咽功能水平不同的患者食用
第五级	半固体状食物	如软米饭、布丁蛋糕、奶酪蛋糕	随着患者吞咽功能的改善,该级别的食物较常被食用,普通的米饭、杂米粥等经过对所含水分含量进行调整就可以加工出所需要的半固体食物,如薄皮、软馅的煮熟后呈现瘫软无力的饺子
第六级	普通饮食	如米饭、馒头、烙饼、发糕	在患者吞咽功能没有恢复之前,不能直接进食该级别食物,应该改变食物形态,以免导致肺部感染
第七级	质地坚硬的食物	如各种坚果、炸花生米、开心果	吞咽障碍患者要避免直接食用该级别的食物。可以通过性状改造加工,使其成为其他级别形态的食物,吞咽障碍患者就可以食用了

三、吞咽障碍患者食物种类选择原则

吞咽障碍患者由于吞咽功能严重损害,不能进食普通性状的食物,如切成段或者整颗炒的油菜、炒黄瓜片、炖排骨、炒肉片、炸大虾等,这些食物都不适合吞咽障碍患者直接食用。对于吞咽障碍患者,当进食性状不合适的食物,如水、质地较硬且容易松散不易成团的食物,或者虽然能成团却不容易被挤压变形的食物,如年糕,都容易引起呛咳,引发误吸、窒息风险。特别是有些隐性误吸的患者食用了性状不适合的食物而导致肺部感染,其吞咽障碍还不容易被发现。有些吞咽障碍患者,尽管每天都在吃性状普通的食物,却不知道是食用了黏稠度、质地不适合的食物而导致反复发生肺部感染。其实,食物经过改造性状,如给普通的水加入增稠剂增加水的黏稠性,吞咽障碍患者有时就可以顺利咽下了;将质地较硬的食物经过打碎,例如核桃仁、花生米,用粉碎机打碎,降低食物的硬度,使食物颗粒变得极其细小,加入水,再添加上增稠剂,质地坚硬的坚果类食物就成为有黏稠性而无渣的食物了,这正符合吞咽障碍患者食用。如直接进食面汤、汤饭,其中有肉末、米粒或颗粒、大片的菜叶等,则容易发生误吸。此时用食品粉碎机直接打碎,这样做既使食物的颗粒变小,同时也增加了食物的黏稠性,可增加进食的安全性和有效性。不易成团的水果也可通过搅拌机进行搅拌,并使用增稠剂增稠成黏稠性状,见图 11-1。

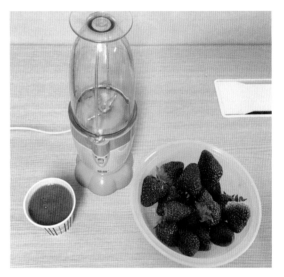

图 11-1　草莓粉碎加入香蕉或者增稠剂后呈现黏稠状,容易吞咽

吞咽障碍患者对食物的性状有着非常特殊的严格要求。食物性状改造的方法有很多,上述方法只是其中一小部分。总的来说,适合吞咽障碍患者食用的食物一般主要有如下特点:

1. 带有不同程度的黏稠性,从微微有黏稠性到黏稠程度较高的食物都需要。

2. 质地均匀,即使是柔软度合适,颗粒也需要大小均匀、一致,这样的食物比较好。

3. 放入口中容易变形,容易接受吞咽器官的挤压,从而容易咽下。

4. 不容易附着在口腔黏膜,是吞咽障碍食物的优良特点。

5. 不同温度的食物,温度跨度较大,用途也各不相同,0~37℃都需要。低温度的食物,例如冰水、冰激凌,偏重于辅助训练用,而日常食物主要是温热的,也有用温度差别较大、间断给食物的方法,比如一口冰凉的酸奶,然后几口黏稠的粥,这样把食物组合经口给食物的方法也是有的;

6. 食物要符合吞咽障碍患者进食的特别需求,还要符合不同民族的食物要求,如回民。食物符合了这些一般的特点,吞咽障碍患者就既容易咽下,也不容易引起肺部感染。这些也是最初吞咽障碍训练时,患者容易接受和咽下顺利的起步训练的食物特征。

第二节　食　物　调　配

吞咽障碍患者不能进食普通性状的饮食,无论住院还是在家庭内生活,都需要根据患者的吞咽功能,制作黏稠度符合患者功能水平的平衡膳食。根据食物的黏稠度,将食物划分为包括水的 7 种性状,即水、稀流质、浓流质、糊状、半固体如软饭、固体如饼干、坚硬质地如各类坚果等。吞咽障碍患者最常食用的食物性状主要有软质半固体、糊状、浓流质、稀流质。而要调配出吞咽障碍患者所需要的合适的质地和黏稠度的膳食,需要考虑的因素有很多。制作有一定黏稠度的食物,首先要充分了解食物制作成普通食物需要的条件,先把食物做熟,香味可口,在此基础上,进行进一步加工。要考虑患者的饮食习惯,尊重患者的民族信仰,还要考虑患者的其他疾病。例如患者患有糖尿病,那么在制作糖尿病患者吞咽障碍专用膳食时,制作出的膳食既要黏稠度适合,还要充分考虑患者的血糖最容易受食物的影响这一不利因素,不宜选择过多能引起患者血糖过度波动的食材来给糖尿病患者制作食物。

一、食物质地

吞咽障碍患者的膳食在实际生活中有多种。根据需要,膳食在制作完成后,其质地表现各异。在设计和制作吞咽障碍患者平衡膳食的过程中,要考虑食材选择品种的多样性,还要遵循平衡膳食原则,按照一定的比例来选择食材制作出适合吞咽障碍患者食用的饮食,以满足吞咽障碍患者身体的营养、能量的需求;制作出来的饮食还需具备不易误吸和残留的特点,以降低引起肺部感染的风险。不同质地的膳食在设计和制作过程中,做了多方面调整,这样就能够满足不同吞咽功能水平的吞咽障碍患者食用了。用于吞咽障碍患者的膳食质地,临床在实际应用中,最常用的食物性状主要粗略划分为:全流质饮食、半流质饮食、半固体、柔软的混合平衡膳食。这些不同质地的膳食,在给吞咽障碍患者实际应用过程中,需要从黏稠度、黏附性、内聚性、硬度这四个方面更加客观地描述出所观察的食物质地。食物的质地观察如下:

1. 黏稠度　能客观反映食物的流动性,如水、汤,黏稠度较低,容易松散,但不同黏稠度的半流质食物,有可调黏稠度的特性,而正是膳食具备了可调黏稠度的这一个特点,为制作吞咽障碍膳食提供了很大的可操作的空间,可以根据患者的吞咽功能水平,制作出黏稠度不同的膳食,供吞咽障碍患者尝试,在尝试和训练的过程中,患者的吞咽功能得到提高,达到可以经口进食更多饮食的功能水平。

2. 黏附性　与黏稠度相类似的食物特性,主要是指在进食的过程中,食物接触口腔黏膜、舌时附着的容易程度。在进食过程中,黏附性越高的食物越容易残留在口腔的任何部位,以及更容易残留在如梨状隐窝、会厌谷等比较深的窝状部位,比如糯米制作的年糕,其黏附性非常高,就不要推荐给吞咽障碍患者食用,一旦残留,容易造成危险。而黏附性太低的、流动比较容易的食物,如水、牛奶就非常容易引起误吸。这些黏附性过高和过低的食物都不建议推荐给吞咽障碍患者食用。黏附性属于中等程度的食物例如鸡蛋羹(图 11-2)、软豆腐,就经常推荐给吞咽障碍患者食用。再如用苹果制作的鲜果汁,添加了增稠剂后,黏附性中等度,适合吞咽障碍患者食用,可以推荐。市场出售的老酸奶,不易黏在口腔里,很好地体现了黏附性中等程度的特点,也建议推荐给吞咽障碍患者食用。

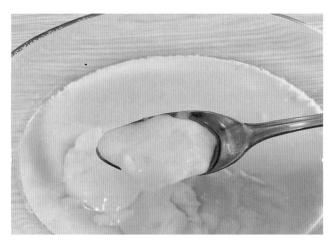

图 11-2   鸡蛋羹

制作成布丁样滑嫩,成形且易变形,容易吞咽,不容易引起误吸

3. 内聚性   内聚性是指食物一旦离散后再形成食团的容易程度。内聚性适中的食物容易吞咽,而内聚性较差的食物例如苏打饼干,放在口腔里不容易形成食团,不利于吞咽顺利完成,容易引起误吸。而内聚性较好的食物如木耳菜和加了增稠剂的牛肉汤等食物,在经过咀嚼和在口腔内搅拌的过程后,形成不容易引起误吸的食团。这些内聚性好、容易形成食团的食物,可推荐给吞咽障碍患者食用。

4. 硬度   食物的硬度是指食物受压缩时达到断裂点时所需要的力度。由于不同食物硬度不同,所以在进食过程中需要患者的咀嚼和口腔内搅拌等吞咽功能具备一定的水平。例如吃香蕉、鸡蛋羹容易咀嚼,而吃核桃仁、炸花生米等坚果类硬度较高的食物,就需要吞咽功能障碍的患者用较大的力量才能够将食物咬碎。如果患者的咬合力量不足,就不要推荐较硬的食物给吞咽障碍患者,即使患者咬合力够用,也可能因舌的搅拌功能不足,同样不能将食物反复磨碎至符合安全吞咽的要求,所以坚硬的食物通常不直接给患者食用,而是用食物粉碎机磨碎调制成为符合吞咽要求后再给患者食用,见图 11-3。

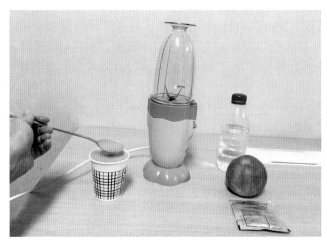

图 11-3   苹果混合水和增稠剂,粉碎后可以制作出黏稠的果汁,适合吞咽障碍患者食用

综上所述,为吞咽障碍患者选择食材和制作食物时,须对食物的黏稠度、黏附性、内聚性、硬度四个方面条件进行充分考虑后,所制作的食物才能给患者食用。良好的吞咽障碍食物特点应该具备:黏稠度合适、黏附性要低、内聚性好、软硬度也要适中。在吞咽功能还没有完全恢复之前,中等黏稠度性状的食物患者最常用,为了保证平衡膳食营养需要,选择丰富的食材后第一步制作出的食物性状各异。这时食物的性状大多不符合吞咽障碍患者的进食要求,所以需要进一步特别制作。在进一步加工过程中,都要考虑食物质地这四个特性。这也是吞咽治疗工作的重点之一,是要掌握的技术。言语治疗师既要自己学会制作直接用于训练,更要辅导吞咽障碍患者的家属和照顾人员也学会制作出符合食物质地要求的吞咽障碍特殊食物。

二、不同性状食物的调配

初次尝试给患者进食食物之前应评价吞咽障碍患者的吞咽功能水平,可以选择通过观察和仪器检测,判断患者适合哪种性状的食物。但是大多数吞咽障碍患者会在训练过程中逐渐增加食物的量和进食食物黏稠度的难度。给患者进食食物通常从中等黏稠度的糊状食物试起,首次进食食物一口量不应太多,以 2ml 左右为宜,如果没有明显呛咳,再分别试一下略微偏稀和偏浓的糊状食物。如果患者对糊状食物进食比较顺利,而饮水呛咳,那么就可以在水中加入增稠剂,使水变黏稠后给患者食用。如果患者存在咀嚼功能受限,食用较硬的食物有困难,就需要将较硬的食物用食物粉碎机搅碎,再加入适量的增稠剂,使食物的性状符合患者的吞咽功能水平。这样就可以让吞咽障碍患者经口进食更多种类的食材制作的平衡膳食了。虽然食物改变了性状,但营养价值不变,食物的种类就可以由此丰富起来,以此实现平衡膳食营养丰富、食品多样性的原则。为了便于调配不同性状食物,从以下方面逐一介绍:

(一)食物增稠剂的应用

增稠剂是治疗和评估吞咽功能的重要工具,做吞咽造影检查、尝试进食都需要食用不同性状、不同种类的食物,这些项目都是使用增稠剂完成的。检查结果是指导患者经口进食的重要判断依据。日常生活中常喝的茶、各种果汁、轻薄的米汤,都是流质食物。为了保证患者在吞咽过程中的安全,用增稠剂进行食物调制时应熟悉增稠剂的用量,仔细阅读说明书,使用时注意观察和总结,就能很快摸索出增稠剂的用量。增稠剂先少量添加,同时搅拌和观察;不应一次性放太多,以免食物太稠不易食用而造成增稠剂和食物的浪费。

1. 增稠剂的类型 食用增稠剂可以将食物由稀变稠,原料有淀粉类、黄原胶两大类。淀粉类原料增稠剂容易在口腔和食管消化,黄原胶的增稠剂不易在口腔和上消化道消化。临床上各有特点,对于口腔期障碍为主的吞咽障碍患者,食物通过较慢的则不宜选择淀粉类,而对于食管蠕动较慢、残留较多的患者则不宜选择黄原胶类增稠剂。增稠剂目前广泛应用于各种类型的吞咽障碍患者。

2. 增稠剂的特点 不同品牌的食用增稠剂大多应具备如下特点,购买和使用增稠剂时,重点考察增稠剂是否具备这些优良品质,以便做出最好的选择:①在室温下迅速溶解且溶解充分,冲调改造食物方便;②稳定性较好,冲调后的食物隔夜放置,也不会改变浓稠度和性状;③无色无味,与食物调制时不会改变食物的原口味;④用途广泛,可用于冷热食物、咸甜饮品,并可将糊状食物塑形,以方便进食,促进患者的食欲;⑤可以冷藏,调制后,可以先冷藏,再烹调,冷藏时间可达到24h,增加供餐的便利性。其调制方法简易、快捷,而且不改变食物的原味。

3. 增稠剂调制食物的分级　为了方便各个部门之间、吞咽治疗小组成员之间的交流，提供患者进食功能水平较为准确的信息，增稠剂调制后的食物根据浓稠情况，一般分为3种不同质地，划分为稀流质、浓流质、糊状。见表11-2。

表11-2　不同性状食物的调配

	稀流质食物	浓流质食物	糊状食物
进食时的描述性状	（1）可吸食 （2）入口后立即流散开 （3）液体的种类不同，可能感觉不到加入了增稠剂 （4）吸食时不费力气 （5）可以用吸管	（1）可以明确有增稠剂 （2）可以用饮用来形容 （3）入口后缓慢流散，不会很快流走 （4）可以在舌头上聚集 （5）吸管吸时明显阻力	（1）明显感觉有增稠剂 （2）可以很好地形成食团 （3）舌往后送，需要一定的力量 （4）用"勺子"吃来形容 （5）吸管很难吸食
外观观察性状	（1）放在勺里，勺倾斜时，马上流出 （2）在叉子间很容易流动 （3）将杯子倾斜倒出后，杯子中仅有少量的残留痕迹	（1）放在勺里，勺倾斜时，食物一点一点流出 （2）在叉子间流动很慢 （3）将杯子倾斜倒出后，杯子中仅有中等量的残留痕迹	（1）放在勺里，勺倾斜时，食物形状保持一定程度，基本不流出 （2）在叉子间流动困难 （3）将杯子倾斜倒出后，杯子中食物不能流出，或缓慢呈块状掉落

4. 增稠剂与食物的调配　根据需要，可将食物与增稠剂混合调配成合适黏稠度的食物。液体类的食物可直接添加适量的增稠剂，不同品牌增稠剂的用量会有所差异，具体可以根据产品的说明书和使用过程中的观察经验进行添加。对于固体类的食物，如米饭、肉类、坚果，则需要降低食物的硬度，把所需的食物与水混合，用食物搅拌机搅碎，根据需要添加不同量的增稠剂，调制成所需要的各种黏稠度的流质食物。

5. 注意事项　调配食物使食物变黏稠而适合患者食用，考虑了如下这些细节，就会使调配的食物的黏稠度更加接近患者所需的要求。应注意如下问题：

（1）甄别增稠剂。食物在调配过程中，为了得到黏稠度适宜的食物，要选择品质好的增稠剂。市面上增稠剂品种，特性也各异，需要甄别出品质较好的增稠剂，这样做是对吞咽障碍患者的身体健康负责。选择出品质优良的增稠剂，可以大大增加吞咽成功的机会。

（2）增稠剂一般在几秒就开始使食物不断增加黏稠度，放入增稠剂，进行搅拌，可以继续增加食物黏稠度，越搅拌食物越黏稠，增稠剂黏稠性是在最初放入和最初搅拌过程中发挥最大的作用。

（3）增稠剂有时会在没有进食足够量的食物时增加患者的饱腹感，所以在使用过程中要注意用量，以免造成患者吃饱的假象。

（4）要考虑糖尿病患者使用合适的增稠剂，尽可能避免增稠剂对血糖产生影响。因增稠剂本身有热量，大量应用时，需要监测血糖。

（5）增稠剂种类不同，对食材产生的影响不完全相同，对食材产生的黏稠性的结果也不完全相同。所以使用时要考虑不同种类增稠剂之间的差异，用量不同，食物调制完成后的美味结果不一样，患者的食量也随之变化。

（二）半流质食物的调配方法

1. 适宜食用的人群　咀嚼和吞咽障碍功能中等程度水平的患者。

2. 食物的性状　食物中等度黏稠,湿润可以调出形状,没有牙齿或者咀嚼重度困难的患者,可以用舌头将食物挤压变形,容易形成食团,在吞咽的过程中不会分散开,利于吞咽。

3. 调配方法　为了让吞咽障碍患者经口安全食用到营养全面而均衡的流质食物,将增稠剂加入流质食物中充分搅拌;也可以将普通食物加入适量的水,用食物粉碎机打碎,黏稠度的把握要从水和增稠剂分别少量加入开始调制,食物要求细腻,粉碎机可以多搅拌一会儿,必要时过滤去渣。

（三）糊状食物的调配方法

1. 适宜食用的人群　明显有咀嚼困难,明确是吞咽障碍患者。

2. 食物的性状　食物呈啫喱状或者果冻状,不需要通过咀嚼,就能够很容易完成吞咽;食物在咽下过程中,通过口腔、咽和食管时容易改变食物的形状,下咽容易,且在口腔内黏膜上较少见到食物残留。

3. 调配方法　下面内容以调制粥为例。使用增稠剂后,食物性状发生了改变,由稀稠不均、颗粒大小不一的性状,变为质地均匀的糊状,食物也容易吞咽了。

（1）煮好的大米粥,稍稍降温至70℃左右时,全部放入食物粉碎机,搅拌数分钟成糊状,搅拌时间越长,食物搅得越碎越利于吞咽障碍患者食用。

（2）加1%~2%的增稠剂,继续用食物粉碎机搅拌1~2min,直至粥质地变得非常均匀为止。通常200g的粥放增稠剂2~4g,也可以放入增稠剂后边搅拌边观察,静置一会儿,让增稠剂充分溶解到食物中,使食物充分增稠,晾到适宜温度就可以一次或者分几次慢慢食用了。

（3）根据以往的经验添加了增稠剂后,食物在70℃时,粥处于果冻样,这个性状容易咽下,同时也增加了吞咽的安全性。

（4）调配后食物的特点:粥经过打碎和添加了品质稳定的增稠剂后,可以大幅度改变搅拌粥及淀粉类食品所具有的独特的黏稠性特征,即使经过在家庭和医院之间的运送震动,食物温度保持在65℃时,食物也不会溶化成水,也就是不会发生水和物分离而导致加工后的食物不黏稠,而是依然能够保持糊状。

（四）软食、固体食物的调配方法

1. 适宜食用的人群　适合轻度吞咽障碍患者,例如有轻度咀嚼功能障碍的患者、经吞咽障碍治疗进步后过渡至食用普通性状食物之前这一阶段的患者、高龄老年人。

2. 食物的性状　调制后,食物状态呈现细软、不散、不黏;容易咀嚼完成,或者用牙龈也可以咀嚼完成,食物的细腻程度可以直接吞咽。

3. 调配方法　选择日常最常吃的馒头、米饭、肉食,这些食物刚烹调好时,其性状不适合吞咽障碍患者直接食用,但是经过加工,就可以得到适合患者的性状了。例如酱牛肉块、熟的牛肉块,即使切成小块、薄片,患者也难以吞咽,那么就将熟的牛肉块,先用刀切成小块,放入食物粉碎机中,打碎搅拌成牛肉泥,要求越细腻越好,根据患者的吞咽水平,粉碎牛肉时,可以放一点点米饭,增加牛肉的黏稠性。经过再加工制作的牛肉就可以给这些吞咽障碍患者直接食用了。对吞咽障碍的食物细腻程度和黏稠度要求更为精确的患者,就可以用加入增稠剂的方式,可以先在打碎牛肉时加入一点点水,然后加入约3%的增稠剂,继续搅拌,观察牛肉搅拌至细腻黏稠,就可以食用了。馒头、米饭都可以放入粉碎机搅拌打碎,只是所需要的细腻和黏稠程度都要因人而异制作。无论哪种食物制作成需要的黏稠度,在调制过程中,都不要急于求成,加水和增稠剂都要从少量开始,软食制作好后可以稍稍加热后给患者食用。在每次制作出新的性状的食物时,给患者食用时要先观察进食时吞咽的具体情况,做出反馈,以便制作时做出调整。

三、吞咽障碍的不同时期对食物的要求

吞咽障碍患者出现吞咽障碍后,发病初期、恢复过程中所处的不同时期,临床表现不同,所选择的食物有所不同。这时,食物性状的选择要以患者易于吞咽而又不容易引起误吸造成呼吸道感染为标准。进食前期的评估自然是不能省略的步骤,必要时做吞咽造影等多种吞咽功能检查,也包括治疗师直接对患者吞咽动作的细节做细微的观察和分析。

1. 吞咽障碍各分期、异常表现、治疗及进食方案   见表 11-3。

表 11-3   吞咽障碍的各期、异常表现、食物性状的选择

吞咽障碍分期	吞咽障碍各期的异常症状	适合各期症状的推荐食物
口腔前期和准备期	口腔、舌功能异常 舌向后回缩力量不足	最初进食食用浓流质饮食,待吞咽功能提高至比较好时,改为用稀流质食物 适合稀流质食物
咽期	咽后壁收缩力量降低、喉部上抬不够充分 喉入口闭合不足或者全部呼吸道关闭不足 咽期吞咽动作存在延迟启动	稀流质食物 食用浓稠食物 因人而异确定,较浓的汤或者浓稠食物
食管期	环咽肌功能紊乱或者咽肌开放不足	适合进食稀流质食物

2. 注意事项

(1) 由于有时各期的障碍同时存在,在选择进食策略时,需要综合考虑具体症状而确定最终的进食策略。

(2) 黏稠的食物虽然经常使用,但是因患者的障碍各期症状不同,食物的黏稠度差异也有很大的不同,所以要根据患者的症状来确定实际需要的食物性状。

吞咽障碍各期患者由于对食物有上述的特殊要求,在临床上根据患者的不同时期和阶段能够选择出最适合的食物本身也是对治疗师提出的技术挑战。根据吞咽障碍知识的普及,人们不断了解到吞咽障碍患者需要黏稠的食物,但是黏稠度有很大的区别,进食的风险也不同。例如属于黏稠区间的食物,黏稠度略稀虽然不容易残留,但是误吸的风险高;反之黏稠度高虽然相对不容易马上误吸,但是首先容易残留,最终也有误吸的风险。所以在选择合适的食物过程中要注意观察患者。吞咽障碍患者的食物选择的原则是密度均匀、黏稠性适当、有一定的软硬度、质地滑爽、容易变形,依据这些条件严格筛选出了食物再给予患者食用,就容易发挥出甚至提高咽部和食管的功能水平,可以最大限度地降低误吸的风险。但是吞咽障碍患者能否进食,一口量、一餐及一日经口进食的量的多少,还需要治疗师在临床上仔细甄别,做出判断。吞咽障碍患者对哪些食物有特殊喜好,也对进食有影响,临床上加以注意;调整改善进食姿势,训练中多种手法的运用,做好食物性状的调配和对应症状的处理,就能够保障吞咽障碍患者在其功能水平基础上安全进食所能够食用的最大量了。

第三节 临床应用评价及研究进展

在实施吞咽障碍治疗的过程中,要重视合理供给营养的重要性。患者营养状况对吞咽功能康复有重要的影响,特别是那些与鼻饲和经口进食有关的心理原因、自尊以及和生活质量相关的因素。吞咽障碍治疗建立吞咽治疗小组是确保吞咽过程安全的措施之一,更重要的是,不管吞咽障碍采取何种治疗手段,以怎样的途径供给营养,患者都要摄取到充足而且合理的营养,包括每日总热量,热量的成分以及吞咽障碍患者较为能够接受的进食方式;无论经口或者鼻饲等非经口途径进食,如果患者不能摄取充足而合理的营养和水分,将会导致患者营养不良和脱水的发生。所以,在吞咽障碍恢复过程中,首先要重视预防营养不良和脱水等并发症,要根据平衡膳食原则制作出患者最需要的营养充足、合理的膳食,并以安全的方式让患者摄取。

一、临床应用评价

1. 建立吞咽营养小组 治疗开始立即为每位吞咽障碍患者建立吞咽营养小组。吞咽营养小组主要成员包括医生、言语治疗师、护士、营养师、家属、照护人员、作业治疗师、物理治疗师等。小组成员之间要保持密切联系,及时沟通,做到及时发现摄食过程中的重大问题,并及时解决。例如发热,需要及时处理并调整进食细节,甚至先停止经口进食,待症状改善、吞咽功能水平提高再继续观察考虑是否适合经口进食。此时,小组成员之间及时沟通了解患者的症状、治疗进展就尤为重要,见图 11-4。

2. 做详细吞咽功能评价和营养筛查 将具有吞咽、营养风险的高危人群识别出来,并评估患者的营养状况及吞咽功能水平,制订相应的吞咽治疗、进食方式、补充营养等计划。

3. 重视平衡膳食合理营养的重要性 在吞咽障碍的治疗中,除了吞咽安全以外,也要高度重视平衡膳食所提供的合理营养在患者康复过程中的重要性。要做到营养合理,必须

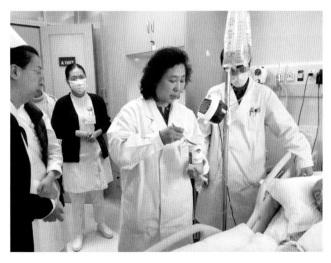

图 11-4 吞咽营养小组成员在患者床旁,充分交流患者吞咽功能实际水平,并指导家属如何帮助患者进食、水

包括热量的多少、热量的成分以及患者能够接受的摄入食物和水的方法；不管通过经口还是非经口途径进食，如未获得平衡膳食所提供的合理的营养，都将会导致患者营养不良。这也是在吞咽障碍恢复过程中，除感染以外较常见的一个主要并发症，应采取合理的营养供给方式，并对食物进行适当组合和调制，给予患者最符合营养学的平衡膳食。

4. 预防脱水　人体水的来源主要是饮用水及各类饮料、固体食物中的水分和代谢水三个方面；吞咽障碍患者不能正常经口饮水，水的摄入明显不足，也非常容易被忽视。通常缺水可分为低渗性（钠减少）、高渗性（水减少）、等渗性（又称混合性）3 类。无论是高渗性、低渗性和等渗性缺水都导致口干、唾液减少、脑功能下降，都将加重吞咽困难。对于脑梗死而言，缺水可使血浆黏度及血细胞比容增高，使梗死面积扩大。因此，应及时纠正水电解质平衡紊乱，预防脱水发生。

5. 预防蛋白质营养不良　蛋白质营养不良多见于严重疾病早期，因吞咽障碍导致不能充分摄取足够的蛋白质营养也是原因之一。因疾病的原因分解代谢明显增加而营养又摄入不足；由于较长时间的蛋白质-热能摄入不足而逐渐消耗机体肌肉组织与脂肪。症状是易使肌肉疲劳，吞咽肌肉的神经肌肉功能改变，并导致吞咽困难的严重程度增加。一旦出现营养不良，其他并发症例如应激反应、呼吸道和泌尿道感染、压疮等亦随之出现，将进一步增大吞咽障碍的风险。如不及时纠正，骨骼肌蛋白质与内脏蛋白质均有明显下降，内源性脂肪与蛋白质储备空虚，并伴有多种器官功能受损，是一种非常严重，甚至危及生命的营养不良。所以要及时预防蛋白质营养不良。

6. 鼻胃管久置并发症　是机械性局部损伤的并发症，鼻胃管放置位置不当造成感染，如吸入性肺炎、鼻窦炎、反流、窒息，另外，鼻胃管脱出、阻塞、拔管困难等也时有发生；胃肠道反应的并发症，如恶心、呕吐、腹泻、腹胀、便秘；代谢性并发症，如高血糖症、电解质紊乱、低血糖症、高渗昏迷、高碳酸血症、药物吸收代谢异常（苯妥英钠）、再进食综合征等也都要注意预防。

二、临床研究进展

《欧洲吞咽障碍学会-欧盟老年医学会白皮书》相关研究系统地搜索 PubMed 和 Embase 数据库中截止 2015 年 7 月发表的、研究成人患者或健康受试者吞咽相关的英文文章，最终纳入 33 篇，其结论是增加食团黏稠度可增加吞咽安全性，降低气道吸入风险。其中有一个关于不同黏稠度的流质与喉部渗透的发生率的研究显示，在 VFSS 或 FEES 检测下，随着黏稠度增加，喉部渗透率下降，布丁稠度（匙稠度）的效果最好。另外，在吞咽整个过程中食物的黏稠度不同对咽部推动力及食管上括约肌也会有影响。在兰月等人研究里，分别给予 24 个健康志愿者三种不同黏稠度（水、浓流质、糊状）的食团，用高分辨率固态测压系统测量吞咽过程中的咽部及 UES 压力与收缩/松弛持续时间。结果显示吞咽 3ml 食团时，随食物黏稠度的增加，UES 的松弛残余压进一步降低，UES 松弛持续时间不断延长，咽部峰值压不断升高，咽部收缩持续时间也逐渐延长。吞 10ml 食团时，UES 的松弛残余压、松弛持续时间与吞咽 3ml 食团时类似，但咽部峰值压及收缩持续时间变化不大。简而言之，在食物量一定的情况下，随着食物黏稠度的增加，UES 的松弛时间延长及残余压下降。在李冰洁的研究中，健康老年人吞咽三种不同黏稠度食团时，舌骨向上运动幅度有显著性差异，但对舌骨向前运动并没有显著差异。治疗师应该根据患者的实际情况，选择合适的食物进行训练或日常进食。

（敖纯利　谢纯青）

参 考 文 献

［1］杨月欣,王光亚,潘兴昌.中国食物成分表(第1册)［M］.2版.北京:北京大学医学出版社,2009.

［2］兰月,窦祖林,于帆,等.高分辨率固态测压系统检查不同黏稠度的食团对咽部推动力及食管上括约肌(UES)松弛功能的影响［J］.中国康复医学杂志,2013,28(9):794-798.

［3］李冰洁,张通,王宝华.健康老年人舌骨的运动学研究［J］.中国康复理论与实践,2004,10(12):774-775.

［4］Newman R,Vilardell N,Clavé P,et al. Effect of Bolus Viscosity on the Safety and Efficacy of Swallowing and the Kinematics of the Swallow Response in Patients with Oropharyngeal Dysphagia:White Paper by the European Society for Swallowing Disorders(ESSD)［J］. Dysphagia,2016,31(2):232-249.

［5］中国营养学会.中国居民膳食指南(2016)［M］.北京:人民卫生出版社,2016.

［6］窦祖林.吞咽障碍评估与治疗［M］.北京:人民卫生出版社,2009.

［7］窦祖林.吞咽障碍评估与治疗［M］.2版.北京:人民卫生出版社,2017.

［8］大西幸子,孙启良.摄食·吞咽障碍康复实用技术［M］.2版.北京:中国医药科技出版社,2000.

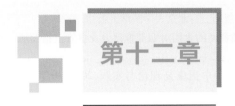

第十二章

外周性电刺激技术

第一节　吞咽电刺激基础

吞咽受三方面的神经调控：外周神经、脑干吞咽中枢、脑干以上水平的皮质及皮质下中枢。根据电刺激部位，可将电刺激分为外周性电刺激和中枢性电刺激。

外周性电刺激是将电流作用于外周靶组织，通过增强神经肌肉兴奋性、激活相关感觉通路或两者结合的机制来改善吞咽功能（招少枫，2013）。临床上可刺激三叉神经、面神经、舌咽神经、迷走神经及其所支配的肌肉，以改善吞咽相关肌群的感觉和力量。这是临床上最早也是最常用于吞咽障碍治疗的电刺激方法。本章主要介绍外周性电刺激。

中枢性电刺激，即非侵袭性脑电刺激技术，通过对脑干吞咽中枢和皮质、皮质下中枢进行的电刺激。经颅磁刺激和经颅直流电刺激是目前国内外中枢性电刺激的研究热点，介绍详见第十三章。

一、吞咽电刺激分类

对电刺激进行分类，其目的是阐述电刺激在吞咽中的不同作用，现介绍几种常见的分类方法：

（一）根据电流频率分类

这是最为常见的分类方法，根据电流频率，可分为低频电刺激、中频电刺激和高频电刺激。一般地，低频电刺激是临床上广泛用于治疗吞咽障碍的技术，而作为高频电刺激的经颅磁刺激，近年来越来越多学者应用于吞咽障碍的研究中。

1. 低频电刺激（low frequency electrical stimulation）　是频率小于 1 000Hz 的电刺激。肌肉在 1 000Hz 以下的低频范围具有周期同步原则，即每一个低频脉冲均能使运动神经和肌肉发生一次兴奋，对感觉神经和运动神经都有强的刺激作用，具有兴奋神经肌肉组织的功能，也有镇痛和促进局部血液循环的作用。此外，低频电刺激无明显热作用，电解作用弱或不明显（燕铁斌，2013）。常见的低频电刺激有以下几种类型：

（1）神经肌肉电刺激疗法（neuromuscular electrical stimulation，NMES）：是应用低频脉冲

电刺激骨骼肌或平滑肌以恢复其运动功能的方法,在吞咽障碍治疗的临床应用非常广泛,临床上又分为功能性电刺激疗法和经皮神经电刺激疗法。

1) 功能性电刺激疗法(functional electrical stimulation,FES):指有输入-输出的程序控制、多导、产生特定功能的电刺激,即利用一定强度的低频脉冲电流,通过预先设定的刺激程序来刺激肌肉,诱发肌肉运动或模拟正常的自主运动,以达到改善或恢复被刺激肌群功能的目的。临床上,具备功能性电刺激的治疗仪,是通过探测电极检测肌肉收缩的肌电信号,从而输出电流触发靶肌肉收缩。有别于肢体的大运动肌群,由于吞咽肌群属于小肌群,颈前区是众多吞咽肌群密集的区域,现广泛应用的体表电极无法准确地按照正常吞咽时序性进行电刺激,而植入式电极仍在探讨阶段,因此目前暂没有真正用于吞咽障碍的功能性电刺激。

2) 经皮神经电刺激疗法(transcutaneous electrical nerve stimulation,TENS):是将电极放在皮肤表面,通过低频脉冲直流电(一般在 200Hz 以下),刺激神经纤维,达到治疗目的。主要用于疼痛治疗,可用于吞咽时疼痛的治疗。

(2) 电肌肉刺激疗法(electrical muscle stimulation,EMS):直接激活去神经支配的肌肉纤维的电刺激;主要治疗目标是延缓肌肉萎缩,改善局部血流,可用于吞咽障碍的一般治疗。

(3) 感应电疗法(faradization):是应用感应电流作用于人体治疗疾病的方法,这是最古老的低频电疗法。具有兴奋正常神经和肌肉的作用,可用于因肌力不足造成的吞咽障碍,对于肌肉纤维化的改善有一定效果。

2. 中频电刺激(medium frequency electrotherapy,MFE) 是频率介于 1 000~100 000Hz(1~100kHz)之间的电刺激。当脉冲频率大于 1 000Hz 时,运动神经和肌肉的兴奋不符合周期同步原则,即运动神经和肌肉不能在接受一个脉冲刺激后产生同步的兴奋,而是根据中频电流的刺激频率而产生相应效应。中频电流对运动、感觉神经的刺激作用不及低频电明显,但对自主神经、内脏功能的调节作用优于低频电,能大剂量刺激肌肉收缩而不引起疼痛。

低频调制的中频电疗克服了低频电作用表浅、对皮肤刺激大等缺点,部分学者认为,低频调制的中频电流更符合吞咽频率,产生类似门德尔松吞咽法的舌骨持续上抬动作,有充分收缩和完全放松的时间,减少无效吞咽,对刺激舌外肌更为适合。

3. 高频电疗法(high frequency electrotherapy) 是应用频率为 100kHz~300GHz,波长为 3 000m~1mm 的高频电流或其所形成的电场、磁场或电磁场治疗疾病的方法。常见用于吞咽障碍的高频电疗法是经颅磁刺激(transcranial magnetic stimulation,TMS),目前对治疗吞咽障碍可行、有效,但参数尚无统一标准,详见第十三章介绍。

(二)根据患者参与程度分类

1. 被动电刺激 即电刺激的脉冲按照预先设定的通断比进行输出,患者不需要主动配合的电刺激,常见的电刺激类型包括神经肌肉电刺激、电肌肉刺激疗法、感应电刺激等。

2. 助力电刺激 设置探测电极,当探测电极检测到一定阈值的肌电信号,即可诱发电流的产生,刺激靶肌群收缩,其设计理念源自于功能性电刺激,但由于吞咽肌群的独特性,目前国内功能性电刺激主要以助力电刺激的形式出现。

3. 主动电刺激 主要指肌电生物反馈疗法,它借助肌电接收设备,通过记录肌肉收缩时的微弱电信号,转化为视觉和/或听觉反馈,指导患者学会正确控制靶肌群运动的技术,近年来该技术在吞咽治疗中逐渐展现了广阔的应用前景,详见第十三章。

(三)根据输出通道数量分类

1. 单通道电刺激 此处所说的单通道是指刺激区域为一个电极(主电极)所覆盖,另一电极作为辅助电极置于颈后,不产生治疗作用,通常为一大一小的衬垫电极。

2. 两通道电刺激　这是最常用的输出方法,两个电极等大,一般用于同时刺激对称的两个肌肉或肌群,如下颌舌骨肌、口轮匝肌、咬肌等。

3. 多通道电刺激　对于脑损伤后肢体瘫痪的低频电刺激治疗,采用多通道或结合机器人等其他辅助形式,以改善肢体功能,这是近年来国际上的研究热点和未来低频电刺激的发展方向之一(燕铁斌,2011)。部分学者将多通道电刺激应用在吞咽障碍治疗中。吞咽肌群是以Ⅱ型肌纤维为主的小肌群,多通道从体表对舌骨上肌群或舌骨下肌群进行电刺激,引起肌群强直收缩,对增强肌肉力量、改善肌肉纤维化和关节活动度,有一定的临床效果。

(四)根据电极形式分类

1. 衬垫式电刺激　衬垫电极是电刺激中较早使用的电极形式,该方法使用安全,患者舒适度高,能刺激唾液腺分泌唾液,能增强吞咽感觉输入,但对肌肉力量训练不及下述电极形式。

2. 粘贴电极式电刺激　吞咽障碍的粘贴电极一般是直径为 1.9cm 的小圆电极,由于其使用方便快捷,便于携带,能通用于多种不同品牌的治疗仪,因此在临床应用上最广泛。采用粘贴电极能起到训练肌肉力量的作用,但只能局限于口腔外和咽腔外的体表应用,对特定小肌群或深部肌肉的刺激针对性欠佳。

3. 手持式电刺激　是近年来开展的技术,周惠嫦等自创的手持式电棒,能进入口腔内直接刺激舌肌、软腭、咽后壁等常规电极无法到达之处,手持式电极棒头直径少于 1cm,可灵活在口腔内外移动,对靶肌群刺激针对性强,对于改善肌肉力量和缓解纤维化有较好的临床效果。但由于治疗时需要治疗师手持电极一对一治疗,因此相对其他形式的电极更为耗费人力,患者舒适度较低。

4. 咽腔内电刺激(pharyngeal electrical stimulation,PES)　采用管腔内的电极直接刺激咽喉部吞咽相关的黏膜和肌肉,可通过感觉和运动调节大脑的可塑性,改善吞咽功能。这是一种相对较新的技术,目前处于国外研究和临床试验阶段。

5. 植入式电刺激　采用钩线电极,直接放置在靠近靶肌肉的神经末梢周围,激活指定肌肉,产生辅助吞咽的作用。该方法避免了表面电刺激的非特异性,且植入电极由于不通过皮肤,不用考虑皮肤阻抗,也不会激活浅表的痛觉感受器。但价格昂贵,为有创治疗,在国外应用为主,主要用于语言的康复和气道的保护,对舌骨上肌群的植入刺激还处于试验阶段。

(五)根据电流形式分类

在电学中,电流分为直流电和交流电,但临床上,通常将连续性直流电及交流电进行调节或整流,转换为较适用于人体生理作用的电流形式。

1. 直流电(direct current,DC)　是指电荷的流动为一连续性及固定单一方向性,临床上只要电流方向固定维持 1s 以上,即可定义为直流电。临床应用以离子导入疗法为主。

2. 交流电(alternating current,AC)　是指一连续性电流在单位时间内会改变其电流方向,而每秒至少有一次的转变。主要是为器械提供动力,基本不用于临床实践。

3. 间歇电流(pulsed current)　凡是单向直流电或双向交流电,有周期性的中断其电流,即定义为间歇电流。间歇电流因有电流中断,让肌肉有短暂休息,刺激人体较为舒适,吞咽电刺激基本以这种形式进行。

二、生物力学基础

生物力学是研究生物体中的力学问题,运用力学的概念和规律、理论和方法来探索生命现象(程方荣,2010)。认识吞咽障碍的生物力学变化及神经反射环路是采用电刺激治疗吞咽障碍的理论基础。以下根据研究对象分类,对吞咽障碍电刺激的生物力学进行介绍。

(一)生物固体力学

重点研究人体运动系统的力学规律和构成人体运动系统的生物材料(骨、软骨、肌肉及软组织等)的力学性能及其变化在临床诊断与治疗中的具体应用。

在吞咽中,吞咽肌群和舌-喉复合体是重要的生物固体成分。

1. 电刺激肌肉的生物力学

(1)正常的肌肉收缩

1)神经元募集:正常生理动作电位,是先募集直径较小的神经元,再募集大直径神经元。

2)肌纤维募集:正常的肌纤维分成Ⅰ型和Ⅱ型。肌肉正常生理收缩,是先募集Ⅰ型肌纤维,再募集Ⅱ型肌纤维,以下是两种肌纤维的特性,见表12-1。

表12-1　Ⅰ型和Ⅱ型肌纤维的特性

别　　称	Ⅰ型	Ⅱ型
	红肌纤维、慢缩肌纤维或慢氧化纤维	白肌纤维、快缩肌纤维或快酵解纤维
收缩速度	慢	快
耐力	高	低
疲劳	慢	快
力量	小	大
体积	小	大,是Ⅰ型的2倍
功能	静态,姿势性的	动态,爆发性的
举例	张力性肌群:下颌闭合肌肉、腭帆提肌、咽下缩肌深层、环咽肌等	动态运动肌群,如舌内肌、舌骨上下肌群、咽中缩肌等
募集顺序	先	后
锻炼方式	常规训练,如神经肌肉功能受损后早期康复所进行的低强度训练	动态训练,此训练常被忽视
萎缩速度	慢	快,肌腹横截面积减小,每天损失多达10%

引自:窦祖林.吞咽障碍评估与治疗[M].2版.北京:人民卫生出版社,2017:74

3)触发模式:正常收缩触发模式是指正常收缩过程中同一肌肉内的肌纤维彼此交替收缩,称为"非同步"收缩模式。这是由于肌纤维间互相重叠所致,其作用允许肌张力渐进性变化,防止肌肉疲劳。当需求超出肌肉能力范围时,则开始同步募集更多运动单位,结果出现肌肉痉挛,肌肉随后快速疲劳。

4)吞咽肌群失用性肌萎缩:由于中枢性损伤直接导致或者周围性损伤间接引起的失用性肌萎缩,最先受累的是Ⅱ型肌纤维,Ⅱ型肌纤维占吞咽肌肉的总体比例相对较高,因此以Ⅱ型纤维为主的肌群倾向于肌力减退,以肌腹处变化最为明显;而Ⅰ型纤维占优势的张力肌倾向于紧张和缩短。临床上,常规吞咽训练主要是加强Ⅰ型而非Ⅱ型肌纤维,只有用力收缩时,Ⅱ型肌纤维才会被募集,因此针对Ⅱ型纤维的电刺激应运而生。

（2）电刺激所引起的肌肉收缩

1）肌纤维募集:通常情况下,电刺激的是神经纤维而非肌肉,这是因为神经组织的刺激阈值远远低于肌肉纤维的刺激阈值。电刺激所引起的动作电位与生理的动作兴奋过程相似,但电刺激的肌肉募集模式与正常肌肉是相反的,即Ⅱ型纤维先收缩,Ⅰ型纤维仅在脉宽和强度超过一定阈值时才收缩。出现该现象的原因是支配Ⅱ型肌纤维的运动神经元大于支配Ⅰ型纤维的神经元,去极化阈值低;因此对所接触的电流反应更快。

2）电刺激收缩触发模式:电流刺激时,所有在电流通路上的肌纤维均会收缩,称为"同步"收缩模式。此时,肌纤维不能放松,运动强度比正常收缩的强度大,以强化肌力作为治疗目标。

3）吞咽肌群的锻炼:根据肌肉的"用进废退"原则,使用电刺激强化Ⅱ型肌纤维的募集,同时利用主动训练(如吞咽动作)来整合整个肌肉的运动,即电刺激联合主动运动,使电刺激与运动训练协调运作,以获得最佳的治疗效果。生理性肌肉收缩和电刺激肌肉收缩的区别见表12-2。

表 12-2　生理性肌肉收缩和电刺激肌肉收缩的区别

	生理性肌肉收缩	电刺激肌肉收缩
触发模式	非同步收缩:肌肉肌纤维不同时收缩,而是彼此交替 张力细微分级:肌肉能够随意调整,并自动随环境变化	同步收缩:电流路径内的所有肌纤维同时收缩 张力仅随电流强度变化而变化,不能自动调整
增加肌肉收缩力量的原理	增加释放率 增加激活的动作单位数目	增加波幅,使得更深层的动作单位也去极化 增加频率,使得同样的动作单位更快去极化 增加脉冲持续时间,使得更小的动作单位也去极化
募集	小运动单位首先去极化;这些运动单位受小直径神经纤维支配(Ⅰ型-张力姿势性纤维)	大运动单位首先去极化;这些运动单位受大直径神经纤维支配(Ⅱ型爆发的动态纤维)

引自:窦祖林.吞咽障碍评估与治疗[M].2版.北京:人民卫生出版社,2017:257-258

2. 电刺激舌-喉复合体的生物力学

（1）舌-喉复合体运动:吞咽启动前舌骨及喉的位置是有效吞咽必不可少的生物力学事件。舌骨上提是参与咽期吞咽肌肉活动时序性的开始,是启动喉保护机制的前提。舌-喉复合体运动首先是下颌舌骨肌收缩,然后依次为二腹肌、翼状肌、颏舌肌、颏舌骨肌、茎突舌骨肌、茎突舌肌、后舌肌、咽上缩肌、腭舌肌和腭咽肌收缩。颏舌骨肌、下颌舌骨肌、二腹肌前腹等舌骨上肌群收缩时牵拉舌骨向上、腭向下运动,即喉上抬运动;甲状舌骨肌及覆盖其上的胸骨舌骨肌、胸骨甲状肌、肩胛舌骨肌等舌骨下肌群收缩时使舌-喉复合体向胸骨方向运动,即喉下降运动。

（2）电刺激的对舌-喉复合体的作用

1）单侧与双侧刺激:对于正常人,刺激单侧吞咽肌(即单侧甲状舌骨肌、下颌舌骨肌、颏舌骨肌)可使喉上抬幅度提升30%、吞咽速度增快50%;而刺激双侧吞咽肌可使喉上抬幅度提升 50%、吞咽速度增快 80%,提示 NMES 刺激单侧或双侧吞咽肌均有助于改善喉上抬幅度或延迟,尤其以刺激双侧吞咽肌时的改善作用较显著。

2）舌骨上下区刺激:电刺激舌骨上区时,不会引起舌-喉复合体下降;刺激舌骨下区或舌骨上、下区时,在休息状态及吞咽 5ml 液体时舌-喉复合体均出现下降;这些刺激引起或不引起喉下降,均可改善吞咽功能。该结果是否能用生物力学的反向动作最佳起始力原理(即做出某个动作之前,为了提高动作的完成效果,往往会先做一个跟目标动作方向相反的动作)解释,还有待探讨。

（二）生物流体力学

影响吞咽的流体力学主要是润滑系统和呼吸力学系统。

1. 电刺激对吞咽通路润滑系统的作用 吞咽通路润滑系统的功能障碍主要有:①唾液分泌量少;②黏膜的湿润及光滑度降低。与骨骼等刚体不同,吞咽时,食团与口、咽、食管等解剖结构相互接触和摩擦,这些结构表面覆盖的黏膜可因接触压力而发生形变,有利于食团的顺畅转运。唾液,一方面润滑食物,增大运送的流畅性,另一方面保护黏膜免受损伤,避免吞咽出现疼痛。如润滑系统障碍,吞咽将变得困难和疼痛。电刺激作用于腮腺、下颌下腺等腺体,有利于直接刺激腺体或间接通过肌肉收缩刺激腺体分泌唾液。

2. 电刺激对吞咽通路呼吸系统的作用

（1）呼吸与误吸:人体吞咽及呼吸功能均与延髓中枢具有密切联系,吞咽动作一般在吸气终末相或呼气初期相完成,吞咽动作瞬间呼吸停止,待吞咽动作完成后转为呼气相。

呼吸系统障碍导致的误吸原因有:①防御能力不足:因肌力和协调性的问题影响呼吸功能,导致进食过程中呼吸急速,咀嚼时用口呼吸或吞咽瞬间呼吸,或任何能使声门括约肌不能及时和恰当关闭的情况;②由于胸廓过度紧张或呼吸肌肌力低下、咳嗽能力减弱,无法通过咳嗽排出误吸物。

（2）电刺激与呼吸功能:临床上应用低频电刺激膈肌以改善腹式呼吸功能,应用低、中频刺激颈部肌肉缓解颈肌过度紧张,应用低频电刺激唇颊部肌肉,结合缩唇呼吸,有助于增大肺内压力及肺换气量,这些方法均有利于缓解呼吸肌疲劳和过度换气的情况。另外,咳嗽反射对于误吸异物的清除有重要作用,手持式感应电刺激天突穴位,具有增强咳嗽反射的作用。

（三）细胞-分子生物力学

1. 电刺激与生物学效应 直接对神经肌肉进行电刺激可引起肌肉节律性收缩,改善血液循环,促进静脉与淋巴回流,促进神经细胞兴奋和传导功能的恢复。肌肉有节律的收缩,可使肌纤维增粗、肌肉的体积和重量增加、肌肉内毛细血管变丰富、琥珀酸脱氢酶(SDH)和三磷酸腺苷酶(ATPase)等有氧代谢酶增多,有利于增强肌力、延缓肌萎缩等。

2. 电刺激与神经递质 当电流通过神经进入肌腹,即在神经肌肉接头或运动终板处使外周运动神经去极化,产生动作电位,并沿着轴突进行传导,传导至肌纤维时,通过兴奋收缩偶联,发生肌肉收缩。当用电触发肌肉收缩时,神经或神经的运动终板直接受到刺激,导致神经递质传递,依次触发肌肉收缩。若肌纤维直接受到电流刺激,也可触发肌肉收缩,但该方法明显需要更强电流和更宽的脉冲宽度。

三、参数与吞咽的关系

电刺激的基本参数包括强度、频率、波型、波宽、刺激时间及间隔时间等,不同参数电刺激所产生的疗效存在较大差异,因此临床治疗时电刺激参数选择极为重要,但目前国内外治疗吞咽障碍的电刺激参数尚未统一。

（一）电刺激强度

电刺激强度(intensity)是患者可忍受的最大强度(maximum tolerated contraction,MTC)。一般来说,在选择合适参数和引导患者接受电刺激强度,肌肉收缩能达到60%以上的最大等长收缩强度(maximum voluntary isometric contraction,MVIC),即达到60%以上的最大肌力。因此进行吞咽电刺激时,不能单凭仪器的数字大小确定治疗强度,应综合患者耐受的最大强度和观察靶肌群的收缩情况而定。对于认知障碍或意识障碍的患者,可采用渐进原则,初次采用低强度,逐次增加,最大强度不应超过同年龄组同仪器的平均值,治疗后需检查皮肤完好情况。

（二）频率

频率(frequency),又称波频(pulse rate),是每秒内脉冲出现的次数,单位为赫兹(Hz)。频率与肌肉收缩质量和肌肉疲劳性有关。为达到最大的电刺激肌肉收缩,强直收缩是必要的。频率大于20Hz,肌肉发生不完全性强直收缩,当频率上升到50~60Hz以上时,肌肉即发生完全的强直性收缩。由于强直收缩的力量可以达到单收缩的4倍,故可以达到增强肌力的目的。但频率的增加会加速肌肉疲劳,因此选择电刺激频率时,需结合肌肉大小和病情,衡量肌力训练和肌肉疲劳之间的关系。临床上吞咽治疗仪常用频率为30~80Hz。

（三）波形

波形(waveform)是电流强度随时间变化而形成的图形。波形对肌力增加没有影响,但影响患者的感觉和舒适度。一般建议上运动神经元损伤的肌肉用方波,其中又分为不对称双相方波和对称双相方波,前者有阴阳极之分,一般用阴极作主极,用于小肌肉、肌束的刺激。后者没有极性,用于大肌肉和肌群的刺激。失神经支配肌肉的NMES一般用指数波、三角波。

（四）波宽

波宽(pulse duration),也叫脉冲宽度、波长,是每个脉冲出现的时间,包括上升时间、下降时间等,单位为ms或s。波宽对引起有效肌肉收缩和患者舒适度有重要意义。波宽太短,无法引起有效的收缩,波宽太长,较小的电流强度即可引起神经电位变化,但皮肤阻抗增加,易引起疼痛。神经组织和肌肉组织所需的最小波宽不一样,神经组织为0.03ms(有人认为0.01ms),而肌肉组织兴奋必须有更长的脉冲宽度和更大的电流强度。对于正常神经支配的肌肉(包括上运动神经元麻痹的肌肉),0.3ms的波宽更舒适,不易引起疼痛。对周围神经损伤后的肌肉,波宽在一般在10~500ms。吞咽治疗仪多以神经肌肉电刺激为主,常用的波宽是600~800ms,可刺激正常肌肉,预防和治疗失用性肌萎缩,也可刺激失神经支配的肌肉。感应电刺激有效波宽0.1~1ms,对预防失用性肌萎缩效果较好。由于其时值较长,甚至高达正常值(1ms)的50~200倍,故感应电流对完全失神经支配的肌肉无明显刺激作用,对部分失神经支配的肌肉作用减弱。

（五）通断比

通断比(ratio),也称收缩/休息时间比(on/off ratio),是指脉冲电流的持续时间与脉冲间歇时间的比例,对肌肉疲劳性和治疗时间长短有重要意义。休息时间延长,较不易导致肌肉疲劳,但要达到同样肌肉收缩次数和运动量要花较多治疗时间。收缩时间与休息时间在1:3以上较不易引起肌肉疲劳,临床上多选择1:1~1:15之间,病情越严重,所需的比例就越低。中枢神经障碍患者常以1∶5开始,骨科患者以1∶3开始,部分吞咽治疗仪设有固定通断比,也有可调设置,以1∶3或1∶5最为常见,根据患者肌肉是否疲劳和结合治疗时间长短,可适当更改。

(六)波升和波降时间

波升时间(ramp up time)是达到最大电流所需的时间,波降时间(ramp up time)是从最大电流回落到断电时所需的时间。波升和波降时间有利于增加电刺激的舒适度。波升能避免电流瞬间增大而引起患者恐慌,同时缓解肌肉收缩动作不平顺或导致对侧痉挛肌肉受牵张而收缩。波降是避免电流突然降到零点,造成肌肉突然放松。波升、波降时间通常取1~2s,如存在肌肉痉挛等,可适当延长。

第二节 临床应用范畴

一、适应证

神经肌肉电刺激和感应电刺激能改善吞咽功能障碍,根据电刺激的参数,对以下情况导致的吞咽障碍有不同程度的临床效果。

1. 上运动神经元损伤 包括脑血管意外、脑外伤、脑肿瘤、脑膜炎、脑性瘫痪、多发性硬化(进展性)、帕金森病、原发性侧索硬化(进行性)。

2. 下运动神经元损伤 延髓病变、进行性脊肌萎缩、进行性延髓麻痹、放射性脑神经损伤、神经损伤(如喉返神经麻痹、喉上神经麻痹、舌咽神经麻痹、迷走神经麻痹等)。

3. 上下运动神经元损伤 肌萎缩侧索硬化(进行性)。

4. 遗传性疾病 亨廷顿病(进行性),唐氏综合征、罗班序列征等。

5. 自身免疫疾病 皮肌炎、吉兰-巴雷综合征。

6. 器质性病变 舌、喉、软腭等癌症、术后或缺失,气管切开术后。

7. 其他 年龄老化、阿尔茨海默病。

二、禁忌证

由于技术的进步,吞咽障碍治疗仪的参数可调而且多样,加上早期康复理念的推广,很多重症、早期的疾患在过去被视为绝对禁忌证,而如今在合理的参数和剂量控制下,吞咽康复也能逐步介入。

1. 绝对禁忌证

(1)活动性出血、出血倾向、急性化脓性炎症、痉挛性麻痹、局部皮肤破损或感染。

(2)严重的精神病患者、极度不配合的患者。

(3)严重心脏病、严重高血压及严重的心、肝、肺、肾衰竭的患者。

(4)恶病质、活动性肺结核及癌肿患者。

(5)对颈动脉窦刺激。

(6)电流过敏。

2. 相对禁忌证

(1)由于使用鼻胃管而严重反流的患者,应慎用。

(2)带有心脏起搏器、其他植入电极的患者慎用,包括埋藏式复率除颤器。

（3）妊娠、癫痫发作者慎用。

第三节　技术内容及操作

一、神经肌肉电刺激疗法

神经肌肉电刺激疗法（NMES）是指任何利用低频脉冲电流，刺激神经或肌肉，引起肌肉收缩，提高肌肉功能，或治疗神经肌肉疾患的一种治疗方法（燕铁斌，2006）。其原理是通过刺激完整的外周运动神经来激活肌肉的电刺激。主要治疗目标是强化无力肌肉，帮助恢复运动控制（窦祖林，2009）。

（一）治疗原理

1. 增加外周感觉输入，尤其是通过强化本体感觉输入，诱发及促通患者的运动功能恢复。

2. 提高肌力及肌张力，刺激局部神经及肌肉，产生肌肉收缩，提高吞咽肌的肌力和肌张力。

（二）临床作用

1. 治疗作用　①治疗失用性肌肉萎缩；②刺激相关神经；③肌肉运动再学习和易化作用；④减轻肌肉痉挛；⑤促进失神经支配肌肉的恢复；⑥增进患者的感觉反馈和时序性。

2. 替代或恢复功能　产生即时效应直接恢复功能，替代矫形器或代偿肢体和器官已丧失的功能。

（三）电刺激的操作——粘贴电极示例

1. 操作步骤及要点

（1）沟通解释

1）进行电刺激治疗的目的：增加感觉输入和增强吞咽肌肉的力量，还应简单通俗地介绍因吞咽肌群力量变弱所致的功能障碍以及电刺激的改善作用。

2）预期疗效：影响因素包括功能障碍的特点（失用性肌萎缩还是失神经支配的肌萎缩）、患者基础疾病情况、年龄、病程、配合程度等。

3）疗程、一次治疗所需时间：一般电疗的疗程为 15～20 次，一天 1～2 次，每次 15～20min，具体应根据患者病情制定。

4）电刺激的正常感觉：蚁爬、颤动感、抓捏、挤压感，随输出强度增大，感觉越明显。

5）异常感觉：如出现针刺感、刺痛感、灼烧感应告知治疗师。

6）注意事项：告知患者治疗时避免活动动治疗部位，以免电极移位影响疗效。

（2）检查皮肤完好性：治疗前需检查治疗部位是否有破损、瘢痕、皮疹、肿物等。

（3）去皮脂：采用医用酒精对治疗部位进行擦拭，去除局部皮肤的油脂和皮屑，避免影响粘贴电极的导电性。

（4）连通电源，开启电疗仪开关，输出按钮归零。

（5）放置电极：根据功能障碍和治疗目的，选择相应的部位，将两个等大的电极放置于靶肌群位置（详见下述），采用绑带或者胶布固定，连接输出线。

（6）输出电流：①选择仪器上的处方或参数；②一手缓慢旋转输出按钮键，由感觉阈值逐渐增大至运动阈值,另一手置于电极部位感觉靶肌群是否有收缩,首次治疗剂量建议采用运动阈值,随后逐渐增加至患者能耐受的最大运动阈值。询问患者感觉,如出现异常感觉或不适,应停止输出,去除电极检查皮肤。

（7）治疗时间:临床上一般采用15~30min,也有学者建议1h,应根据患者的情况决定。

（8）治疗结束:取下电极,检查治疗部位的皮肤,合适的剂量引起皮肤有微红,无破损,微红半小时内自动消退。

2. 电极位置选择——粘贴电极　电极放置对于电刺激的疗效有着重要影响,电极放置时一般选择运动点,即利用电流刺激肌肉时可产生最大收缩时的位置,解剖学定义是指运动神经纤维穿过肌膜进入肌肉肌腹的位点,现根据功能障碍和相应的临床症状,介绍一些临床上常用的放置方法。

（1）舌运动障碍、咽缩肌力量不足:临床症状为食团搅拌功能障碍、舌根后缩力量不足、喉上抬幅度不足、咽部残留、滞留和存在误吸。可选择以下五种放置方法。

1）电极放置方法一

方法介绍:这是国外学者最常用的放置方法,具有可影响多数肌肉群的优点,但由于国内外人群的颈部长度存在生理性差异,尤其是老年人,因此在国内的应用受到一定限制。

放置方法:沿正中线垂直排列所有电极,第一电极放置于下颌骨下方与舌骨上方之间,第二电极放置于舌骨下方与甲状软骨上切迹上方之间,第三和第四电极按前两个电极之间的等距离放置,第四电极不应放置于环状软骨之下(图 12-1)。通道 1 主要作用于舌骨上及舌骨下肌群;通道 2 则作用于舌骨下肌群。

2）电极放置方法二

方法介绍:本放置方法是方法一的替代方案,在国内应用广泛,适用于大多数咽及喉部运动缺陷。

放置方法:在中线两侧垂直排列通道,上方电极放置于下颌骨下方和舌骨上方之间,下方电极放置于舌骨下方与甲状软骨上切迹上方之间,左右各为一组输出通道(图 12-2)。放置下方电极时,注意不要过于远离中线放置电极,以免电流通过颈动脉窦(甲状软骨左右各

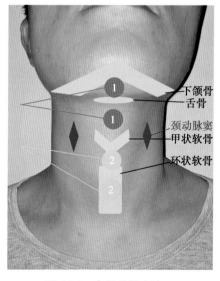

图 12-1　电极放置方法一

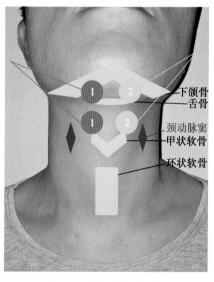

图 12-2　电极放置方法二

旁开约2cm处）。电流主要作用于下颌舌骨肌、二腹肌和甲状舌骨肌,当电流足够强时,电流将向深部穿透可到达舌骨咽肌,可能情况下,还可到达咽上缩肌和咽中缩肌。

3）电极放置方法三

方法介绍:本放置方法与方法二的位置一致,用于改善咽部力量不足的患者,对于放疗后肌肉纤维化,有一定效果。

放置方法:在下颌骨下方和舌骨上方之间,中线左右旁开各放置一个电极,为一组输出通道,在舌骨下方与甲状软骨上切迹上方之间,中线左右旁开各放置一个电极,为另一组输出通道(图12-3)。放置下方电极时,注意避免电流通过颈动脉窦。电流作用舌骨上肌群时,可改善舌骨运动;同步或顺序刺激甲状舌骨肌,可改善舌-喉复合体的运动。

4）电极放置方法四

方法介绍:对伴有原发性会厌谷滞留和喉部移动功能障碍的患者考虑这一电极放置方法。

放置方法:在下颌骨下方和舌骨上方之间,中线左右旁开各放置一个电极,为一组输出通道。在舌骨下方与甲状软骨上切迹上方之间放置一电极,在甲状软骨上切迹下方放置一电极,为另一组输出通道(图12-4)。该放置方法上方的通道电流主要作用于会厌谷和舌基部周围肌肉系统,下方通道电流主要作用于舌骨下肌肉(甲状舌骨肌、胸骨舌骨肌),强度足够情况下,电流还可作用于喉内肌。

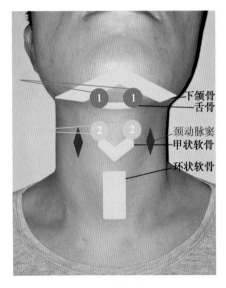

图12-3　电极放置方法三

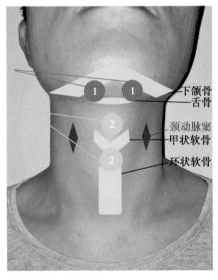

图12-4　电极放置方法四

5）电极放置方法五

方法介绍:对舌骨运动障碍、舌根后坠、舌肌萎缩等患者考虑这一电极放置方法。

放置方法:在下颌骨下方和舌骨上方之间,水平排列四个电极,中线左侧为一组输出通道,中线右侧为另一组输出通道(图12-5A)。也可以靠近中线的两个电极为一组输出通道,远离中线的两个电极为另一组输出通道(图12-5B)。

（2）唇运动障碍:临床症状为唇闭合、口部控制障碍、流涎等。现介绍以下4种放置方法。

1）电极放置方法六

方法介绍:此放置方法适合治疗口腔期吞咽障碍的患者,尤其是单侧唇颊肌力量减弱所

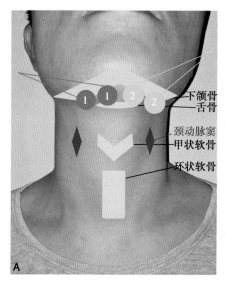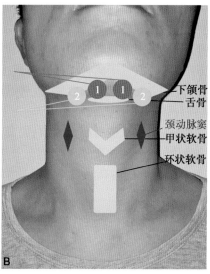

图 12-5 电极放置方法五

致的流涎等症状。

放置方法:下颌骨下方和舌骨上方之间,中线旁开左右各放一个电极,为输出通道1,通道2电极放置于面神经颊支(约为口角和耳的连线上)(图12-6)。通道1刺激舌外肌群、舌内肌及舌骨上肌群,促进咽上抬;通道2刺激面神经颊支,引发面部肌肉收缩;颊肌和口轮匝肌是口腔期吞咽障碍治疗的靶肌肉。

2)电极放置方法七

方法介绍:此放置方法与方法六是兄弟方案,同样适合治疗口腔期吞咽障碍,同时针对单侧上唇闭合差的患者。

放置方法:下颌骨下方和舌骨上方之间,中线旁开左右各放一个电极,为输出通道1,通道2电极放置于地仓穴和上唇方肌的运动点上(图12-7)。通道1刺激舌外肌群、舌内肌及

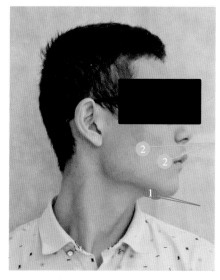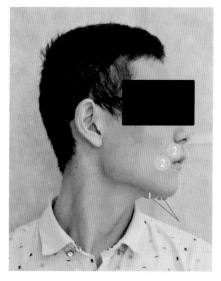

图 12-6 电极放置方法六　　　　　图 12-7 电极放置方法七

舌骨上肌群,促进咽上抬;通道2刺激口轮匝肌收缩。

3)电极放置方法八

方法介绍:适用于双侧唇颊肌功能障碍的患者。

放置方法:电极放置于面神经颊支位置上,左右分别为一组输出线。(图12-8)。两通道同时刺激面神经,引发面部肌肉收缩,改善唇部闭合功能。

4)电极放置方法九

方法介绍:适用于双侧唇闭合障碍,尤其是上唇闭合不全的患者。

放置方法:电极分别放置于两侧地仓穴和上唇方肌的运动点上,左右侧分别为一组输出通道(图12-9)。两侧同时刺激口轮匝肌收缩,改善唇部,尤其是上唇闭合的能力。

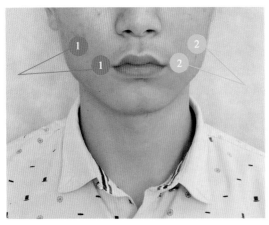

图 12-8　电极放置方法八

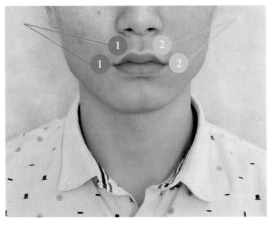

图 12-9　电极放置方法九

(3)下颌运动障碍

1)方法介绍:此放置方法适合治疗咬肌力量弱、咬肌纤维化、颞下颌关节易脱臼等颞下颌关节运动障碍的患者。

2)放置方法:一电极放置于咬肌(约颊车穴),另一电极放置于颞下颌关节(约下关穴),左右分别为一组输出线(图12-10)。

(四)电刺激的操作——衬垫电极示例

1.操作步骤及要点

(1)沟通解释:解释进行电刺激治疗的目的、预期疗效、疗程、一次治疗所需时间、治疗的正常感觉和异常感觉、治疗过程中的注意事项等。

(2)检查皮肤完好性:治疗部位是否有破损、瘢痕、皮疹、肿物等,如皮肤破损面积为点状大小,可用一小小塑料纸隔开电极和皮肤。

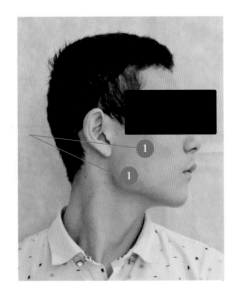

图 12-10　电极放置方法十

(3)连通电源,开启电疗仪开关,检查输出按钮是否归零。

(4)湿润衬垫:将已消毒的衬垫大小各一取出,用温水完全浸泡或流动温水完全打湿,拧干至不滴水为宜,避免过干(影响导电性)或过湿(容易弄湿患者衣物)。

（5）电极放置：将电极板套入衬垫内，根据功能障碍和治疗目的，主电极放置于治疗部位（详见下述），辅助电极置于颈后，采用绑带固定。

（6）输出电流：①选择仪器上的处方或参数；②一手缓慢旋转输出按钮键，由感觉阈值逐渐增大至运动阈值，另一手置于电极部位感觉靶肌群是否有收缩，由于使用衬垫电极，电刺激引起的肌肉运动不明显，但能增强感觉输入，引起吞咽动作，因此治疗过程应询问患者的感觉，如出现蚂蚁咬、吞咽有金属味均为正常，出现刺痛或针刺感，应停止输出，去除电极检查皮肤。

（7）治疗时间：临床上一般采用15～30min，应根据患者的情况决定。

（8）治疗结束：取下电极，检查治疗部位的皮肤，合适的剂量引起皮肤有微红，无破损，微红半小时内自动消退。将衬垫煮沸消毒，晾干，备用。

2. 衬垫电极的位置选择　常用的放置方法有两种，现介绍如下。

（1）吞咽障碍刺激

1）方法介绍：这是衬垫电极最广泛应用的方法，将电极放置于患者的颈部，通过输出电流，对吞咽功能相关的神经进行刺激，缓解神经元麻痹和失用性肌萎缩，实现吞咽反射弧的恢复和重建。对吞咽反射弱的吞咽障碍患者效果较好，对于放疗后唾液分泌减少的吞咽障碍有一定效果。

2）放置方法：主电极放于下颌骨下方与舌骨上方的区域，辅助电极放置于颈后（图12-11）。

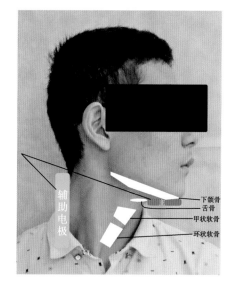

图12-11　衬垫电极放置——吞咽障碍

（2）面神经刺激

1）方法介绍：刺激单侧面神经，增强唇颊肌的力量，改善闭唇和流涎。

2）放置方法：辅助电极放置于颈后，主电极可放于面神经出口（即颞骨茎突和颞骨乳突之间的茎乳孔）（图12-12），通过刺激面神经引起肌肉收缩，改善闭唇功能；也可放于面神经的颊支上（图12-13），既刺激神经肌肉，又刺激腮腺分泌唾液。

二、感应电刺激技术

因电极技术的局限性，传统的吞咽电刺激治疗无法直接刺激舌肌、软腭等部位。感应电流有兴奋正常神经和肌肉的能力，可防治肌萎缩。近年来，由周惠嫦等自创的手持电极联合感应电疗法移动刺激口腔内外结构，防治舌肌萎缩，增强吞咽肌群力量的临床应用取得较好效果，且逐渐被推广。

（一）物理特性

感应电流是利用电磁感应原理产生的一种双相、不对称的低频脉冲电流。该电流在一个周期内有一个负波和一个正波。正波是高尖的，有治疗作用；负波是低平的，由于电压过低而无治疗作用。新感应电是保留高尖部分而无低平部分的尖波电流。感应电频率在60～80Hz，周期在12.5～15.7ms，其尖峰部分类似一狭窄的三角形电流，t有效（正向脉冲持续时间）为1～2ms。峰值电压约40～60V。

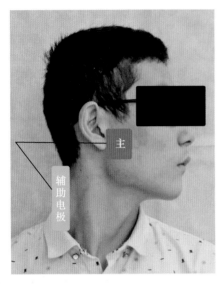

图 12-12　衬垫电极放置——刺激面神经出口刺激

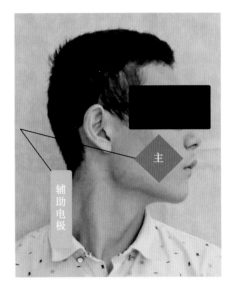

图 12-13　衬垫电极放置——刺激面神经颊支

（二）生理作用

1. 电解作用不明显　因感应电流是双相的,通电时,组织内的离子呈两个方向来回移动,因此感应电引起的电解远不如直流电明显,治疗时皮肤无针刺或烧灼感。

2. 兴奋正常神经和肌肉　如前述,引起运动神经和肌肉收缩的脉冲持续时间（t 有效）需分别达到 0.03ms 和 1ms。感应电的 t 有效在 1ms 以上,因此,当电压（或电流）达到上述组织的兴奋阈时,就可以兴奋正常的运动神经或肌肉。由于感应电流连续作用于正常肌肉时,可引起肌肉完全强直性收缩,但强直性收缩易引起肌肉的疲劳或萎缩,所以不能持续用感应电流,临床常用节律性感应电。

（三）治疗作用

1. 防治肌萎缩　感应电的频率为 50~100Hz,能使肌肉发生强直收缩,收缩的力量比单收缩大 4 倍,对锻炼肌肉是有益的。

2. 防治粘连和促进肢体血液和淋巴循环　其作用机制主要是感应电流引起肌肉收缩,活动后的代谢产物有强烈的扩血管作用,肌肉的节律性收缩能使静脉和淋巴管受挤压排空,促进血液淋巴回流。肌肉的收缩活动能增加组织间的相对运动,能使轻度的粘连松解或防止粘连的形成。

3. 镇痛　较强的感应电流可引起明显的震颤感和肌肉收缩,能兴奋神经纤维,同时肌肉的收缩可改善局部的血液循环,促进致痛物质的吸收,具有一定的镇痛作用。

4. 训练肌肉做新的动作　神经吻合修复或肌肉组织术后,锻炼肌肉时结合感应电刺激,可促进神经肌肉功能恢复,有助于建立新的运动。

5. 用于电兴奋治疗　感应电流和直流电流交替综合强刺激,引起高度兴奋后发生继发性抑制,以此来治疗颈部肌肉纤维化,改善颈部活动范围。

6. 改善吞咽、构音功能　近年来,周惠嫦将自创的手持式电极棒应用于吞咽障碍的治疗中,对于肌力不足的吞咽障碍患者,效果较好,由于电棒棒头具有可移动性,设计小巧具有治疗灵活性,能够突破传统电刺激局限于口腔外治疗的缺点,对舌肌、软腭等功能的改善迅速起效,因而逐渐在国内推广应用,对真性延髓麻痹、鼻咽癌放疗后吞咽障碍患者的疗效较好。

（四）感应电的操作技术

1. 操作步骤及要点

（1）沟通解释:解释进行电刺激治疗的目的、预期疗效、疗程、一次治疗所需时间、治疗的正常感觉和异常感觉、治疗过程中的注意事项等。值得说明的是,由于感应电刺激对患者产生较强感觉,因此电刺激过程中,尤其是口腔内电刺激时,患者出现不适时应举手示意,不宜自动避闪。

（2）检查皮肤完好性:治疗部位是否有破损、瘢痕、皮疹、肿物等,由于电极为可移动的,因此治疗时应避免对上述部位的刺激。

（3）电极准备:将已消毒的衬垫（约 10cm×10cm,厚度约 1cm）取出作为辅助电极,用温水完全浸泡或流动温水完全打湿,拧干至不滴水为宜,避免过干（影响导电性）或过湿（容易弄湿患者衣物）,套入导电铅板（约 5cm×7cm）,用塑料纸隔开放于颈后。手持式主电极湿润后,连接输出线,备用。

（4）开启仪器:连通电源,开启电疗仪开关,检查输出按钮是否归零,检查电极与电棒、导线连接是否正确,选择仪器上感应电刺激的处方,根据患者的耐受情况和肌肉收缩情况,选择强挡或弱挡。

（5）输出电流:治疗师戴上手套,一手控制输出按钮键,另一手持手持式移动电极,根据患者情况选择所需刺激部位,以引起肌肉收缩为宜,由于电流的波升、波降和通断比为治疗师可控的,因此建议每一次通电为短暂的强刺激,以减少肌肉疲劳。强度以患者可耐受的最强肌肉收缩或明显收缩为宜,对于不能耐受治疗强度电刺激者,建议尽量达到运动阈值及以上。

（6）治疗时间:刺激 3~5s,休息 5~10s,重复 3~5 组,每部位刺激 10~20 次,总治疗为15~30min,每日 1~2 次,18~20 次为一疗程,根据患者病情酌情增减。

（7）治疗结束:输出调零,取下电极,关机。检查治疗部位的皮肤,合适的剂量引起皮肤有微红,无破损,微红半小时内自动消退。衬垫为专人专用。

2. 位置选择 手持式电极联合感应电刺激的疗效,取决于电极刺激部位和剂量控制,现对临床上常用的刺激部位进行介绍。

（1）颊肌

1）作用:有利于改善颊肌力量和刺激腮腺分泌唾液。

2）刺激方法:根据颊肌的肌肉走向,电极棒在口腔内靠近 K 点处快速划行至嘴角,也可以采用固定法,电极固定于颊肌肌腹处（图 12-14）,注意避免移动电极触碰牙床。

（2）唇肌

1）作用:有利于增强闭唇功能和包裹食物的能力。

2）刺激方法:对上唇方肌、下唇方肌的运动点以及两侧地仓穴进行电刺激,一般采用固定法。

（3）舌内肌

1）作用:改善舌肌活动范围,增强舌

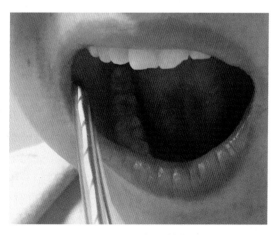

图 12-14　颊肌刺激

肌力量,改善舌萎缩、运动控制障碍等症状。

2）刺激方法:从后向前移动刺激舌上纵肌,左右方向移动刺激舌横肌,可移动或固定刺激舌后 1/3 处;对于舌上抬不能的患者,可在舌前 1/3 处刺激(图 12-15);部分舌肌萎缩的患者,可考虑增加刺激舌下纵肌。

（4）舌外肌

1）作用:增强舌肌力量,改善吞咽功能。

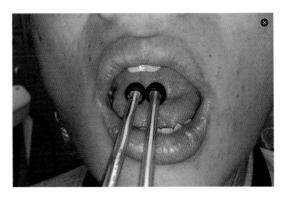

图 12-15　舌上纵肌刺激

2）刺激方法:固定法与粘贴电极放置法相似,但本方法针对性更强,电极棒放置于下颌骨下方和舌骨上方的二腹肌前腹的肌腹处,或下颌舌骨肌肌腹处(图 12-16)。

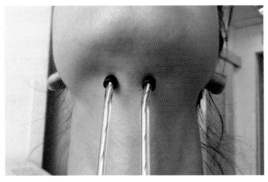

图 12-16　舌外肌刺激

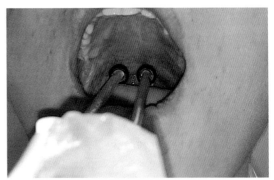

图 12-17　软腭刺激

（5）软腭、咽后壁

1）作用:改善真性延髓麻痹患者咽反射减退、软腭上抬和咽后壁前移的功能障碍,减少鼻漏和食物渗漏的风险以及提高食团运送的功能,改善放疗后纤维化的患者。

2）刺激方法:常用移动法,由下到上分别刺激腭舌弓、腭咽弓和咽后壁(图 12-17),对于呕吐反射敏感的患者,可采用固定法,在腭舌肌肌腹、腭咽肌肌腹、软腭、咽后壁等处固定刺激。

（6）咽缩肌

1）作用:改善喉上抬功能不足、存在滞留或误吸等吞咽困难的症状。

2）刺激方法:对于喉上抬不足的患者,可移动或固定刺激甲状舌骨肌(图 12-18),对于有误吸风险的患者,可刺激天突穴位。

（7）颈肌

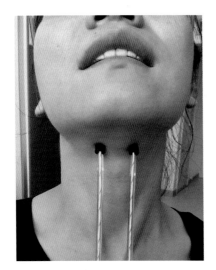

图 12-18　甲状舌骨肌刺激

1）作用:改善颈部纤维化、颈部活动范围受限等症状。

2）刺激方法：可移动或固定法刺激颈部纤维化的部位，常见有胸锁乳突肌、斜方肌、斜角肌肌腹等（图 12-19），刺激胸锁乳突肌应避开颈动脉窦。

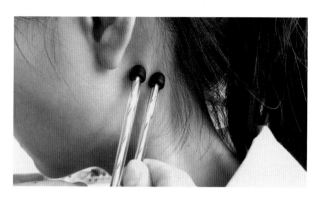

图 12-19　胸锁乳突肌刺激

第四节　注意事项和临床研究

一、注意事项

（一）电刺激治疗的常规注意事项

1. 电刺激治疗仪应由治疗师操作，即使是家庭专用的电刺激治疗仪，必须由治疗师进行功能评估后，在治疗师的指导下使用。

2. 吞咽障碍的电刺激主要以低频电为主，部分可能采用中频电，因此治疗仪使用时应远离超短波、微波、CT 等电磁辐射干扰源 30m 以上，或隔房间或屏蔽，避免引起输出不稳定以及损坏电极和仪器。

3. 治疗前应检查患者有无感觉减退，皮肤完好性。

4. 电极放置在人体上以后，不要开关仪器电源，否则会有瞬间电极感，尽管目前很多治疗仪已尽量降低这种不适感。

5. 治疗前后，确保输出按钮归零。

6. 嘱咐患者治疗期间不得任意挪动体位或拉动移动电极线和绑带，以免接触不良导致无电流输出或电流瞬间增大。

7. 电极线不应过度捆绑，以免造成电极线内导电丝折损，影响导电性能和安全性。

8. 确保皮肤清洁、干燥并很好地修剪治疗部位毛发。

9. 尽可能让患者舒适地使头部处于中立位，避免颈部过伸引起不适，也避免颈部过屈，引起电极粘连和电流过度集中。

（二）特殊人群的注意事项

1. 认知障碍或意识障碍的成人

（1）了解患者的基础疾病：基础疾病越多，治疗剂量应适当减少，如心功能下降，可对波宽、通断比和治疗强度进行调整。

（2）了解造成吞咽障碍的主要病因,明确吞咽障碍的治疗方案,选择有针对性的参数和电极贴法。

（3）其他:观察患者年龄、肤色等,如年龄过大,肤色偏白,其电流耐受可能较差。

（4）剂量控制:首次治疗应采用低剂量,治疗后检查皮肤有无潮红、破损,如无潮红或潮红在半小时内消退,次日可逐渐增加强度,直至达到所需剂量,如能引起明显的肌肉收缩,治疗后皮肤有潮红但约半小时内消退,为合适剂量。

2. 儿童

（1）在施用电刺激之前,也许要花一次甚至几次的时间让儿童慢慢接受电刺激的感觉。

（2）对于抗拒性大的儿童,首次治疗时,只贴电极,不通电。随后根据情况从低剂量逐渐增加,观察儿童的反应。电刺激的时间可以从开始时的 5～10min,逐渐增加至所需治疗时间。

（3）对幼儿进行电刺激时,需要缩小电极片尺寸,以免造成刺激到不必要的肌肉,建议电极片不能减少到小于 1.5cm。

（4）对于不能表达的儿童,通过观察儿童的表情、呼吸、心跳、以及其他肢体动作,以判断电流量是否太强。

（5）由于儿童皮肤娇嫩,因此建议剂量低于正常人的运动阈值。

3. 放疗后的患者

（1）如出现放射性皮肤不良反应的患者,对电流的感觉阈值和疼痛阈值均有所降低,尤其是感应电流的耐受性大大下降,因此治疗时应注意观察。

（2）大部分接受放疗的患者均存在肌肉纤维化的症状,对电流的感觉阈值升高,部分患者可能麻木追求大剂量,治疗师应以肌肉明显收缩为准,治疗后检查皮肤无潮红不减退,次日可酌情逐渐增加剂量,建议最大剂量不超过该仪器输出的安全剂量。

（三）电极使用的注意事项

1. 粘贴电极　电极建议专人专用,使用周期（国外）建议通电 60min 更换一次,最长不超过 180min 的通电时间,因为相关研究表明,使用 180min 后,阻抗大于 150Ω,将大大影响电疗效果。如治疗部位汗水、油脂、唾液过多,建议缩短使用周期。

2. 衬垫电刺激　衬垫电极使用前需确保衬垫平整,避免衬垫凹凸,导致电流过于集中某凸面,引起患者不适或灼伤皮肤。如导电性差,应检查衬垫是否过干。

3. 手持式电极　因接触口腔,电极棒头必须专人专用或专人专换,过去使用纱布式电极棒头,每次治疗完毕,丢弃纱布,电极棒采用含氯消毒水浸泡,并用过氧化氢低温等离子消毒法消毒。辅助衬垫应不少于 10cm×10cm,厚度应不少于 1cm,以便主电极达到更佳的治疗效果,同时缓解辅助电极部位的不适。

二、临床研究

国内外对刺激的研究主要集中在有效性、参数、部位等方面内容,对其安全性也有一定的研究。

（一）电刺激治疗的有效性研究

目前较多国内外文献探讨吞咽电刺激治疗设备对于吞咽障碍的治疗效果,结果普遍认为电刺激可以有效提高吞咽功能,且电刺激联合常规吞咽训练临床疗效较好,现介绍相关学者的研究报道。

1. 单纯电刺激与常规吞咽训练疗效比较　限制于过程描述不具体或研究设计等问题，不同学者对电刺激是否优于常规治疗提出不同异议。

Free 等研究显示，电刺激治疗组（63 例）的临床疗效显著优于温度刺激组（36 例）。Logemann 则对此作出质疑，认为该研究存在缺陷，过程描述不具体，无病程长短限制，未说明患者进行环咽肌切开术或扩张术的目的及时间。

Permsirivanich 等采用随机对照方法比较 NMES 与常规吞咽障碍康复训练的疗效差异，对照组的治疗手段包括食物调配、口腔运动训练、头及颈部位置调整、声门上吞咽法、用力吞咽法、门德尔松吞咽法等，NMES 组采取食物调整、口腔运动训练及 NMES，结果显示，2 组患者均取得良好疗效，且 NMES 组的疗效优于对照组。Blumenfeld 的研究结果与该研究一致。

我国 Tan 等综述了 7 篇 NMES 与常规吞咽障碍康复训练疗效比较的研究，其中 2 篇为随机对照研究，1 篇为多中心研究，4 篇为临床对照研究，分析发现，NMES 治疗吞咽障碍患者的疗效优于常规吞咽障碍康复训练。

欧洲吞咽中心对 NMES 与常规吞咽康复训练的疗效比较进行了随机对照研究，NMES 组（12 例）与常规组（13 例）患者的治疗时间相同，每日 60min，共 15 次，结果显示，2 组患者均取得了良好疗效，且组间疗效差异无统计学意义。

2. 电刺激联合其他疗法的临床效果　目前，有较多研究将 NMES 与其他吞咽障碍训练方法相结合治疗吞咽障碍，取得了较好疗效。

Lim 等采用 NMES 及温度刺激治疗脑卒中后吞咽障碍，对照组（12 例）只采用温度刺激，治疗组（16 例）在此基础上辅以 NMES，治疗 4 周后，2 组患者的吞咽功能均有所进步，且治疗组的进步更明显。

我国 Long 等研究了 NMES 结合球囊扩张术治疗鼻咽癌放疗后吞咽障碍患者的疗效，对照组接受常规康复治疗，治疗组在此基础上配合 NMES 及球囊扩张术治疗，治疗后通过饮水试验及吞咽造影检查发现，治疗组的疗效显著优于对照组。

Kushner 等选取急性脑卒中后需要鼻饲进食的吞咽障碍患者，采用 NMES 结合常规吞咽障碍康复训练进行治疗，其中常规吞咽障碍康复训练为渐进性抗阻训练（如舌肌力量练习、咽部内收上抬练习、用力吞咽法、门德尔松吞咽法、Masako 练习、Shaker 训练等），结果发现，NMES 联合常规吞咽障碍康复训练组的疗效明显优于单独常规吞咽康复训练组。

（二）电刺激治疗参数的研究

目前国内、外采用 NMES 治疗吞咽障碍的治疗参数尚未统一，如电刺激频率 0.2～120Hz、治疗时间 5min～4h、治疗频度从 1 次/日到 2 次/日均有文献报道。

1. 频率研究　国外有研究对 5Hz、20Hz、40Hz 和 80Hz 的频率进行比较，认为最佳的刺激频率为 80Hz，低于 80Hz 的低频电刺激（5Hz、20Hz、40Hz）可导致抑制效应。而 Power 等对咽部肌肉刺激的研究则认为 0.2Hz 的电刺激咽腭弓可引起皮质兴奋，而 5Hz 的电刺激则导致抑制效应。

2. 刺激强度研究　Park 等研究了 NMES 联合用力吞咽训练对吞咽障碍患者的影响，将 20 例脑卒中后吞咽障碍患者随机分为 2 组，每组 10 例，电极片均放置在舌骨下部，10 例采用用力吞咽联合 NMES 运动刺激（电流强度调节到可以看到肌肉收缩为止），另外 10 例采用用力吞咽结合 NMES 感觉刺激（电流强度调节到患者感到刺痛为止），每周 3 次，每次 20min，共 4 周，结果显示，用力吞咽结合 NMES 运动神经刺激可以提高喉部上抬程度，而用力吞咽结合 NMES 感觉刺激不能提高喉部上抬程度，差异具有统计学意义，说明用力吞咽结合 NMES 运动神经刺激是一种可靠的促使喉部肌肉上抬的抗阻训练模式。

3. 美国 Vital Stim 吞咽治疗仪   这是较为经典的电刺激治疗仪,被众多学者应用于临床研究中,所用参数为双向方波,波宽 700ms,0~25mA,固定波动频率 30~80Hz。

Lee 等对 31 例脑卒中致吞咽障碍患者于发病后第 10 天进行 NMES 治疗,采用参数:频率 80Hz、双向方波、脉宽 700ms、以患者刚刚不能耐受或出现疼痛时的刺激强度为限,每日治疗 1 次,每次治疗 30min,每周治疗 5 次,经 3 周治疗后发现患者功能性经口进食量表(functional oral intake scale,FOIS)评分明显提高、吞咽协调性显著改善。

Nam 等采用同样参数的电刺激对脑卒中后吞咽障碍患者进行治疗,发现患者喉舌前移距离、喉舌前移速度和喉上抬幅度均较治疗前显著改善。

Sun 等采用同样参数的电刺激对 32 例脑卒中后中度至重度吞咽障碍患者进行治疗,每次治疗 1h,每周治疗 5 次,于治疗半年及 2 年后评估疗效,发现患者 FOIS 评分、吞咽困难程度及吞咽感觉均较治疗前明显改善。

4. 德国 Vocastim 吞咽治疗仪   采用的波形为双向指数波、方波或三角波,频率为 50Hz或 20~100Hz,通断比可自动或手动调节。

李克娇等将脑梗死伴吞咽障碍患者分为对照组和电刺激组各 54 例,对照组给予常规治疗和吞咽功能训练,电刺激组还增加电刺激治疗。结果显示对照组总有效率为 87.04%,电刺激组总有效率为 96.30%,差异有统计学意义($U=268.13,P<0.05$)。提示电刺激治疗结合吞咽训练可明显改善脑梗死患者吞咽障碍。

5. 感应电刺激   周惠嫦等使用感应电移动法配合导尿管球囊扩张术对鼻咽癌放疗后吞咽障碍患者共 18 例进行一个疗程 20 次的治疗,该患者全部为非经口进食,研究结果显示,治疗后患者吞咽通过时间缩短,喉上抬和前移幅度均有增加,治疗总有效率为 88.9%,其中 15 例恢复经口进食功能,表明导尿管球囊扩张技术配合电刺激治疗具有协同作用,有利于提高放射性脑神经损伤患者的吞咽功能,改善患者的生活质量。

周惠嫦等在鼻咽癌放疗后舌肌萎缩患者的另一研究表明:感应电移动法结合常规治疗方法,通过移动电极刺激舌内肌群能改善患者的舌骨运动范围和降低误吸风险,优于接受常规吞咽治疗的患者。

目前感应电移动法主要在国内的应用是以肌力下降为主的延髓麻痹患者、鼻咽癌放疗后吞咽障碍的患者,以及吞咽延迟或吞咽反射消失等模式非正常化的假性延髓麻痹患者、癔症性失语的患者。由于相关研究较少,仍需进一步研究其作用机制。

6. 其他   Kushner 等采用 NMES 治疗急性脑卒中后吞咽障碍患者,其电刺激频率 5~120Hz,脉宽 100~300μs(对于颈部脂肪较厚的患者,频率为 120Hz、脉宽为 100μs),逐渐增加电流至治疗强度(25mA/500V),每日 1 次,每次 1h,疗程结束后治疗组(65 例)占 46%的患者 FOIS 评分较治疗前明显提高,吞咽障碍程度轻微或吞咽功能基本恢复正常,而对照组(27 例)仅 26%恢复吞咽功能。

Terre 等采用 NMES 治疗脑卒中后吞咽障碍患者,频率为 80Hz,脉宽为 300μs,电流强度为 6.6~16.7mA(平均 12.5mA),每次 45min,每周 5 次,20 次后评估疗效,发现患者吞咽功能较治疗前明显改善。

赵健乐等采用 3 种参数的 NMES 治疗脑损伤后吞咽障碍患者,3 组患者均采用双向方波,刺激强度为 5~11mA,其中 A 组:波宽 700ms、脉冲间歇 2S、电刺激频率 0.19Hz;B 组:波宽 700ms、脉冲间歇 1S、电刺激频率为 0.29Hz;C 组:波宽 340ms、脉冲间歇 400ms、电刺激频率为 0.68Hz,结果发现上述 3 种参数的电刺激均有一定疗效,并以采用 0.19Hz NMES 的 A 组患者疗效较佳。

（三）电刺激治疗部位的研究

对于经皮电刺激的部位选择,一直是非常重要的研究问题。由于吞咽是一个极其复杂的过程,而经皮的刺激常常难以精确的对某个肌肉群进行刺激。很多学者主要针对三个分区进行研究:舌骨上区、舌骨下区和舌骨上下区。

Humbert 等对 29 例健康人不同部位电刺激引起的舌-喉复合体运动进行观察,结果发现当电极片置于舌骨上区时,电刺激不会引起舌-喉复合体下降;当电极片置于舌骨下区或舌骨上、下区同时进行电刺激时,受试者在休息状态及吞咽 5ml 液体时其舌-喉复合体均出现下降。

Nam 等应用两种不同电极放置方法对脑卒中后吞咽障碍患者进行 NMES 治疗,一组为舌骨上刺激组,将 2 对电极均置于颏下区,一对电极分别置于左侧下颌角及颏中点和颏与舌骨角中点,另一对置于右侧相同部位;另一组为舌骨下刺激组,其中一对电极置于舌骨角上的舌骨上肌,另一对电极置于舌骨下中线的舌骨下肌,治疗后经评估发现,2 组患者喉舌前移距离、喉舌前移速度及喉上抬幅度均较治疗前明显改善,且 2 组间疗效差异无统计学意义（$P>0.05$）。

Leelamanit 等研究提示,在吞咽时给予舌骨上肌群和舌骨下肌群的同步肌肉电刺激引起的喉下降,可改善吞咽障碍患者吞咽功能。

因此,尽管刺激舌下区或者舌上下区,没有出现预期的舌骨喉上提或向前运动,反而造成喉部下降,但患者的吞咽功能有所改善,这种得益是来自于喉部下降的生物力学还是肌肉力量增加,仍需进一步探讨。

（四）电刺激治疗安全性研究

安全性是临床治疗中必须考虑的问题,理论上,脉冲电流进入体内,其电流量远远大于自身体内生成的生物电流,因此对患者的安全性有潜在的风险。如果刺激电极放置不正确,或使用未推荐的频率和刺激强度,可能会造成喉痉挛。

临床上,Freed 追踪了 892 例电刺激治疗吞咽障碍患者,其中包括 29 名儿童患者,使用脉冲血氧饱和度监测和心功能评价方法,没有出现喉痉挛和心动过缓现象。Christianse 也评估了电刺激治疗在患儿中应用的风险,30 例患儿中没有出现不利的结果。Kushner 等采用 NMES 治疗急性脑卒中后吞咽障碍患者中,未出现喉痉挛、烧伤、心律失常、低血压、声门关闭等副作用,提示安全性较好。周惠嫦等观察和随访 89 例接受手持式感应电刺激的鼻咽癌放疗后吞咽障碍患者,治疗后和疗程暂停后,未见皮肤灼烧、心功能异常、喉痉挛、癫痫等副作用。

（周惠嫦　陈丽珊）

参 考 文 献

［1］燕铁斌.物理治疗学［M］.2 版.北京:人民卫生出版社,2013.

［2］卫小梅,窦祖林,兰月,等.吞咽障碍干预的中枢神经通路调控机制［J］.中华物理医学与康复杂志,2013,35(12):934-937.

［3］招少枫,窦祖林.肌电生物反馈和低频电刺激在吞咽障碍中的应用进展［J］.中华脑科疾病与康复杂志,

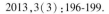
2013,3(3):196-199.

[4] 王兴林.吞咽障碍的生物力学变化及电刺激治疗机制[J].中华物理医学与康复杂志,2013,35(12):938-940.

[5] 燕铁斌.低频电刺激临床应用及研究新思路[J].中华物理医学与康复杂志,2011,33(6):401-402.

[6] 廖文炫,张梅兰,蔡美文,等.物理因子治疗学——冷、热、光、水疗及机械性治疗[M].台北:合记图书出版社,2003.

[7] 窦祖林.吞咽障碍评估与治疗[M].北京:人民卫生出版社,2009.

[8] Bülow M, Speyer R, Baijens L, et al. Neuromuscular Electrical Stimulation(NMES) in Stroke Patients with Oral and Pharyngeal Dysfunction[J]. Dysphagia,2008,23(3):302-309.

[9] Carnaby-Mann GD, Crary MA. Examining the evidence on neuromuscular electrical stimulation for swallowing [J]. Arch of Otolaryngol Head and Neck Surg,2007,133:1564-1571.

[10] Freed M L, Freed L, Chatburn R L, et al. Electrical stimulation for swallowing disorders caused by stroke[J]. Respir Care,2001,46(5):466-474.

[11] 雷兵兵.生物力学在运动控制与协调研究中的应用[J].运动科学,2016:159.

[12] 彭继海,范小平,张雷.二腹肌低频调制中频电针刺激对脑卒中后吞咽障碍舌骨位移的影响[J],中国康复医学杂志,2015 年,30(6):555-561.

[13] 杨涓,冯珍.神经肌肉电刺激治疗脑卒中后咽期吞咽障碍的研究进展[J].中华物理医学与康复杂志,2015,37(3):228-230.

[14] 程方荣,宋颖涛.生物力学研究进展[J],河南师范大学学报(自然科学版),2010,38(4):164-166.

[15] 王强.神经肌肉电刺激在吞咽障碍患者中的应用[J].中华物理医学与康复杂志,2013,35(12):949-951.

[16] Burkhead LM, Sapienza CM, Rosenbek JC. Strength-training exercise in dysphagia rehabilitation:principles, procedures,and directions for future research[J]. Dysphagia,2007,22:251-265.

[17] Kent RD. The uniqueness of speech among motor systems[J]. Clin Linguist Phon,2004,18:495-505.

[18] 张盘德,南登崑.FES 内涵与误用[J].中华物理医学与康复杂志,2009,31(4):217.

[19] 汪洁,吴东宇.吞咽障碍的电刺激治疗研究进展[J].中国康复医学杂志,2009,24(6):573-575.

[20] 杨永红,杨霖.国内电刺激治疗脑卒中后吞咽障碍的研究状况分析[J].中国组织工程研究与临床康复,2010,14(35):6608-6611.

[21] Power M, Fraser C, Hobson A, et al. Changes in pharyngeal corticobulbar excitability and swallowing behavior after oral stimulation[J]. Am J Physiol Gastro Liver Physiology, 2004,286:G45-G50.

[22] Ryu JS, Kang J Y, Park J Y. The effect of electrical stimulation therapy on dysphagia following treatment for head and neck cancer[J]. Oral Oncol,2009,45(8):665-668.

[23] 赵健乐,李景琦.神经肌肉电刺激治疗吞咽障碍研究进展[J].武警医学院学报,2010,19(7):594-596.

[24] 杨初燕,冯珍,刘玲玲.呼吸功能训练对脑卒中伴老年慢性阻塞性肺病患者吞咽功能的影响[J].中华物理医学与康复杂志,2015,37(4):266-268.

[25] 窦祖林.吞咽障碍评估与治疗[M].2 版.北京:人民卫生出版社,2017.

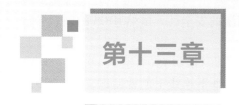

第十三章

吞咽障碍治疗新技术

第一节 经颅直流电刺激技术

一、概述

经颅直流电刺激(transcranial direct current stimulation,tDCS)是一种利用微弱的直流电作用于大脑皮质以调节皮质神经元活动的非侵入性脑刺激技术,是通过阳性和阴性电极在头皮特定位点施加微弱电流(1~2mA)调节大脑皮质兴奋性的非侵袭性技术。

现阶段认为,tDCS 的主要机制之一是它可以改变神经元的静息电位,当直流电电极的负极靠近神经细胞胞体或树突时,静息电位会升高,神经元放电减弱,产生超极化,从而抑制细胞的活性;反之,则发生去极化,从而激活细胞的活性。阳极刺激提高皮层神经元的兴奋性而阴极刺激降低兴奋性。

二、经颅直流电刺激设备

经颅直流电刺激设备的组成并不复杂,一个恒定电流输出控制器,两根电线作为正负极的导线,然后分别贴在头皮上构成完整的电路。

（一）刺激强度

目前对 tDCS 的刺激强度、时间及电极大小等参数的认识尚无统一标准。当前应用中电流强度多为 1~2mA 不等,一般认为,电流密度 0.05mA/cm² ,平均电量为 0.06C/cm² 为组织损伤的阈值。tDCS 的安全参数设置为电极板(5×7)cm² 或(5×8)cm² ,刺激持续 30min 以内,电流 1.0~2.0mA 证实是安全的,盐水浸泡海绵垫的电极板的放置位置,一个电极放在刺激的皮质区域的颅骨上方,另一个放在对侧的眼眶之上,参照电极也可置于肩上或颅外的其他部位,保证两个刺激电极板之间相互干扰最小。

（二）刺激时间

一般认为,作用时间越长,后效应越长,但也有研究证明作用时间与效果之间并非绝对线性关系,需进一步研究证实其关系。目前,治疗刺激持续时间可为 8~30min,临床多选择 20~25min。

（三）刺激部位

电极的放置位置对于电流的空间分布及电流方向至关重要，决定刺激的有效性。常用的刺激电极面积为 $20 \sim 35mm^2$，其目的为尽量使刺激局限化、聚焦于需要治疗的部位。另外，较大面积的电极可以使电流密度下降，从而保证刺激的安全性。虽然 tDCS 的刺激参数标准还没有完全确定。

目前临床治疗吞咽障碍常用的刺激部位有：①口舌区：顶中央（百会穴）旁开 7.5cm；②前额叶背外侧 DLPFC：顶中央前 8cm，旁 6cm；③小脑：眶下连线下的枕后区，一侧或中间（将头发分开）；④前额叶：两眉毛上缘连线中点上方。

（四）刺激方法

1. 阳极电极放置在大脑假定兴趣点，阴极的电极放置在对侧眼眶（阳极刺激，A-tDCS）。

2. 阴电极放置在大脑假定兴趣点，阳极的电极放置在对侧眼眶（阴极刺激，C-tDCS）。

3. 阴极和阳极均放置在脑区（dual-tDCS）。

三、操作流程

1. 选用合适电极（ $35cm^2$、 $40cm^2$ ）+衬垫（浸泡饱和盐水）+塑料片。

2. 定位，放电极，固定（确认正、负极）。正极放在刺激的皮质区域的颅骨上方，负极放在对侧肩上或对侧前额。

3. 开机，启动，设定合适参数，开始。

4. 结束后取下电极片，关机。

四、适应证

目前应用在因脑血管意外、脑外伤、颅脑手术后、运动神经元病、肌萎缩侧索硬化等病症导致的吞咽障碍较多。

五、禁忌证

1. 刺激部位局部创伤、感染、肿块等。

2. 癫痫患者，尤其近期发作频发者。

3. 脑内有永久性金属植入物患者。

4. 颅骨修补患者。

5. 装有心脏起搏器患者。

6. 患有精神类疾病如狂躁症等。

六、研究进展

（一）经颅直流电刺激作用机制研究

目前认为 tDCS 的功能机制如下。

1. 皮层兴奋性　tDCS 阳极对皮层产生兴奋作用而阴极产生抑制作用。tDCS 阳极刺激健康受试者初级运动区，采用经颅磁刺激技术刺激该区域记录到的运动诱发电位显著大于对照组。tDCS 阳极刺激脑卒中患者健侧的初级运动区，3 个月后经上肢运动研究量表和沃尔夫运动功能测试得分显示真刺激组的运动功能恢复优于伪刺激组。MRI 显示初级运动区在刺激后显著激活。有研究采用 tDCS 阴极刺激初级感觉皮层，可提高冷觉和热觉的感觉阈值。脑缺血大鼠实验表明脑缺血损伤后神经元产生周期性的去极化,去极化传播到受损区域加重受损皮层的梗塞。经过 tDCS 阴极刺激后的大鼠脑梗死面积小于对照组而且记录到的去极化电位明显少于对照组,表明阴极减弱降低神经元去极化。以上证据提示 tDCS 电流影响神经元的静息膜电位,阳极电流促进神经元电位去极化而阴极引起膜电位超极化改变,增强大脑皮质的兴奋性或抑制其活动,从而调节大脑认知功能。这种电位变化可以通过测定运动皮层区支配的骨骼肌运动诱发电位证实。

2. 突触重塑　直流电刺激皮层神经元后调节 N-甲基-D-天门冬氨酸受体的表达和 γ-氨基丁酸的释放,产生长时程强或长时程抑制作用引起突触重塑。突触效能增强后提高神经通路的信号传导效率,进而提高认知功能,降低则相反。

3. 功能连接　语言功能的脑区在优势半球 Broca 区,tDCS 阳极刺激负责语言功能的左侧额下回,提高了受试者的语言流畅任务正确率。同时 fMRI 显示左侧额下回与右侧背侧额下回、双侧背外侧前额叶、顶上小叶、顶下小叶和后颞叶的功能连接增强。tDCS 阴极抑制左侧背外侧前额叶同时阳极激活顶下小叶能够抑制走神,维持注意力集中。顶下小叶在注意转换过程中显著激活,并且顶下小叶和扣带回后部的连接抑制走神,而内侧前额叶皮质与扣带回后部的连接可导致走神。这提示 tDCS 能够调节受刺激皮层和与之相联系的脑区的功能连接,增大功能连接的强度,增强神经环路的认知加工能力。目前假说倾向于 tDCS 能够调节大脑皮层兴奋性从而改善认知功能。

(二)刺激侧的选择

tDCS 治疗卒中后吞咽障碍相关研究中的健患侧半球选择:①刺激健侧吞咽皮质的研究:tDCS 刺激健侧吞咽皮质的相关研究中,Kumar 等研究证实,tDCS 兴奋性刺激健侧大脑半球可能改善卒中患者的吞咽功能。②刺激患侧吞咽皮质的研究:tDCS 刺激患侧吞咽皮质的相关研究中,Yang 等研究认为患侧咽部运动皮质 tDCS 兴奋性刺激,能加强卒中后吞咽障碍的训练结果。Shigematsu 等研究证实,tDCS 兴奋性刺激患侧大脑半球可能改善卒中患者的吞咽功能。③刺激双侧侧吞咽皮质的研究:袁英等认为 tDCS 能有效地改善吞咽失用患者的吞咽功能。

研究结果表明,健侧兴奋组、患侧兴奋组和对照组患者治疗后 MMASA 评分和洼田饮水试验等级较治疗前均有改善,具有统计学差异。另外,健侧兴奋性 tDCS 组 MMASA 评分改善程度更加明显,较患侧刺激组和对照组都有统计学差异,提示健侧兴奋性刺激结合传统康复训练手段,可能会更好地改善卒中后吞咽障碍患者的吞咽功能。

解剖结构方面,卒中发生后,患侧大脑半球吞咽皮质及神经网络结构被破坏,而健侧大脑半球的刺激受神经缺失或组织损伤的影响很小,健侧大脑半球的重塑是卒中后吞咽障碍自行恢复的基础。

另外,从安全性方面考虑,患侧大脑半球损伤存在继发性癫痫可能,健侧大脑半球的刺激更安全;最后,患侧半球神经细胞受损状态可能改变刺激对皮质兴奋性的效果。健侧吞咽皮质功能重塑对卒中患者吞咽功能的恢复,研究者们进行了相关探索。Teismann 等对卒中后亚急性早期吞咽障碍的患者的一项研究发现,吞咽障碍患者表现出患侧皮质兴奋性的减低,而健侧皮质的兴奋性几乎消失。Khedr 等研究发现,与吞咽功能正常的卒中患者相比,卒中后吞咽障碍患者健侧食管运动皮质不易诱发出食管 MEP 且皮质地形图明显减小,因此有学者认为,健侧吞咽皮质的功能重塑可能与吞咽的恢复相关。Hamdy 等研究发现,单侧半球卒中后吞咽障碍的患者,口咽期吞咽障碍与健侧半球咽部代表区减小有关,卒中后吞咽障碍恢复正常的患者,吞咽障碍恢复正常后健侧咽部代表区较吞咽障碍存在时明显增大,而患侧咽部代表区前后无明显变化,且对照组吞咽功能正常的卒中患者健侧皮质前后无明显改变,研究者认为健侧半球的重塑对吞咽恢复的重要作用。

(三)tDCS安全性

普遍认为tDCS并不引起动作电位,所以安全性较高。Poreisz等总结了102例受试者的567个疗程,发现在治疗过程中最容易出现的不良反应是电极部位的轻度刺痛感(75.5%)和轻度发痒感(30.4%)、中度疲劳感(35.3%)。在治疗后最容易出现的不良反应是头疼(11.8%)、恶心(2.9%)和失眠(0.98%)。历史上最严重的不良反应发生在20世纪60年代较早的研究中,1例受试者接受了3mA tDCS治疗,发生了短暂的呼吸暂停和肢体瘫痪,停止治疗后完全恢复,电流强度过大可能是不良反应的原因,这也可能是20世纪以来研究者应用过的最大电流。

(四)展望

tDCS在治疗脑卒中后吞咽障碍患者中应用广泛。它以微弱的电流直接作用于大脑皮质相应区域,引起大脑皮质神经细胞兴奋性改变及其他一系列变化,作为一种安全、低廉、便携的无创式经颅刺激,已经得到普遍认可。在脑卒中后运动障碍、失语症、认知障碍、老年痴呆症、帕金森病、癫痫、抑郁症、神经痛的治疗中也有应用。但也存在不少争议,如刺激强度、刺激时间、电极的放置、刺激模式、电极极性的选择、短期长期疗效的优劣比较等问题都未有统一认识,还有待进一步探索。

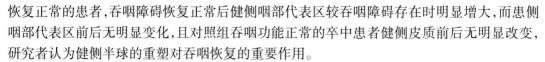

第二节　肌电触发生物反馈训练

一、概述

肌电触发生物反馈训练是一项结合生物反馈和神经肌肉电刺激技术,兼具互动性并能提升患者专注力与学习动机的吞咽训练方法。吞咽属于复合协同运动模式,单纯的电疗法不能控制或者训练吞咽运动节律。当患者有意去控制运动的协调性时,电疗法只能提供强化力量的刺激。因此,电刺激的作用是易化肌肉收缩、增强肌肉力量。而日常功能训练以及每天发生的2 000多次吞咽活动的主动应用对恢复正常吞咽功能则起到主导作用。如果将主动的吞咽训练(甚至是强化的吞咽动作)结合被动的电刺激,可以取得更好的治疗效果。

二、分类

肌电触发生物反馈训练是以生物反馈、认知学习理论、运动再学习疗法为理论基础,通过反复的训练帮助患者重新建立新的大脑指挥功能,帮助患者增强肌肉力量,提高其生活质量。该技术包含三个部分的内容:①生物反馈疗法;②肌电触发生物反馈技术;③神经肌肉电刺激技术。

所谓生物反馈疗法,是一种借由仪器的测量,将受测者生理反应体现的数值或变化,以声音或视觉,单纯、直接、即时地显示,反馈给受测者的疗法。当受测者经过练习后,可能控制原先无法控制的生理反应,如血压、脑波、心跳、体表温度与肌肉张力等。生物反馈的研究始于20世纪60年代,当时的研究已显示,个人意志可以控制部分自主神经系统掌控的生理反应与非意志的生理反应。经由生物反馈练习,可使个人学会控制自己的生理反应。

　　生物反馈辅助的训练模式有利于运动的再学习。以肌肉的运动为例,该训练把复杂的动作进行简单生理学意义上的分解,肌肉的运动状态经过仪器监控与处理,转化成视觉或听觉等讯息,让受测者可以实时、直接地了解目前肌肉活化的情况。受测者通过反馈讯息进行运动的控制,并借由重复练习,进而影响此肌肉的运动。

　　运动再学习有助于自主运动的恢复,而生物反馈的训练方式则可促进运动的再学习。每一次的动作,都可以转换成受测者容易体会的讯息,然后利用增强反馈的技巧来增强学习的动机,多种训练游戏的加入可以提高训练乐趣,从而提高治疗效果。有学者认为,除了练习以外,反馈是影响运动学习最重要的因素,不同的反馈形式、量、给予的时间等皆会影响操作表现和动作学习。临床上常利用增强反馈(augmented feedback)的技巧来促进学习并提高治疗效果。

　　肌电触发生物反馈训练有利于动作的控制。应用生物反馈仪进行训练,有利于神经疾病患者启动、维持和增强肌肉活动,提高主动肌肉收缩能力,故而改善功能性活动。生物反馈仪应用于神经疾病患者的目的通常为:①肌力训练;②肌肉耐力训练;③改善功能。

　　肌电触发生物反馈训练改善神经可塑性:当患者努力尝试做一动作,就会发出自己的表面肌电信号,当信号达到或超过所设定的阈值时,生物反馈刺激仪就会发出电刺激帮助患者完成这个动作。经过反复的吞咽动作,促使患者加大肌肉收缩意识,以引发进一步的肌肉刺激,向中枢神经系统提供了大量的输入冲动,加强中枢与吞咽肌群的联系,使大脑中枢逐渐恢复对吞咽肌肉的自主控制。

　　治疗仪能将患者主动有意识的肌肉收缩产生的微弱肌电信号处理、放大,以机体能感知和理解的方式(视觉方式、听觉方式)呈现出来,让肌体感知、理解,发挥患者主观能动性,从而发挥心理对生理的调节作用;同时通过神经肌肉电刺激(Neuromuscular Electrical Stimulation,NMES)帮助患者完成治疗性运动,改善肌力。

三、治疗参数

1. 硬件设施　本节内容以某品牌表面肌电生物反馈仪为例介绍(图 13-1)。

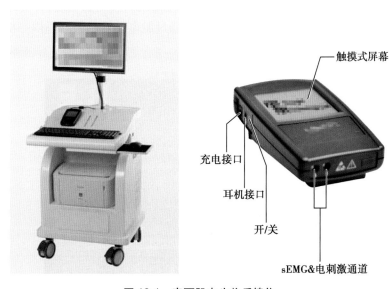

触摸式屏幕

充电接口

耳机接口

开/关

sEMG&电刺激通道

图 13-1　表面肌电生物反馈仪

2. 治疗模式　①吞咽困难评估及反馈训练方案:采用 Steele 吞咽困难评估(通过采集并记录肌肉表面肌电信号)以及生物反馈训练方案,包括常规吞咽、用力吞咽法、声门上吞咽法和门德尔松吞咽法;②吞咽困难电刺激;③肌电触发电刺激(EMG trigger stim)。

3. 电刺激治疗参数　输出电流:0~100mA;刺激频率:2~100Hz;刺激波宽:50~400μs;上升和下降时间:0~10S;刺激波形:双相平衡波。

4. 生物反馈参数　阈值:可有两种方法测定,手动设定临界阈值;另一种是仪器自动检测吞咽时的表面肌电信号,根据肌电信号的强弱自动设置动态临界阈值。

四、操作步骤

1. 准备工作　用酒精在患者颈部备皮,采用一次性粘贴电极,两块主电极分别放置于舌骨上缘、舌骨与下颌连线中点,参考电极放于以两电极连线为底边的等边三角形顶点,见图 13-2。用表面肌电生物反馈仪搜集肌电信号后,传入电脑中的软件进行处理。

2. 测试阈值　采用 BFE 国际标准吞咽困难评定方案。先测试患者自然进行干吞咽(唾液吞咽)5 次的表面肌电值,测试界面结束后系统会自动分析出患者无吞咽动作的平均静息值、吞咽峰值平均值及吞咽最大峰值。之后设定 110% 吞咽峰值为用力吞咽峰值临界值,吞咽界面会在 110% 吞咽峰值处有虚线作为给予患者的视觉反馈(图13-3)。

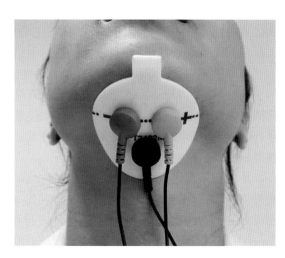

图 13-2　表面电极粘贴位置

3. 吞咽训练　嘱受试者在视觉反馈的干预下按语音提示分别做用力干吞咽,要求患者吞咽产生的动作肌电图峰值超过所设定阈值。肌电生物反馈训练仪能无创探测到吞咽时喉上抬肌肉收缩的幅度,并实时显示在电脑屏幕上,当肌电信号水平超过预先设定的阈值时,通过肌电触发刺激器提供一次有功能活动

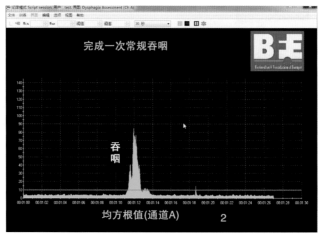

图 13-3　阈值测试

的肌肉收缩,并通过语音提示及时给予患者鼓励(图 13-4)。若患者因口干难以启动吞咽动作,可用注射器给予患者 3ml 水,嘱用力吞咽,尽量一口吞下,间隔 30s 后再给予 3ml 水 1 次。

训练时要求患者采取用力干吞咽法,或治疗师使用门德尔松吞咽法,使喉上抬肌肉收缩幅度尽可能达到正常范围。有些设备除给予语音提示与鼓励外,还可通过显示屏,提供与正常人喉上抬动作比较的参数或曲线图,给予视觉反馈(图 13-5)。在治疗疗程最后,某些治疗师可选择吞咽真实的食物,推荐选用酸奶或布丁,给患者 1/2 茶匙上述食物、嘱用力吞咽 2次,指导患者将残留的食物咳出来,在每次治疗中无论是吞水还是食物都要密切监测是否有误吸和呼吸系统疾病的指征。

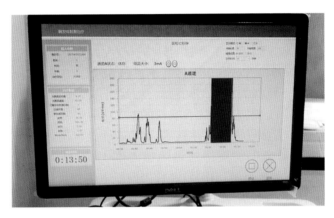

图 13-4 肌电触发生物反馈治疗界面

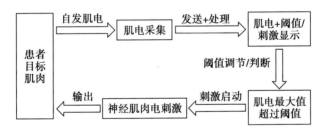

图 13-5 肌电触发生物反馈模式

五、适应证

1. 运动和协调性降低导致的神经性吞咽障碍患者,如脑卒中、脑外伤等。

2. 由于解剖结构破坏导致的吞咽困难患者,如头颈部癌症。

3. 外周神经肌肉障碍(重症肌无力、颈部肌张力障碍等)所致的吞咽障碍。

4. 可结合吞咽手法训练,如应用用力吞咽法,主要是促进较大食团从咽部清除,主要针对弥漫性食物残留、舌底与咽壁接触差、咽部挤压力量减小、舌-喉复合体的运动减小等患者;应用门德尔松吞咽法,主要是针对梨状隐窝食物残留、环咽肌不开放或开放减少、舌-喉复合体的运动减小等患者。

六、禁忌证

1. 意识障碍。

2. 认知功能障碍,学习能力较差,无法配合主动吞咽者。

3. 心脏起搏器植入或有严重心脏病。

4. 皮肤病、出血倾向。

5. 治疗局部有恶性肿瘤。

七、研究进展

Haynes 在 1976 年通过降低前额的肌电活动度,成功治愈 1 例慢性紧张型吞咽障碍者,该次治疗属放松训练模式,也是第一例应用生物反馈技术治疗吞咽障碍。此后大部分学者多采用直接控制学习模式。

Wheeler-Heglandd(2008)通过表面肌电图记录正常人不同吞咽动作时舌骨运动及颏下肌群肌电活动的特征,发现当执行特异性吞咽任务(门德尔松吞咽法、用力吞咽法)时,舌骨的位移、表面肌电图时程和振幅相对正常吞咽时均有较大差异。

Bryant 和 Huckabee(1991)在教导患者做瓦尔萨尔瓦动作(Valsalva maneuver)与门德尔松吞咽法时,同时监测舌下肌群的肌肉活动强弱,将其当作反馈讯号,进行肌电生物反馈辅助治疗;Bogaardt(2009)对 11 例应用传统吞咽训练不成功的脑卒中后遗症期吞咽障碍患者,采用表面肌电生物反馈作为常规训练的补充,结果功能性经口进食量表(FOIS)得分均有提高;Reddy(2000)等使用动态生物反馈法训练患者喉上抬,结果全部患者有效;兰月等(2014)使用高分辨率固态测压系统(HRM)评价表面肌电生物反馈及神经肌肉电刺激疗法(NMES)对脑干损伤后神经源性吞咽障碍患者咽部及食管上括约肌功能的即时影响,结果表明,表面肌电生物反馈可以显著延长食管上括约肌松弛持续时间和咽肌收缩持续时间;Crary(2004)等人报道 45 例吞咽障碍患者(25 例继发于脑卒中,20 例继发于头颈部癌症)的回顾性分析结果证明,表面肌电生物反馈可在短时间内提高脑卒中后或头颈部癌症手术后患者的经口摄食功能,而且前者的改善高于后者。研究者们认为表面肌电生物反馈是对吞咽障碍进行功能训练的有益补充。

生物反馈技术的发展与科技的进步有关,先进的科技可提供更佳的视觉或听觉刺激,能进一步提高患者的专注力与动机。吞咽障碍的生物反馈治疗虽然仍未臻纯熟,但对于慢性吞咽障碍患者来说,仍是可供选择的一种治疗方法。

第三节　经颅磁刺激技术

一、概述

经颅磁刺激(transcranial magnetic stimulation,TMS)是一种利用时变磁场作用于大脑皮质产生感应电流改变皮质神经细胞的动作电位,从而影响脑内代谢和神经电活动的非侵入性脑刺激技术。

根据刺激脉冲的不同,TMS 通常分为三种刺激模式:单脉冲 TMS(single-pulse TMS,sTMS)、双脉冲 TMS(paired-pulse TMS,pTMS)、重复 TMS(repetitive TMS,rTMS)。按频率的大小,我们将 TMS 分为两种:低频经颅磁刺激和高频经颅磁刺激,低频 TMS(频率≤1Hz)其具有抑制作用,可以使运动诱发电位(motor evoked potential,MEP)阈值升高而波幅降低,从而降低局部代谢;高频 TMS(频率>1Hz)具有兴奋作用,可以使运动诱发电位阈值降低而波

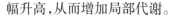

幅升高,从而增加局部代谢。

TMS 刺激装置包括电容器和感应器两个主要部分。电容器储存大量的电荷,在极短时间内放电,使感应器的感应线圈产生磁场,并在脑内产生反向感应电流。皮层内的电流可以激活大的锥体神经元,引起轴突内的微观变化,并进一步引起电生理和功能的变化。其最终既可引起短暂脑功能的兴奋或抑制,也可以产生长时程的皮层可塑性改变。TMS 的刺激线圈有多种。大的圆线圈穿透性较强,但产生的效应不够局限;而小型的"8"字线圈空间局限性较好,例如刺激运动皮层的空间分辨率可以达到 0.5~1.0cm,而它的穿透性较弱,一般只能达到脑内 3cm。

TMS 设备的物理原理是基于电磁感应原理,即法拉第定律(Faraday M,1831),闭合回路中感应电动势的大小等于通过该回路的磁通量变化率的负值。变化的电场产生相应的磁场,磁场又转化为相应的电场。在 TMS 中,放置于头部的刺激线圈通电,线圈产生瞬时的磁场,磁场可以自由地穿过颅骨而作用于脑部组织,该磁场于脑部又生成一定的电场。TMS 可以无痛地兴奋神经细胞,其作用主要取决于刺激的强度、持续时间和方向。TMS 的刺激作用并不依赖于产生的磁场,而与生成于脑部的电场作用所产生的神经去极化作用相关。电荷流经兴奋的神经元细胞膜,产生跨膜电位。当刺激强度足够大时,生成动作电位,并沿神经传播。

根据法拉第电磁感应定律,时变磁场可以感生出电场,刺激部位产生的电流密度与其电导率成正比。人体各种组织的电导率差别很大,神经组织的电导率很大,而肌肉、骨骼的则很小。因此在肌肉、骨骼中几乎不产生电流,神经组织中电流密度很大。当电流超过神经组织的兴奋阈值的时候,就能起到刺激的作用。

二、作用机制

TMS 有 3 种刺激模式,这些不同的刺激模式产生的生理效应是不同的,它们的应用也是不同的,目前主要关注以下几个方面的效应及应用:

刺激皮层部位,导致运动诱发电位的产生。这是目前 TMS 研究的最为成熟的效应,已有许多重要的临床应用。其中一个重要应用就是中枢运动神经传导的测量。测量方法是利用 sTMS 刺激异侧运动皮质后得到相应的 MEP(运动诱发电位)和肢体运动,记录下 MEP 就能探测到大脑运动皮质下行路径传导。这种测量可以得到一些非常重要的生理参数,如中枢运动传导时间、对于深入认识人体生理功能和一些疾病的检测有重要意义。另一个应用就是评价运动皮质兴奋性。通过测量 TMS 的运动阈值和 MEP 静止期等参数可以对运动皮质的兴奋程度进行衡量,从而刻画某些运动神经疾病导致的神经生理变化。此外,它在研究皮质映射和皮质塑性方面也有很广泛的应用。

改变大脑局部皮层兴奋度。这是 rTMS 独有的效应,也是 rTMS 之所以受到如此重视的重要原因。有学者应用:TMS 于运动皮质,发现快速 rTMS 有易化神经元兴奋作用,瞬间提高运动皮质兴奋性,而另有人发现低速 rTMS 有抑制兴奋作用,很多实验都证明了这个结论。而目前已经知道,相当一部分神经和精神疾病,如抑郁症、癫痫等都可归咎于特定大脑皮质区神经细胞兴奋阈值的改变,所以,通过改变皮质兴奋性是成功治疗这些神经和精神疾病的关键。正是基于此,rTMS 显示出它在神经和精神疾病治疗上的潜力,将成为 TMS 研究的热点之一。

关闭特定皮层区的活动,实现大脑局部功能的虚拟性损毁 TMS 可以瞬间对在给定皮质

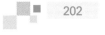

区产生可逆损伤,关闭特定皮质区的功能。Amasisan 等用在屏幕上随机产生短促出现的字母作为视觉刺激,在受试者观察后的不同时刻进行 TMS,然后要求受试者辨识所见字母。结果在刺激后间隔 80ms 给予 TMS 时,受试者出现视觉模糊或完全丧失。而这个现象在间隔小于 60ms,或大于 140ms 后都不会发生。有实验表明,刺激语言区可使瞬时失语;对于运动皮质也有类似的中断效应,但响应不是功能消失而是出现动作延迟。

这个效应也是近些年 TMS 研究的热点。以前人们对大脑特定皮质的功能的认识只能借助于对大脑损伤者的研究,但是皮质损伤往往不会只破坏一个特定功能区域,很难建立特定脑区与具体功能的因果联系而 TMS 的这个效应则有可能让人们达到这个目的,通过磁刺激大脑某一皮层,观测其引起的各种反应,从而确定该皮层对于完成某项任务是否必要,这样就可以精确确定特定皮层的功能。

从上面的 3 个效应可以看出,TMS 技术之所以受到如此广泛的关注,正是因为它可以提高人对大脑的干预能力,为人们更加深入地认识大脑提供了一个有力的工具。

卒中后吞咽功能的恢复有赖于正常大脑半球代偿功能的建立,扩大未损伤区联络范围,加强对大脑皮质感觉区信息输入是一个潜在的吞咽障碍治疗手段。TMS 可活化神经轴突,引发神经皮质重建及皮层网络突触的连接,使皮层神经重建。可以更为直接、快捷地改变大脑的可塑性,成为研究大脑神经可塑性和功能重组的有力手段,具有很好的应用前景。

三、刺激参数与吞咽的关系

(一)不同 TMS 参数对吞咽障碍的影响

目前,用作吞咽障碍治疗的多采用重复经颅磁刺激模式 rTMS。

高频刺激患者的吞咽运动皮质可提高皮质兴奋性,从而改善吞咽功能。有研究通过记录食管上横纹肌的运动诱发电位(motor evoked potential,MEP),结果发现 MEP 波幅明显增加,为高频 rTMS 治疗吞咽障碍提供了神经电生理基础。另外,有研究发现,低频电联合高频 rTMS 治疗吞咽障碍后的有效率显著高于对照组,但不能排除其中低频电所发挥的作用。

也有研究提示低频 rTMS 在促进吞咽功能恢复方面有潜在优势。有学者使用低频 rTMS 刺激下颌舌骨肌皮质区,记录下颌舌骨肌肌电活动,并利用吞咽障碍指数和电视荧光透视检查评估疗效。结果发现,rTMS 治疗后吞咽的协调性明显改善,进食流质和糊状食物的反应时间缩短,相应地,进食流质时误吸明显减少,进食糊状食物时残留也减少。该研究提示,低频 TMS 治疗卒中后吞咽障碍可能有效。

总的来说,目前研究认为,低频 rTMS(≤1Hz)产生抑制效应,而高频刺激(>1Hz)产生兴奋效应。根据研究分析,选用高频 rTMS 可能是促进吞咽功能改善的有效办法。由于 rTMS 的治疗方案在频率、强度、刺激时间等多个方面变异较大,报道的结果差异较大、观察的结局指标多样,目前无法进行分析评价其最佳方案。

(二)刺激部位(健侧或患侧)的选择

关于 rTMS 改善卒中所致吞咽障碍的理论依据并不统一。有研究者认为兴奋未受损侧(或非优势侧)吞咽皮质可以改善吞咽功能,主要因为吞咽障碍患者的患侧半球可能多为吞咽优势侧,受损的优势侧吞咽皮质网络之间的相关联系可能残存的较少,吞咽功能的恢复可能依赖于健侧(或吞咽非优势侧),而且兴奋性 rTMS 刺激健侧半球很少诱发癫痫。但是此研究中双侧半球都出现皮质内抑制减少、易化增加,这提示似乎双侧皮质向咽投射纤维数量的增加才是吞咽功能改善的关键。

也有学者认为兴奋患侧(或优势侧)吞咽皮质可以改善吞咽功能。有人利用 3Hz rTMS 刺激患侧吞咽皮质来改善前循环卒中后吞咽障碍,其中 14 例患者接受真刺激,12 例接受假刺激,刺激部位是患侧食管运动皮质。10min/d,连续 5 天,在治疗前、治疗结束即刻、1 个月后、2 个月后评估吞咽功能。结果发现频率 3Hz、强度 120% 的 rTMS 作用于患侧食管运动区可以改善吞咽功能,且能产生长效的运动皮质兴奋作用。接受真 rTMS 刺激的患者治疗 1 个月后双侧半球诱发的食管 MEP 波幅都明显增加,也提示患者吞咽功能的恢复与双侧吞咽皮质兴奋性的增加有关。但是,由于此研究中的患者处于急性期,随着脑水肿的消退,吞咽功能可能有不同程度的改善,而研究者并没有进行真假刺激组食管 MEP 比较,所以很难比较 TMS 刺激后吞咽皮质兴奋性的变化与其自然恢复状态有何不同。

rTMS 健侧和患侧都可以增加吞咽皮质的投射纤维数量,但健侧、患侧、双侧半球刺激何种疗效最好值得进一步探讨。

(三)刺激频率等参数的研究

rTMS 的兴奋效应受很多因素,如刺激频率、脉冲、刺激部位的影响,与 1Hz 或 10Hz 比较,5Hz rTMS 可以更好地增加皮质延髓束的兴奋性。rTMS 作用于健侧咽运动皮质,在刺激前、刺激 60min 后记录咽 MEP 和吞咽反应时间,结果 5Hz、脉冲 250 的 rTMS 刺激后咽运动皮质兴奋性有最好的改善。

四、设备操作

(一)经颅磁刺激操作规程

1. 检查知情同意书和申请单,嘱咐患者静坐于治疗椅上或卧于床上。

2. 治疗前去除患者身上手表、信用卡、戒指、硬币等金属物品。

3. 开机,检测运动阈值。

4. 设定治疗参数。

5. 将线圈固定于支架。

6. 开始治疗。

7. 治疗结束时,撤线圈。

(二)设备使用说明

1. 打开电源,打开电脑,程序启动界面。

2. 录入患者信息,创建档案。当患者没有存档时,则可以使用此功能,将患者信息保存起来,以便之后查看。

3. 测量阈值 按照中央前回的躯体定位图,确定刺激部位并记录到相应诱发电位时,可以做上标记,以便下次测量阈值时能准确快捷的测量。以靶肌是手指为例:在头部运动区手指部位给一个脉冲的刺激,记录到大于 $20\mu V$ MEP 时最小头部磁刺激强度(连续 10 次刺激运动皮层,至少 5 次引起目标肌肉收缩的最小输出强度。或可以诱发出连续 5 个幅值超过 $50\mu V$ 的运动诱发电位的刺激强度)就为该患者的阈值,之后单击"阈值确定"按钮将当前强度值设为 100% 阈值。

4. 程控刺激 患者阈值确定后可以直接通过界面的刺激选择直接进入治疗模式中的程控刺激。

5. 关闭设备 治疗结束后,如果设备不再使用,则关闭软件界面上的小窗口,进入设备电源管理关闭电源,待电源关闭后依次关闭电脑、关闭电源总开关,拔下电源线。

（三）经颅磁刺激治疗禁忌证

1. 刺激部位局部创伤、感染、肿块等。
2. 癫痫患者，尤其近期发作频发者。
3. 脑内有永久性金属植入物患者。
4. 颅骨修补患者。
5. 装有心脏起搏器患者。
6. 患有精神类疾病如狂躁症等。

五、经颅磁刺激治疗卒中后吞咽功能障碍的临床研究

吞咽功能障碍是脑卒中患者常见的并发症，急性脑卒中吞咽障碍发病率在45%~65%，可造成吸入性肺炎、营养不良、电解质紊乱等并发症，甚至可危及生命。卒中后神经功能的康复依赖于中枢神经系统的可塑性，中枢神经系统可以代偿因卒中而失去的功能。TMS通过加强或削弱中枢神经系统的代偿功能，促进脑皮质重建，从而改善机体功能。rTMS治疗卒中后吞咽障碍的刺激部位是左侧和/或右侧咽皮质运动区，其治疗机制可能是通过低频抑制效应和高频兴奋效应重建半球间的交互性抑制的平衡，影响患侧大脑神经元可塑，进而促进神经功能重建。众多临床研究表明，rTMS治疗卒中后吞咽功能障碍是行之有效的方法，配合康复训练能够显著促进吞咽功能的恢复。

Verin和Leroi等使用1Hz rTMS刺激健侧大脑半球，治疗7例单侧大脑半球损伤的脑卒中患者，治疗时间为每天20min，共5天，结局指标为吞咽障碍指数（DHI），结果显示治疗结束后吞咽的协调能力、误吸和残留的评分都明显的改善，但是口腔传递时间、咽腔传递时间和喉闭合的时间没有显著改变。变化最明显的是在治疗刚结束时，并且这种效应持续了至少2周。这证明咽肌所代表的运动皮质能够协调吞咽过程的口腔期和咽期，这种吞咽协调功能的改善直接减少了残渣食物在咽腔的残留和液体的误吸。

Michou等使用5Hz rTMS、咽腔内电刺激、配对联合刺激三种神经刺激方式来探索脑卒中后吞咽障碍改善的机制。结果显示，咽腔内电刺激和配对联合刺激两种刺激方式能够有益地调节咽肌运动皮质中皮质延髓束的兴奋性，健侧大脑半球的功能也相应改善；当比较真、假刺激组时，真刺激组减少了15%的误吸。在rTMS组则显示真刺激、假刺激两种方式没有对于改善皮质的兴奋性和渗透-误吸累积积分没有显著性差异。从以上结果来看，或许可以推断咽腔内电刺激和配对联合刺激两种采用周围刺激的方式产生了双侧皮质效应，而一个单一的rTMS应用可能不足以产生双侧效应和改善功能预后。其最终结论为吞咽功能的改善可能更多地是由健侧神经通路的提高而产生的。

Khedr等随后使用3Hz干预了两组特殊类型的脑卒中患者，一组为11例延髓背外侧综合征（LMI）的患者，另一组为11例其他类型的脑干梗死（OBI），其中LIM组有6例为真刺激，5例为假刺激；OBI组有5例为真刺激，6例为假刺激。由于是脑干损伤，该研究采用的是刺激双侧食管皮质区，所有接受真刺激的患者吞咽功能在治疗5天后立即都有恢复，并且效果至少持续2个月，而假刺激的患者仍然存在吞咽困难直到2个月以后。最终结论为对于由延髓背外侧综合征和其他类型脑干梗死引起的吞咽障碍rTMS可能为一种有效的辅助治疗。该研究的特殊性为研究对象的病变部位在脑干，而脑干为吞咽的二级中枢，其接受双侧皮质传入的神经冲动，然后经由延髓内的疑核、孤束核两个吞咽中枢换元，再由传出神经传出神经冲动到吞咽肌。而脑干梗死多半为一侧的脑干，因此一侧的吞咽中枢损伤后，吞咽

功能的恢复可能由健侧半球的运动前神经元和对侧的延髓发挥作用。

　　Kim 等采用 1Hz、5Hz 为治疗组,对照组为假刺激组,1Hz 组刺激患者患侧、5Hz 组刺激患者的健侧,疗程共 10 天。评价指标包括渗透-误吸量表(PAS)、功能性吞咽障碍量表(FDS)和美国言语及听力协会结局指标评价系统吞咽功能量表(ASHANOMS)。结果显示 1Hz 组在三个量表评估时都有显著改善,而 5Hz 组则改善不明显,最终结论为低频 rTMS 促进患者吞咽功能的恢复。有研究显示低频 rTMS 不仅降低了健侧大脑半球的皮质兴奋性同时也增加了患侧半球的兴奋性,而这既增强剩余神经元的可塑性,也激活了局部和远隔潜在的神经网络。

　　Park 等使用 5Hz 干预了 9 例卒中后吞咽障碍的患者,设立同样例数的对照组。干预方式为健侧大脑皮质,最终结果显示治疗组在视频吞咽造影功能障碍量表(VDS)和渗透-误吸量表(PAS)上有显著的改善。该研究的不同之处在于,5Hz 高频 rTMS 刺激的是健侧大脑半球,其理论来源于在单侧脑卒中存在口咽吞咽障碍的患者中,其健侧口咽的皮质区似乎和一小块咽皮质区有功能联系,而这块皮质区随着吞咽功能的恢复其大小也在慢慢增大。基于这一理基础,他们的研究认为在单侧脑卒中存在吞咽障碍的患者中,吞咽功能的恢复可能是由于健侧大脑半球功能重组的结果。

　　Momosaki 等使用 3Hz 联合强化的吞咽康复训练治疗了 4 例卒中后吞咽障碍的患者。所有的患者均为双侧的脑梗死,干预方式也为双侧干预,即刺激双侧的咽肌皮质,但不使用食物进行训练。结果显示,这种联合治疗能够改善喉抬高的延迟时间,提高咽缩肌的功能,减少夜间唾液的吸入来减少吸入性肺炎的发生,提高舌的肌力,协调咀嚼过程,减少反流性食管炎的发生。

　　Cheng 等使用 5Hz rTMS 干预的 4 例单侧卒中后吞咽障碍的患者,其中 2 例真刺激、2 例假刺激。其干预的目的是调查频率 5Hz 的 rTMS 的短期效应,干预的位置也与其他研究不同,其主要的刺激点位患侧的舌肌运动皮质区,结局指标为舌肌的压力(TP)、口咽部吞咽效率(OPSE)、吞咽相关生活质量问卷(SAPP)。结果显示,真刺激组的患者在吞咽功能和吞咽相关生活质量问卷方面都有提高,并且这种疗效可以持续到治疗后 1 周至 1 个月。OPSE 的改善使患者的吞咽过程更加有效同时也更安全,另外一个益处是使患者在吃饭时遇到不同性状的食物(包括流质、半流质和糊状食物)时都能有效地进行吞咽。研究另一个积极的发现是真刺激组患者的生活质量也在提高,真刺激后功能上的改善能使患者对吞咽功能损害的自我感知能力降低,因此,对卒中后吞咽障碍的康复改善功能和提高生活质量一样重要。

　　Lim 等应用 rTMS(频率为 1Hz)、神经肌肉电刺激疗法(NMES)、传统吞咽障碍治疗(CDT)等三种不同方法治疗亚急性单侧脑卒中后吞咽障碍,采用 VFSS 及不同吞咽障碍量表评估三组患者进食半固体和液体两种食物,结果显示在给予患者液体时,rTMS 组、NMES 组与 CDT 组相比较在 FDS 和 PAS 方面有显著的提高,但是 rTMS 组和 NMES 组之间差异没有统计学意义;给予患者半固体时,三组患者所有的评估指标都有改善,但是却没有组间差异。表明 rTMS 治疗在改善液体进食方面较常规治疗疗效好。

　　Du Juan 等同时使用了 1Hz、3Hz、假刺激组来治疗脑卒中后吞咽障碍的患者,1Hz 组刺激患者健侧、3Hz 组刺激患者的患侧,疗程共 5 天。评价指标包括标准吞咽功能评定(SSA)、吞咽障碍程度分级(DD)、运动诱发电位(MEP)等。结果显示在临床吞咽障碍评分方面治疗治疗组,无论 1Hz 组还是 3Hz 组均较对照有显著改善,在运动诱发电位方面,1Hz 组不仅降低健侧大脑半球的皮质性兴奋性而且还增加患侧半球的兴奋性,兴奋性增加主要表现为运动诱发电位振幅的降低和潜伏期的缩短;而 3Hz 组仅仅只是提升了患侧半球的兴奋性。

Lee 等使用 10Hz rTMS 干预了两组卒中后吞咽障碍的患者,其中试验组采用来自舌骨上肌群的运动诱发电位阈值,对照组采用来自拇短展肌的运动诱发电位阈值,采用功能性吞咽障碍量表(FDS)、吞咽障碍严重结局和吞咽障碍严重度量表(DOSS)、渗透-误吸量表(PAS)为结局指标。结果显示,在结局指标 DOSS 上试验组和对照组有显著性差异,在结局指标 PAS 和 FDS 上试验组和对照组差异没有统计学意义。

目前,利用 TMS 治疗卒中后吞咽障碍还处于探索阶段,及时将最新的研究结果进行分析、整理甚为重要。临床研究表明,rTMS 治疗卒中后吞咽功能障碍是行之有效的方法,配合康复训练能够显著促进吞咽功能的恢复。rTMS 的刺激频率是最重要的设置参数,既往的研究认为,低频 rTMS(≤1Hz)产生抑制效应,而高频刺激(>1Hz)产生兴奋效应。

六、注意事项

经颅磁刺激安全性及注意事项:

国际经颅磁刺激学会(International Society of Transcranial Magnetic Stimulation,ISTS)有关于 TMS 安全性和技术要领的大量规范。TMS 的副作用主要是呈一过性的头痛、听力损害、颈部疼痛等。也有报道称即使是单脉冲 TMS 也可能诱发健康个体癫痫发作。TMS 引发癫痫发作的患者中,大多情况下有癫痫史、服用降低发作阈值的药物或患有其他影响皮质兴奋性疾病等危险因素,即使在癫痫患者中,TMS 诱发发作的比例也非常低。但迄今为止未见明显长期副作用的报道。不过在使用 TMS 时,仍应该严格依照 TMS 安全指南。

TMS 使用时需注意:

1. 房间要求:具备独立电源接口,仪器放置要求距离对面墙至少 30cm 的空间。门口挂贴警示标志,告诫此处有强磁场设备,禁止装配有心脏起搏器或电子输液装置等对磁场敏感的设备和人员进入。

2. 主电源电缆线是否完好,插头是否坚固,插座和插头接触是否紧固。刺激线圈是否完好无损,是否有裂纹、是否有颜色改变,否则停止使用。

3. 仪器使用必须由有资格的医疗技师或医师来操作。操作人员必须身体健康、行为正常。操作人员必须告诉患者磁场刺激诊断治疗的原理、过程和可能的反应,介绍注意事项,消除患者的紧张。对于一些身体有残疾的患者提供恰当的帮助,对于年长者和小孩,这些信息必须都告诉陪护人员。

4. 系统内部部件的温度在工作过程中会升高,因此,治疗结束后系统需要保持开机状态,并在刺激后等待约 10min 再关机,这样系统内部风扇将有充分的时间冷却系统部件。

5. 在开始诊断和治疗的时候,确保设备开机超过 10s。治疗结束后建议不要通过任务管理器或其他途径来强行退出软件。

(杨海芳 王婷 陈毅 黄伟新)

参 考 文 献

[1] Ahn TG, Shin YB, Park M, et al. Effect of bihemispheric anodal transcranial direct current stimulation for dysphagia in chronic stroke patients:A randomized clinical trial[J]. Rehabil Med,2017,49(1):30-35.

[2] Ahn YH,Sohn H,Park J,et al. Effect of bihemispheric anodal transcranial direct current stimulation for dys-

phagia in chronicstroke patients：a randomized clinical trial［J］. Rehabil Med,2017,49(1):30-35.

［3］ Bogaardt HCA,Grolman W,Fokkens WJ. The Use of Biofeedback in the Treatment of Chronic Dysphagia in Stroke Patients［J］. Folia Phoniatrica Et Logopaedica Official Organ of the International Association of Logopedics & Phoniatrics,2009,61(4):200-205.

［4］ Bryant M. Biofeedback in the treatment of a selected dysphagic patient［J］. Dysphagia,1991,6(3):140-144.

［5］ Cheng IK,Chan KM, Wong CS,et al. Preliminary evidence of the effects of high-frequency repetitive transcranial magnetic stimulation(rTMS) on swallowing functions in post-stroke individuals with chronic dysphagia ［J］. International Journal of Language & Communication Disorders,2015,50(3):389.

［6］ Crary MA, Carnaby GD, Groher ME,et al. Functional Benefits of Dysphagia Therapy Using Adjunctive sEMG Biofeedback［J］. Dysphagia,2004,19(3):160-164.

［7］ Du J,Yang F,Liu L,et al. Repetitive transcranial magnetic stimulation for rehabilitation of post-stroke dysphagia：A randomized,double-blind clinical trial［J］. Clinical Neurophysiology Official Journal of the International Federation of Clinical Neurophysiology,2016,127(3):1907-1913.

［8］ Emilia M,Satish M, Samantha J, et al. Characterizing the Mechanisms of Central and Peripheral Forms of Neurostimulation in Chronic Dysphagic Stroke Patients［J］. Brain Stimulation,2014,7(1):66-73.

［9］ Haynes SN. Electromyographic biofeedback treatment of a woman with chronic dysphagia［J］. Biofeedback and Self-Regulation,1976,1(1):121.

［10］ Lefaucheur JP,Antal A,Ayache SS,et al. Evidence-based guidelines on the therapeutic use of transcranial direct current stimulation(tDCS)［J］. Clin Neurophysiol,2017,128(1):56-92.

［11］ Khedr EM,Abo-Elfetoh N,Rothwell JC. Treatment of post-stroke dysphagia with repetitive transcranial magnetic stimulation［J］. Acta Neurologica Scandinavica,2010,119(3):155-161.

［12］ Kim L,Min HC,Bo RK,et al. Effect of Repetitive Transcranial Magnetic Stimulation on Patients with Brain Injury and Dysphagia［J］. Annals of Rehabilitation Medicine,2011,35(6):765-771.

［13］ Lee JH,Kim SB,Lee KW,et al. Effect of Repetitive Transcranial Magnetic Stimulation According to the Stimulation Site in Stroke Patients With Dysphagia［J］. Ann Rehabil Med,2015,39(3):432-439.

［14］ Lim K B,Lee H J,Yoo J,et al. Effect of Low-Frequency rTMS and NMES on Subacute Unilateral Hemispheric Stroke With Dysphagia［J］. Annals of Rehabilitation Medicine,2014,38(5):592-602.

［15］ Michou E,Mistry S,Jefferson S,et al. OC-066 A preliminary study of neurostimulation based interventions in the treatment of chronic dysphagia post-stroke［J］. Gut,2010,59(8):A27-A27.

［16］ Momosaki R, Abo M,Kakuda W. Bilateral repetitive transcranial magnetic stimulation combined with intensive swallowing rehabilitation for chronic stroke Dysphagia：a case series study［J］. Case Rep Neurol,2014,6 (1):60-67.

［17］ Monte-Silva K,Kuo MF,Liebetanz D,et al. Shaping the Optimal Repetition Interval for Cathodal Transcranial Direct Current Stimulation(tDCS)［J］. J Neurophysiol,2010,103(4):1735-1740.

［18］ Monte-Silva K,Kuo M,Hessenthaler S,et al. Induction of late LTP-like plasticity in the human motor cortex by repeated non-invasive brain stimulation［J］. Brain Stimul,2013,6(3):424-432.

［19］ Park E,Kim MS,Chang WH,et al. Effects of Bilateral Repetitive Transcranial Magnetic Stimulation on Post-Stroke Dysphagia［J］. Brain Stimulation,2016,10(1):75-82.

［20］ Park JW,Oh JC,Lee JW,et al. The effect of 5Hz high-frequency rTMS over contralesional pharyngeal motor cortex in post-stroke oropharyngeal dysphagia：a randomized controlled study［J］. Neurogastroenterology & Motility,2013,25(4):324-e250.

［21］ Pingue V,Priori A,Malovini A,et al. Effect of transcranial direct current stimulation on swallowing apraxia and cortical excitability in stroke patients［J］. Top Stroke Rehabil, 2017,24(7):503-509.

［22］ Reddy NP,Simcox DL,Gupta V,et al. Biofeedback therapy using accelerometry for treating dysphagic patients with poor laryngeal elevation:case studies[J]. Journal of Rehabilitation Research & Development,2000,37（3）:361.

[23] Simons A,Hamdy S. The Use of Brain Stimulation in Dysphagia Management[J]. Dysphagia, 2017,32(2): 209-215.

[24] Suntrup-Krueger S,Ringmaier C,Muhle P,et al. Randomizedtrial of transcranial direct current stimulation for poststroke dysphagia[J]. Ann Neurol,2018,83(2):328-340.

[25] Verin E,Leroi AM. Poststroke Dysphagia Rehabilitation by Repetitive Transcranial Magnetic Stimulation:A Noncontrolled Pilot Study[J]. Dysphagia,2009,24(2):204-210.

[26] Wang Z,Song WQ,Wang L. Application of noninvasive brain stimulation for post-stroke dysphagia rehabilitation[J]. Kaohsiung J Med Sci,201,33(2):55-61.

[27] Wheeler-Hegland KM,Rosenbek JC, Sapienza CM. Submental sEMG and hyoid movement during Mendelsohn maneuver,effortful swallow,and expiratory muscle strength training[J]. Journal of Speech Language & Hearing Research,2008, 51(5):1072-1087.

[28] 陈亮,陈洁,张茹芳,等. 经颅直流电刺激治疗卒中后吞咽困难的系统评价[J]. 中国康复理论与实践, 2018,24(6):726-733.

[29] 陈瑞全,吴建贤. 经颅磁刺激在脑卒中康复治疗中的应用[J]. 世界最新医学信息文摘,2015,15(64): 45-47.

[30] 陈秀明. 经颅直流电刺激在脑卒中吞咽障碍治疗中的应用[J]. 深圳中西医结合杂志,2018,28(5): 184-185.

[31] 窦祖林. 吞咽障碍评估与治疗[M]. 2 版. 北京:人民卫生出版社,2017.

[32] 樊京京,徐秦岚,郭莉,等. 经颅直流电刺激在脑卒中后康复的应用[J]. 临床神经病学杂志,2016,29 (1):76-77.

[33] 方征宇,尤春景. 经颅磁刺激技术在神经康复领域的应用[J]. 中国医疗器械信息,2010,16(2):9-11,39.

[34] 郭昆义,黄虎龙,唐智生,等. 经颅磁刺激结合电针治疗脑卒中后吞咽功能障碍的疗效分析[J]. 华夏医学,2014,27(2):11-14.

[35] 何欢,樊红,王甜甜,等. 经颅直流电刺激治疗卒中后吞咽障碍的疗效研究[J]. 中国康复,2018,33(1): 45-47.

[36] 兰月,王茜媛,徐光青,等. 表面肌电生物反馈及神经肌肉电刺激对脑干损伤后吞咽障碍患者吞咽功能的即时效应[J]. 中国康复医学杂志,2014,29(5):405-409.

[37] 李江涛,郑敏军,曹辉. 经颅磁刺激技术的研究进展[J]. 高电压技术,2016,42(4):1168-1178.

[38] 李志明,黄茂雄,李建廷,等. 生物反馈治疗理论与吞咽障碍生物反馈治疗的现状与进展[J]. 中华物理医学与康复杂志,2009,31(12):796-798.

[39] 刘超,万明珠,关红丽,等. 眼针结合经颅直流电刺激治疗脑卒中后吞咽障碍临床效益研究[J]. 辽宁中医杂志,2018,45(8):1722-1725.

[40] 刘结根,李笑莲,林小珍,等. 重复经颅磁刺激治疗吞咽障碍对脑卒中相关性肺炎发生率的影响[J]. 慢性病学杂志,2016,17(2):169-171.

[41] 刘玲,刘海波,王晓玲,等. 重复经颅磁刺激治疗卒中后吞咽功能障碍的系统文献回顾[J]. 中国脑血管病杂志,2014,11(5):250-255,269.

[42] 钮雪康,杜宇鹏,庞锦阔,等. 经颅磁刺激联合针刺治疗脑卒中后吞咽功能障碍患者的临床观察[J]. 中国中医急症,2017,26(6):1031-1033.

[43] 宋妤. 重复经颅磁刺激在脑卒中后康复治疗中的应用[J]. 中华脑科疾病与康复杂志(电子版),2013,3 (6):415-418.

[44] 孙妮. 经颅直流电刺激对脑梗死后共济失调型吞咽障碍的效果观察[J]. 中国医药指南,2017,15

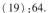

（19）：64.

［45］孙燕，顾旭东，Suntrup-Krueger S，等.经颅直流电刺激治疗卒中后吞咽困难［J］.中国康复，2018，33（3）：198.

［46］王刚，黄葵.脑卒中吞咽障碍康复治疗进展［J/OL］.中国康复理论与实践，2016，22（2）：160-163.

［47］王晓明，周树舜.重复经颅磁刺激技术及其治疗性应用进展［J］.神经疾病与精神卫生，2003，5：402-404.

［48］王艳，张本恕，安中平.经颅重复磁刺激技术的原理及临床应用进展［J］.国外医学：老年医学分册，2007，（1）：21-24.

［49］王治华，白银婷，周静，等.经颅直流电刺激对脑卒中后吞咽障碍的疗效研究［J］.家庭医药·就医选药，2018，9：379-380.

［50］翁春晓，范肖冬，侯冰.经颅刺激对脑功能的调节作用［J］.生物医学工程与临床，2015，19（2）：196-200.

［51］吴春薇，谢瑛.经颅直流电刺激的研究进展［J］.中国康复理论与实践，2015，21（2）：171-175.

［52］武松艳，刘朝晖.重复经颅磁刺激在脑卒中患者康复中的应用进展［J］.中国医药导报，2017，14（10）：67-70.

［53］许涛.经颅磁刺激技术的研究与应用［J］.国外医学：物理医学与康复学分册，2000，1：5-6，29.

［54］杨冬菊，王玉平.经颅直流电刺激技术及临床应用进展［J］.脑与神经疾病杂志，2016，24（3）：192-195.

［55］杨玉霞，江玉娟，项蓉，等.经颅磁刺激定位头电针配合低频电治疗瓦伦贝格综合征患者吞咽困难［J］.中华全科医学，2017，15（1）：151-153.

［56］袁英，汪洁，吴东宇.非侵入性脑刺激技术在吞咽障碍治疗中的应用［J］.中国康复医学杂志，2012，27（10）：979-983.

［57］张卫东.经颅磁刺激技术的基本原理及应用现状［J］.中国医疗设备，2014，29（1）：63-65.

［58］招少枫，窦祖林.肌电生物反馈和低频电刺激在吞咽障碍中的应用进展［J］.中华脑科疾病与康复杂志，2013，3（3）：196-199.

［59］朱明预，余凤琼，张骏，等.经颅直流电刺激的研究进展［J］.中国神经精神疾病杂志，2017，43（6）：382-385.

［60］朱琪，杜宇鹏，徐守宇.经颅直流电刺激对脑卒中后吞咽障碍恢复的研究进展［J］.中国康复理论与实践，2016，22（1）：58-60.

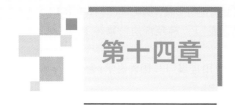

第十四章

其 他 技 术

一、鼻胃管喂养法

（一）定义

鼻胃管喂养法（nasogastric tube intubation）是指经鼻腔将导管插入胃内，通过导管向胃内灌注流质食物、营养液、水和药物的方法。

（二）操作步骤

1. 协助患者取半坐卧位，铺治疗巾，置弯盘于口角，检查患者鼻腔，清洁鼻孔。取出胃管，测量胃管插入长度，成人插入长度为45~55cm，为避免反流可适当再加长5~10cm。测量方法有以下两种：一是从前额发际至胸骨剑突的距离；二是由鼻尖至耳垂再到胸骨剑突的距离。

2. 用液状石蜡棉球滑润胃管前端。沿选定的鼻孔插入胃管，先稍向上而后平行再向后下缓慢轻轻地插入，插入14~16cm（咽喉部）时，嘱患者做吞咽动作，当患者吞咽时顺势将胃管向前推进，直至预定长度。初步固定胃管，检查胃管是否盘曲在口中。

3. 确定胃管位置，通常有三种方法：一是抽取胃液法，这是确定胃管是否在胃内最可靠的方法，二是听气过水声法，即将听诊器置于患者胃区，快速经胃管向胃内注入10ml的空气，听到气过水声；三是将胃管末端置于盛水的治疗碗内，无气泡逸出。确认胃管在胃内后，用胶布将胃管固定于面颊部。

（三）临床应用

经鼻胃管喂养，简称鼻饲，因具有简单、经济、方便等优点，是目前临床上最常见的肠内营养途径，但会产生胃潴留、腹泻、便秘、吸入性肺炎等并发症。有研究指出，目前鼻饲护理流程已不能满足临床的需要，例如：如何固定胃管、如何确定鼻饲时床头抬高角度等，护士仅仅依靠教材知识和临床经验为患者提供护理，会带来诸多安全隐患，故在实际工作中有许多创新之处。李晨露等于2015年5月构建了基于证据的《经鼻胃管喂养临床实践指南》，进行流程改造及规范。

昏迷患者常因意识障碍出现无法配合吞咽、舌后坠等情况而增加留置胃管的难度。胃管置入的过程中患者可出现干呕、呛咳、黏膜出血等并发症，反复置入胃管增加了其发生率，严重者可发生误吸、肺炎，甚至有可能引发气胸。《基础护理学》在针对昏迷患者留置胃管操作中描述,向前屈颈使患者下颌靠近胸骨柄,以增加咽后壁曲度,使胃管能够沿着咽后壁滑入食管上口。昏迷患者常伴有舌后坠,后坠的舌体堵塞了咽部通道,屈颈的方法效果并不明显。患者意识状态下降或肌肉瘫痪导致肌张力下降,从而造成舌后坠,堵塞咽部通道,给置管造成困难。常规针对昏迷患者采用先仰头后托头的平卧位置管,托头虽然增加了咽后壁通道曲度,可以使胃管更贴近咽后壁,对无舌后坠患者有效,但对舌后坠患者效果不明显,因为曲度增加并不能解除舌体对咽后壁的堵塞,相反,当下颌靠近胸骨柄时舌体对咽后壁压迫更加明显,反而增加了置管难度。通过改变体位,患者由仰卧位转变为侧卧位,或身体进一步倾斜至侧俯卧位 20°~30°,舌体由于重力作用而偏向前下方,从而暴露舌体和咽后壁、侧壁的空间,有利于胃管的置入。临床工作者关于舌后坠影响昏迷患者留置胃管进行了各种研究。徐亚金采取侧位拉舌法为昏迷患者置管,通过改变体位及使用外力将舌体向前牵拉,改善舌后坠,效果明显。刘晓玲采取侧卧位舌钳拉舌或压舌板下压舌根的方法,为脑创伤昏迷患者留置胃管,取得良好效果。王瑞芳为舌后坠患者置入口咽通气道,从而改善舌体对咽后壁压迫,提高留置胃管成功率。但对于部分牙关紧闭患者进行上述操作比较困难,易造成损伤。已有研究采用向上提拉上颌角的方法,上提舌骨上肌群,提高舌骨,有利于缓解舌后坠,提高留置胃管成功率。刘岩等结合了上述方法,发现侧卧位向上提拉下颌角法和侧卧位拉舌法在留置胃管操作中效果较好。国外学者关于昏迷患者留置胃管的研究更多是针对麻醉或气管插管后意识不清患者,关于舌后坠方面研究较少。Ozer 等通过纤维内镜观察麻醉插管患者留置胃管过程,发现梨状隐窝和杓状软骨是常见梗阻部位,被同行广泛接受。在置管过程中上提喉部或向前屈颈同时侧压颈部,可以减轻前方气管对食管压迫,使食管上口开放,侧压颈部使梨状隐窝减小,减少胃管发生梗阻,有利于胃管的置入。Illias 等对比了上提喉部和屈颈同时侧压颈部的方法,认为两种方法较传统方法效果更好,提高了置管成功率。Chun 等通过冷冻胃管,增加物理支撑力,减少置管过程中打折、盘曲等现象。Kirtania 等和 Tsai 等利用导丝或支撑棒辅助胃管置入,提高了置管成功率,缩短了置管时间。随着科技进步,可视技术在临床应用越来越广泛,Okabe 等利用可视喉镜辅助胃管置入,取得了良好效果。唐维婕等报道过在内镜辅助下为置管困难患者成功置管的经验。可视技术能够使置管操作在直视下完成,有着不可替代的优势,但是内镜对咽喉部刺激较强,同时需要熟练的操作人员和昂贵的设备,限制了其广泛应用,可视技术可以作为置管困难时的一种替代措施。

　　针对罗班序列征气道狭窄患儿因下颌骨短小、后缩伴有内旋、腭裂、舌后坠伴有气道狭窄甚至几乎完全堵塞,使一次置管成功更加困难。传统置胃管法胃管前端插至患儿咽喉部时需尽量使下颌靠近胸骨柄,导致气道狭窄进一步加剧导致胃管置入受阻、气道梗阻甚至窒息。采用传统方法置胃管往往需要 2 次或 2 次以上反复置管,耗费时间过长,对患儿造成极大负担,出现不良反应,导致患儿血氧饱和度下降甚至窒息。改良置胃管法通过将枕头置于患儿的头和肩部,颈部再垫一个小枕,使患儿头向后仰,增大鼻腔-咽-食管的角度,减小咽部弯曲度,增大经过鼻腔留置胃管的插管空间,减少对患儿咽喉部神经的刺激,减轻患儿恶心、呕吐等不良反应;通过将患儿头向后仰呈轻度仰伸位(鼻吸气位),充分开放气道减少下颌后缩对食管的压迫,头偏向一侧改善舌后坠,防止因刺激导致的恶心、呕吐和误吸;通过向前抬起下颌,使患儿下颌前伸以增大咽腔,进一步改善气道堵塞。

针对吞咽障碍患者,间歇口腔胃管营养法既是一种进食代偿手段,也是一种治疗吞咽障碍的方法。间歇口腔胃管经口腔插入,到达舌根部时刺激舌根部,通过间歇诱发吞咽反射使舌骨肌张力增强,有利于喉结上抬运动,从而配合主动吞咽功能训练诱导吞咽协调运动的恢复,确保患者在插管过程中能进行有效的吞咽,提高一次性插管成功率。同时,患者由于有自己多次吞咽管子的动作,对这口、咽相关肌群进行了训练,利于促进口腔和咽腔的运动功能,故具有改善功能障碍的作用。间歇口腔胃管进食后拔出,不留置在胃内,不对胃黏膜产生刺激,患者无胃部不适感,保持了食管上、下括约肌的完整性,使食管下括约肌在进食结束后处于关闭状态,同时咽、声门上的内收反射敏感性增强,减少胃食管反流物在咽部滞留的机会,降低了吸入性肺炎的发生率。而长期留置胃管易引起咽喉反射迟钝,对吞咽功能改善起着不良影响,甚至可导致失用性吞咽障碍。同时,由于食管在气管的后方,经口腔插入胃管时胃管抵达咽后壁后容易沿咽后壁滑入食管,进食外无插入导管的不适,不需要长期戴管、胶布固定,不影响患者外观形象,可减轻重病感,增强康复信心,目前在临床中得到了广泛应用。

二、经皮内镜下胃造瘘术

经皮内镜下胃造瘘术(percutaneous endoscopic gastrostomy,PEG)指在内镜协助下,于腹壁、胃壁造口置管,将营养管置入胃内,实现胃内营养。

肠内营养最常用的方法是放置鼻胃(空肠)管,短期营养支持可行,但长期肠内营养时易发生反流性食管炎、吸入性肺炎等并发症。PEG 因其微创性易于被患者接受,操作时间短,经济安全,成为需要长期肠内营养支持的首选方式。适合由于各种原因引起的长期吞咽困难或进食困难而胃肠功能正常者。PEG 作为一种新型的微创技术,在欧美国家已广泛应用,被认为是一种可替代外科胃造瘘术,对长期不能经口进食患者进行肠内营养的治疗方式,其操作简便,创伤小,反流性食管炎及吸入性肺炎等严重并发症发生率低,管径粗,管腔不容易发生食物堵塞,有利于长期肠内营养支持,提高患者的营养状况。研究表明,对于头颈部肿瘤或食管癌放疗患者实施预防性 PEG,提供安全、方便、符合生理的肠内营养方法,确保放疗顺利进行,能够提高患者生活质量。Bossola 等发现改善患者的营养状况可明显提高放疗疗效,改善预后,减少放疗副作用。由于头颈部肿瘤及食管癌放疗周期长,且因疾病本身位置的特殊性与放射性损伤,影响患者饮食摄入,使营养不良的发生率增加,患者治疗的耐受性减低,甚至导致治疗的中断。有研究显示,晚期鼻咽癌和食管癌患者放疗前或放疗中实施 PEG,提供营养支持,同步放化疗完成率 100.0%,而且放疗后患者的营养状况较前改善,故对此类患者实施预防性 PEG 是合理、可行的。对咽喉部或食管重度狭窄而不能通过普通胃镜的患者,可应用超细胃镜辅助 Introducer 法胃造瘘术在无需行食管扩张术的情况下实施 PEG,减轻了患者的痛苦,提供营养支持,维持和改善患者的营养状态及生活质量,具有重要的临床意义。

三、针灸

(一)中医理论基础

祖国医学无吞咽障碍之称,但古籍中有一些相似的记载。如《灵枢》:"咽喉者,水谷之道;喉咙者,气之所以上下者也;会厌者,声音之户也;嚼者,声音之扇也;舌者,声音之机也;

悬雍垂者,声音之关也;颃颡者,分气之所泄也;横骨者,神气所使,主发舌者也。"《金匮要略·中风历节病》记载:"邪入于脏,舌即难言,口吐涎"。《杂病源流犀烛·中风源流》云:"中脏者,病在里,多滞九窍"。吞咽障碍属祖国医学中风病舌謇、舌强、喉痹等范畴。此病的病因病机系本虚标实,以肝肾不足,精血不荣为本;痰浊阻络、瘀血内阻、风火相煽为标,病位在脑、舌体、咽喉,与肺、心、脾、肝、肾相关。肝肾虚损,精血不荣,气血逆乱,致风、火、痰、瘀闭阻经络,阳气不至,窍闭神昏,从而引起吞咽障碍之症。

（二）针灸治疗

治法:调气活血,利咽通窍。

处方:风池、完骨、哑门、翳风、廉泉、金津、玉液、三阴交、照海。

随证配穴:肝阳暴亢加曲池、太冲、太溪,风痰阻络加丰隆、阴陵泉、足三里,痰热腑实加上巨虚、丰隆、天枢,气虚血瘀加百会、气海、关元、足三里、血海,阴虚风动加肾俞、太溪、太冲。

（三）操作

患者取舒适体位,一般取卧位,局部常规消毒,选用一次性 30/32 号毫针,针用补泻兼施法,可加用电针,采用疏波,电流强度以患者耐受为度,留针 20~30min。风池穴针尖可向鼻尖方向斜刺 0.8~1.2 寸,或平刺透风府;廉泉刺向舌根部,可刺 1~1.5 寸;金津、玉液点刺出血,不留针;哑门针刺时取坐位,可向下颌方向缓慢刺入 0.5~1 寸,不可向上深刺,以免伤及延髓。其余腧穴参照常规针刺方法。

（四）其他疗法

1. 头皮针 参照《头皮针穴名国际标准化方案》,取额中线、顶颞前斜线,顶颞后斜线（均取瘫痪对侧）,分为三份,分别为上 1/5、中 2/5、下 2/5,根据患者的瘫痪情况,选好治疗点,如:取顶颞前斜线,则下肢瘫痪取上 1/5,上肢瘫痪取中 2/5,言语不利、吞咽障碍、口舌歪斜取下 2/5。留针 6~8h。

2. 耳针 取穴神门、皮质下、脑干、肝、肾、咽喉、食管、贲门。用探棒在穴区内寻找压痛点,常规消毒后,以毫针刺入,局部产生酸胀感,留针 30min,可手法行针,每隔 5~10min 捻转一次,也可加用电针。

3. 穴位注射 取穴风池、廉泉、天柱、哑门、风府。可选用当归注射液、维生素 B_{12}、川芎注射液等,每穴注射 1~2ml,隔日一次。

（五）针刺介入时机

针灸介入时机以危急救治后患者神志转清,病情稳定后即可开始。

（安德连 曾友华）

参 考 文 献

[1] 广东省卫生厅.临床护理技术规范.基础篇[M].广州:广东省出版集团,2007.

[2] 曾西.实用吞咽障碍治疗技术[M].北京:人民卫生出版社,2014.

[3] 龙国利,熊国英,李秀华,等.PEG 病人术后肠内营养输注方式的循证护理[J].护理研究,2016,30(25):3154-3156.

[4] 中华医学会肠外肠内营养学分会神经疾病营养支持学组.神经系统疾病营养支持适应证共识（2011

版)[J].中华神经科杂志,2011,44(11):785-787.

[5] 陈妙霞.江雅.实用护理工作标准作业流程[M].广州:广东科技出版社,2016.

[6] 石学敏.针灸治疗学[M].北京:人民卫生出版社,2001.

[7] 刘清国,胡玲.经络腧穴学[M].北京:中国中医药出版社,2012.

[8] 王德敬.经络与腧穴[M].3版.北京:人民卫生出版社,2014.

[9] Cresci G,Mellinger J. The history of nonsurgical enteral tube feeding access[J]. Nutr Clin Pract,2006,21
(5):522-528.

[10] 黄金,李乐之.常用临床护理技术操作并发症的预防及处理[M].北京:人民卫生出版社,2013:
145-150.

[11] 蒋洋洋,许勤,宋燕波.危重患者肠内营养安全实施流程的构建[J].护理学杂志,2012,27(14):81-83.

[12] 胡延秋,程云,王银云,等.成人经鼻胃管喂养临床实践指南的构建[J].中华护理杂志,2016,51(2):
133-141.

[13] Joseph TT,Shenoy L,Harshan A,et al. Rare complication of nasogastric tube insertion[J]. Anesth Essays
Res,2014,8(1):118-119.

[14] 李小寒,尚少梅.基础护理学[M].5版.北京:人民卫生出版社,2012:287-288.

[15] Li XH,Shang SM. Basic nursing[M]. 5th ed. Beijing:People's Medical Publishing House,2012:287-288.

[16] 中国超重肥胖医学营养治疗专家共识编写委员会.中国超重/肥胖医学营养治疗专家共识(2016年
版)[J].中华糖尿病杂志,2016,8(9):525-540.

[17] 徐亚金.舌后坠患者插胃管方法探讨[J].中华护理杂志,1999,34(5):308.

[18] Xu YJ. Investigation of nasogastric tube intubation methods for the patients with glossoptosis[J]. Chinese
Journal of Nursing,1999,34(5):308.

[19] 刘晓玲.脑外伤昏迷患者胃管插入操作与护理体会[J].中国实用神经疾病杂志,2012,15(13):91-92.

[20] Liu XL. Operation and experience of nasogastric tube insertion for coma patients with traumatic brain injury
[J]. Chinese Journal of Practical Nervous Diseases,2012,15(13):91-92.

[21] 王瑞芳.口咽通气道在脑卒中患者留置胃管中的应用[J].实用医技杂志,2015,22(11):1237-1238.

[22] Wang RF. Nasogastric tube insertion with oropharyngeal airway in stroke patients[J]. Journal of Practical
Medical Techniques,2015,22(11):1237-1238.

[23] 姚丽琴,苏冰莲,谢月霞,等.徒手三步法联合速冻胃管用于急性中毒昏迷患者胃管置入的效果观察
[J].护理学报,2014,20(12):47-49.

[24] Yao LQ,Su BL,Xie YX,et al. Observation of effecacy of three step combined with frozen gastric tube inser-
tion in comatose patients with acute intoxication[J]. Journal of Nursing,2014,20 (12):47-49.

[25] 董玉兰,杨永清,张晓华,等.改良留置胃管方法在昏迷患者中的应用[J].护士进修杂志,2012,27
(14):1306-1308.

[26] Dong YL,Yang YQ,Zhang XH,et al. Application of modified intubation of gastric tube in comatose patients
[J]. Journal of Nurse Training,2012,27(14):1306-1308.

[27] 刘岩,高力频,王晓艳.侧卧位徒手气道开放置胃管法在重症脑卒中患者的应用[J].护理学报,2013,
19(12):47-49.

[28] Liu Y,Gao LP,Wang XY. Application of lateral position and opening-airway in gastric tube inserting for se-
vere stroke patients[J]. Journal of Nursing,2013,19(12):47-49.

[29] Ozer S,Benumof JL. Oro-and nasogastric tube passage in intubated patients:fiberoptic description of where
they go at the laryngeal level and how to make them enter the esophagus[J]. Anesthesiology,1999,91(1):
137-143.

［30］Appukutty J,Shroff PP. Nasogastric tube insertion using different techniques in anesthetized patients:a prospective,randomized study[J]. Anesth Analg,2009,109(3):832-835.

［31］Illias AM,Hui YL,Lin CC,et al. A comparison of nasogastric tube insertion techniques without using other instruments in anesthetized and intubated patients[J]. Ann Saudi Med,2013,33(5):476-481.

［32］Chun DH,Kim NY,Shin YS,et al. A randomized,clinical trial of frozen versus standard nasogastric tube placement[J]. World J Surg,2009,33(9):1789-1792.

［33］Kirtania J,Ghose T,Garai D,et al. Esophageal guidewire-assisted nasogastric tube insertion in anesthetized and intubated patients:a prospective randomized controlled study[J]. Anesth Analg,2012,114(2):343-348.

［34］Tsai YF,Luo CF,Illias A,et al. Nasogastric tube insertion in anesthetized and intubated patients:a new and reliable method[J]. BMC Gastroenterol,2012,1(12):99.

［35］Okabe T,Goto G,Hori Y,et al. Gastric tube insertion under direct vision using the King Vision TM video laryngoscope:a randomized,prospective,clinical trial[J]. BMC Anesthesiol,2014,25(14):82.

［36］唐维健,王丹丹.一例多发性脑损伤难置性鼻胃管在胃镜引导下的鼻饲管置入术护理[J].护士进修杂志,2015,30(2):169-170.

［37］范光碧,郑宇杰,周正丽,等.改良法经鼻置胃管的应用解剖学研究[J].中国医学创新,2016,13(16):1-3.

［38］中国新生儿复苏项目专家组.中国新生儿复苏指南(2016年北京修订)[J].中华围产医学杂志,2016,19(7):481-486.

［39］唐文雅.全麻术后舌后坠开放气道患儿护理进展[J].齐鲁护理杂志,2015,21(8):44-46.

［40］李光荣,郭斌,张新荣,等.Pierre-Robin综合征的CT表现及分型[J].中国医学计算机成像杂志,2014,20(6):544-547.

［41］郑欣,马蕾,眭婕,等.皮-罗序列征患儿胃管留置方法的改良[J].中华护理杂志,2018,7(53):846-848.

［42］郭君,苏慈宁,陈维平,等.间歇口腔胃管营养法在吞咽障碍患者中的应用[J].中国康复医学杂志,2008,23:78-79.

［43］Roche V. Percutaneous endoscopic gastrostomy:clinical care of PEG tubes in older adults[J]. Geriatrics,2003,58(11):22-26.

［44］梁荣,朱苏雨,聂少麟,等.经皮内镜下胃造瘘术在头颈部肿瘤放疗患者中的应用[J].实用医学杂志,2016,32(2):239-242.

［45］Goda M,Jinnouchi O,Takaoka T,et al. Efficacy of percutaneous endoscopic gastrostomy on unplanned treatment interuption and nutritional status in patients undergoing chemoradiotherapy for advanced head and neck cancer[J]. J Med Invest,2015,62(3-4):173-176.

［46］Rahnemai-Azar AA,Rahnemaiazar AA,Naghshiza-Dian R,et al. Percutaneous endoscopic gastrostomy indications,technique,complications and management [J]. World J Gastroenterol,2014,20(24):7739-7751.

［47］Hujala K,Sipil J,Pulkkinen J,et al. Early percuta-neous endoscopic gastrostomy Nutrition in head and neck cancer patients[J]. Acta Otolaryngol,2004,124(7):847-850.

［48］Burney RE,Bryner BS. Safety and long-term outcomes of percutaneous endoscopic gastrostomy in patients with head and neck cancer [J]. Surg Endosc,2015,29(12):3685-3689.

［49］Erdil A,Saka M,Ates Y,et al. Enteral nutrition via per-cutaneous endoscopic gastrostomy and nutritional status of pa-tients:Five-year prospective study[J]. J Gastroenterol Hepatol,2005,20(7):1002-1007.

［50］Vanis N,Saray A. Percutaneous endoscopic gastrostomy(PEG):retrospective analysis of a 7-year clinical experience[J]. Acta Inform Med,2012,20(4):235-237.

［51］Cristian D,Poalelungi A,Anghel A, et al. Prophylactic Percutaneous Endoscopic Gastrostomy(PEG)-The

Importance of Nutritonal Support in Patients with Head and Neck Cancers(HNCs) or Neurogenic Dysphagia (ND)[J]. Chirurgia(Bucur),2015,110(2):129-136.

[52] Bossola M. Nutritional interventions in head and neck cancer patients undergoing chemoradiotherapy:a narrative review[J]. Nutrients,2015,7(1):265-276.

[53] Szczesnlak MM,Maclean J,Zhang T,et al. Persistent dysphagia after head and neck radiotherapy:a common and under-reported complication with significant effect on non-cancer-related mortality[J]. Clin Oncol(R Coll Radio),2014,26(11):697-703.